150 Jahre
Kohlhammer

Christa Diegelmann
Margarete Isermann (Hrsg.)

Ressourcenorientierte Psychoonkologie

Psyche und Körper ermutigen

Mit Beiträgen von Maria Belz, Jörg Beyer, Matthias Brieger,
Christa Diegelmann, Susanne Ditz, Brigitte Dorst, Hannelore Eibach,
Servatia Geßner-van Kersbergen, Cornelia Hammer, Caroline Heinle,
Jutta Hübner, Gerald Hüther, Margarete Isermann, Anke Kleine-
Tebbe, Anja Mehnert, Carsten Mohr, Petra Moser, Elvira Muffler,
Christof Müller-Busch, Urs Münch, Ibrahim Özkan, Luise Reddemann,
Gabriele Schilling, Kerstin Schwabe, Friederike Siedentopf, Daniela
Tausch, Ulrike Völkel, Hanna Wollschläger

3., überarbeitete und erweiterte Auflage

Verlag W. Kohlhammer

Dieses Werk einschließlich aller seiner Teile ist urheberrechtlich geschützt. Jede Verwendung außerhalb der engen Grenzen des Urheberrechts ist ohne Zustimmung des Verlags unzulässig und strafbar. Das gilt insbesondere für Vervielfältigungen, Übersetzungen, Mikroverfilmungen und für die Einspeicherung und Verarbeitung in elektronischen Systemen.

Die Wiedergabe von Warenbezeichnungen, Handelsnamen und sonstigen Kennzeichen in diesem Buch berechtigt nicht zu der Annahme, dass diese von jedermann frei benutzt werden dürfen. Vielmehr kann es sich auch dann um eingetragene Warenzeichen oder sonstige geschützte Kennzeichen handeln, wenn sie nicht eigens als solche gekennzeichnet sind.

Es konnten nicht alle Rechtsinhaber von Abbildungen ermittelt werden. Sollte dem Verlag gegenüber der Nachweis der Rechtsinhaberschaft geführt werden, wird das branchenübliche Honorar nachträglich gezahlt.

3., überarbeitete und erweiterte Auflage 2016

Alle Rechte vorbehalten
© W. Kohlhammer GmbH, Stuttgart
Gesamtherstellung: W. Kohlhammer GmbH, Stuttgart

Print:
ISBN 978-3-17-028664-1

E-Book-Formate:
pdf: ISBN 978-3-17-028665-8
epub: ISBN 978-3-17-028666-5
mobi: ISBN 978-3-17-028667-2

Für den Inhalt abgedruckter oder verlinkter Websites ist ausschließlich der jeweilige Betreiber verantwortlich. Die W. Kohlhammer GmbH hat keinen Einfluss auf die verknüpften Seiten und übernimmt hierfür keinerlei Haftung.

Federn lassen
und dennoch schweben –
das ist das Geheimnis
des Lebens
Hilde Domin

Inhalt

Verzeichnis der Autorinnen und Autoren

Belz Maria, Dipl.-Psych. Im Schwerpunkt für Kulturen, Migration und psychische Krankheit; Asklepios Fachklinikum Göttingen
Rosdorfer Weg 70, 37081 Göttingen, E-Mail: m.belz@asklepios.com

Beyer Jörg, Prof. Dr. med., Stv. Klinikdirektor/Leitender Arzt – Klinik für Onkologie am Universitätsspital Zürich,
Rämistrasse 100, CH 8091 Zürich, E-Mail: joerg.beyer@usz.ch

Brieger Matthias, Dipl.-Psych., Psychotherapeut, Psychotraumatologie (DeGPT), Psychoonkologie (DKG) niedergelassen in eigener Praxis
Engelbergerstr 19, 79106 Freiburg, E-Mail: brieger@psychotherapie-freiburg.net

Diegelmann Christa, Dipl.-Psych., Psychologische Psychotherapeutin, niederge-lassen in eigener Praxis, EMDR/VT Supervisorin, Lehrtherapeutin, Leiterin ID Institut
Wilhelmshöher Allee 259, 34131 Kassel, E-Mail: idinstitut@aol.com

Ditz Susanne, Dr. med., Frauenärztin, Fachärztin für Psychosomatische Medizin und Psychotherapie, Psychoanalytikerin, Mitglied im Vorstand der DGPFG. Psychoonkologie und Psychosomatik an der Universitäts-Frauenklinik Heidelberg
Im Neuenheimer Feld 440, 69120 Heidelberg, E-Mail: susanne.ditz@med.uni-heidelberg.de

Dorst Brigitte, Prof. Dr. Dipl.-Psych., Psychoanalytikerin und Psychotherapeutin in eigener Praxis, Lehranalytikerin am C. G. Jung-Institut Stuttgart, Wissenschaft-liche Leiterin der Internationalen Gesellschaft für Tiefenpsychologie (IGT), Leiterin des Sophia-Zentrums für Meditation und spirituelle Psychologie
Letterhausweg 75, 48167 Münster, E-Mail: prof.dr.b.dorst@web.de

Eibach Hannelore, Dr. med., Fachärztin für Psychotherapeutische Medizin, niedergelassen in eigener Praxis, Dozentin KIP
Charlottenburgerstrasse 19, 37085 Göttingen

Geßner-van Kersbergen Servatia, Dipl.-Psych., Psychologische Psychotherapeutin, niedergelassen in eigener Praxis, Leiterin von Fortbildungen in Energetischer Psychotherapie-Bifokale multisensorische Interventionen
Kornburger Weg 9, 13587 Berlin, E-Mail: s.gessner-van.kersbergen@t-online.de

Hammer Cornelia, Dipl.-Psych. Psychologische Psychotherapeutin, Psychoonkologin, niedergelassen in eigener Praxis, autorisierte Lehrerin für zapchen, Mitbegründerin ZAPCHEN TSOKPA Institut Kassel
Friedrich-Ebertstr. 159, 34119 Kassel, E-Mail: info@zapchen-kassel.de

Heinle Caroline, Dr. med., Dipl.-Psych., Fachärztin für Psychotherapeutische Medizin, Traumatherapeutin DeGPT, Psychoonkologin,
Im Baien 5, 88693 Deggenhausertal, E-Mail: drheinle@t-online.de

Hübner Jutta, PD Dr. med., Leiterin Informationsdatenbank der Deutschen Krebsgesellschaft
Kuno-Fischer-Str. 8, 14057 Berlin; huebner@krebsgesellschaft.de

Hüther Gerald, Prof. Dr. rer. nat., Dr. med. habil., Leiter der Akademie für Potentialentfaltung (www.gerald-huether.de). Klinik und Poliklinik für Psychiatrie und Psychotherapie, Universität Göttingen
Von-Siebold-Str. 5, 37075 Göttingen, E-Mail: ghuethe@gwdg.de

Isermann Margarete, Dipl.-Psych., Psychologische Psychotherapeutin, EMDR Supervisorin, Leiterin ID Institut (www.idinstitut.de)
Wilhelmshöher Allee 259, 34131 Kassel, E-Mail: idinstitut@aol.com

Kleine-Tebbe Anke, Dr. med., Chefärztin Brustzentrum, DRK Kliniken Berlin Köpenick
Salvador-Allende-Str. 2–8, 12559 Berlin, E-Mail: a.kleine-tebbe@drk-kliniken-berlin.de

Mehnert Anja, Prof. Dr. phil., Dipl.-Psych., Psychologische Psychotherapeutin (VT), Leiterin der Abteilung für Medizinische Psychologie und Medizinische Soziologie und Sektion Psychosoziale Onkologie, Universitätsklinikum Leipzig
Philipp-Rosenthal-Straße 55, 04103 Leipzig, E-Mail: anja.mehnert@medizin.uni-leipzig.de

Mohr Carsten, Dr.med., Hautarzt, Medizinischer Leiter im Heilhaus Kassel, niedergelassen in eigener Praxis,
Brandaustr. 10, 34127 Kassel, E-mail: c.mohr@heilhaus.org

Moser Petra, Dr. med., Ärztin, Psychotherapie, Spezielle Psychotraumatologie (DeGPT), EMDR-Supervisorin und Facilitatorin EMDR-Institut Deutschland, niedergelassen in eigener Praxis
Marktstr. 8, 88212 Ravensburg, E-Mail: dr.petra.moser@web.de

Muffler Elvira, Dipl.-Soz.-Päd., Heilpraktikerin für Psychotherapie, Supervisorin SG, Psychoonkologin in der ambulanten Krebsberatung; Praxis für Psychotherapie und Supervision in Berlin; Leiterin der M.E.G. Wandlitz (Regionalstelle der Milton Erickson Gesellschaft für Klinische Hypnose)

Am Güterbahnhof 8, 16348 Wandlitz, E-Mail: info@elvira-muffler.de

Müller-Busch H. Christof, Prof. Dr. med., ehem. leitender Arzt der Abt. für Anästhesiologie, Schmerztherapie und Palliativmedizin am Gemeinschaftskrankenhaus Havelhöhe, Berlin, ehem. Präsident der Deutschen Gesellschaft für Palliativmedizin (DGP), Wissenschaftlicher Leiter des Masterstudiengangs »Palliative Care«, International University of Dresden
Rüsternallee 45, 14050 Berlin, E-Mail: Muebu@t-online.de

Münch Urs, Dipl.-Psych., Psychologischer Psychotherapeut und Psychoonkologe (DKG), Zertifizierter Singleiter für Krankenhäuser, Leiter der Projektgruppe Psychosozial Onkologie des Tumorzentrums Berlin e.V., Sprecher der Sektion Psychologie der Deutschen Gesellschaft für Palliativmedizin. DRK Kliniken Berlin | Westend, Klinik für Allgemein- und Viszeralchirurgie / Darmzentrum Westend
Spandauer Damm 130, 14050 Berlin, E-Mail: u.muench@drk-kliniken-berlin.de

Özkan Ibrahim, Dr. disc. pol., Dipl.-Psych., Psychologischer Psychotherapeut, leitender Psychologe des Schwerpunkts Kulturen, Migration und psychische Krankheit; Asklepios Fachklinikum Göttingen, Institutsambulanz
Rosdorfer Weg 70, 37081 Göttingen, E-Mail: ibrahim@ibrahim.info

Reddemann Luise, Prof. Dr. med., Ärztin für Psychotherapeutische Medizin und Nervenheilkunde, Psychoanalytikerin, Honorarprofessur für Psychotraumatologie an der Universität Klagenfurt
Im Mediapark 15, 50670 Köln, E-Mail: l.reddemann@t-online.de

Schilling Gabriele, Feldenkraislehrerin, ausgebildet von Mia Segal, Gruppen- und Einzelarbeit in ATM und FI in Deutschland und auf Mallorca
Hoher Weg 123, 14542 Werder/Havel, E-Mail: ga.schilling@gmx.net

Schwabe Kerstin, Dr. med., niedergelassen in eigener Praxis mit den Schwerpunkten: Psychotherapie, Klassische Homöopathie, TCM und medizinisches Qigong
Lietzensee-Ufer 3, 14057 Berlin, E-Mail: info@ganzheitlich-behandeln.de

Siedentopf Friederike, PD Dr. med., Leiterin des Brustzentrums, Martin-Luther-Krankenhaus, Berlin
Caspar-Theyß-Str. 27-31, 14193 Berlin, E-Mail: friederike.siedentopf@gmx.de

Tausch Daniela, Dr. phil., Dipl.-Psych., Psychologische Psychotherapeutin, in eigener Praxis niedergelassen, langjährige Leiterin des Stuttgarter Hospizdienstes
Theaterstr. 8, 97070 Würzburg, E-Mail: daniela.maria.tausch@gmail.com

Völkel Ulrike, Dipl.-Psych., Psychologische Psychotherapeutin, Psychoonkologin in psychotherapeutischer Praxis und Leiterin Psychosoziale Abteilung Onkolog. Rehabilitationsklinik Bellevue
Brüder-Grimm-Str. 20, 63628 Bad Soden-Salmünster, E-Mail: voelkel-team@t-online.de

Wollschläger Hanna, Dr. med., Fachärztin für Psychiatrie und Psychotherapie, Psychotraumatologie (DeGPT), Psychoonkologie (DKG), niedergelassen in psychotherapeutischer Praxis
Kronenstr. 9, 79100 Freiburg, E-Mail: praxis.wollschlaeger@mac.com

I Einführung

1 Vorwort und Einleitung

Christa Diegelmann und Margarete Isermann

Vorwort zur ersten Auflage

Dieses Buch ist ein Plädoyer für die Stärkung ressourcenorientierter Sichtweisen in der Psychoonkologie. Wir stellen vielfältige Herangehensweisen zur Entwicklung psychischer Widerstandskraft (Resilienz) im Umgang mit einer Krebserkrankung vor. Neuere Ansätze aus unterschiedlichen Disziplinen werden erstmals für die psychoonkologische Arbeit adaptiert. Der Impuls für das Buch ging von unserem diesjährigen interdisziplinären Symposium »Psyche und Körper ermutigen – Ressourcenorientierte Psychoonkologie« aus, das große Resonanz fand. Ermutigt durch unsere langjährige psychotherapeutische Arbeit mit onkologischen PatientInnen und bestätigt durch den Austausch mit KollegInnen im Rahmen der von unserem Institut durchgeführten curricularen psychoonkologischen Fortbildungsreihe sind wir der Überzeugung, dass einer explizit ressourcenorientierten Sichtweise in der Psychoonkologie größere Aufmerksamkeit geschenkt werden muss. *Warum ist das sinnvoll?* Aktuelle Forschungsergebnisse aus dem Bereich der Neurobiologie, Stressforschung und Psychoneuroimmunologie sowie der Positiven Psychologie und Resilienzforschung zeigen, wie effektiv es für die Krankheitsverarbeitung ist, wenn gezielt neuronale Ressourcen-Netzwerke aktiviert, gestärkt und neu entwickelt werden. Es geht darum, körperliche, emotionale und kognitive Prozesse anzuregen, um Einfluss auf die Stressphysiologie zu nehmen, um individuelle Bewertungsprozesse zu ändern und positive Emotionen wachzurufen. Ziel ist dabei, das individuelle Bewältigungspotential besser nutzen zu können. Dabei geht es nicht um »positives Denken« oder um die Verleugnung von Belastungen. Vielmehr geht es um eine explizite Aktivierung individueller Ressourcen, die die Resilienz stärken und die Kompetenz im Umgang mit den Herausforderungen einer Krebserkrankung erhöhen. Die Anzahl der Menschen, die mit einer Krebserkrankung leben, wird in den nächsten Jahrzehnten erheblich ansteigen. Gezielte psychoonkologische Interventionen können den Umgang mit der Erkrankung erleichtern und die Lebensqualität nachhaltig verbessern.

Das Buch bietet allen Berufsgruppen, die mit onkologischen PatientInnen arbeiten oder arbeiten wollen, speziell PsychotherapeutInnen, eine inspirierende Quelle mit vielfältigen Anregungen für die psychoonkologische Arbeit und die Auseinandersetzung mit den eigenen Grundhaltungen. Es ist eine Schatzkiste mit innovativem Wissen geworden. Die AutorInnen berichten aus ihrer langjährigen Erfahrung, dass ein bewusst ressourcenorientiertes Vorgehen dazu beiträgt, »das

Schwere leichter zu machen«, sowohl für die PatientInnen als auch für die eigene Psychohygiene.

Zum Auftakt werden aktuelle *Trends, Konzepte und Perspektiven in der Onkologie* anhand zweier grundlegender Beiträge aus dem Bereich der Schulmedizin aufgezeigt. Jörg Beyer stellt aktuelle Diskussionen und Trends für die kommenden Jahre im Bereich der Krebsmedizin dar. Er betont, wie zukunftsweisend die Ausrichtung der onkologischen Therapien an der individuellen Situation krebskranker Menschen ist. Neue Entwicklungen in der Palliativmedizin und Schmerztherapie beschreibt H. Christof Müller-Busch anschaulich. Er vermittelt, wie notwendig dabei eine ganzheitliche und multiprofessionelle Herangehensweise ist und betont die Bedeutung einer an neuesten Erkenntnissen ausgerichteten fundierten Schmerztherapie.

Unter *Ressourcenorientierte Konzepte für die Psychoonkologie* werden in sechs Beiträgen neue konzeptionelle Perspektiven für die Psychoonkologie entwickelt. Besonders Gerald Hüther veranschaulicht aus neurobiologischer Sicht, dass jede Heilung immer und grundsätzlich Selbstheilung ist. Er betont die wechselseitige Abhängigkeit körperlicher und psychischer Prozesse und beschreibt, wie länger andauernde körperliche Veränderungen zur Anpassung zentralnervöser Verarbeitungsmechanismen und damit psychischer Zustände führen. Andererseits zeigt er, wie psychische Veränderungen, besonders die Aktivierung emotionaler Zentren des Gehirns, auf den Körper wirken. Ein Update der bekannten Diskussion um die Zusammenhänge von Krebs und Stress gibt Margarete Isermann. Sie erläutert, dass für die Psychoonkologie zukunftsweisende Impulse aus der Psychoneuroimmunologie zu erwarten sind. Die gezielte Aktivierung von Ressourcen und positiven Emotionen hat dabei einen besonderen Stellenwert und wird dementsprechend auch die praktische Arbeit bereichern und verändern. In ihrem Beitrag »TRUST: Impulse für einen integrativen Behandlungsansatz« stellt Christa Diegelmann den »Bauplan« für einen integrativen Behandlungsansatz vor, anhand dessen sich psychotherapeutisch-psychoonkologische Haltungen und Interventionen entwickeln lassen. Das Fundament dazu bilden Salutogenese, Resilienz und Positive Psychologie. Die Autorin hebt dabei besonders auch die Psychohygiene der BehandlerInnen hervor und baut darauf, dass dadurch bei den PatientInnen eine »Resilienz-Resonanz« entsteht. Wie fruchtbar dies wie auch eine vertrauensvolle Kommunikation und Kooperation im interdisziplinären Team für die medizinische Behandlung ist, beschreibt Friederike Siedentopf. Sie zeigt, wie in einem Brustzentrum die Integration psychosomatischer Aspekte in die medizinische Behandlung in beispielhafter Weise umgesetzt wird. Ibrahim Özkan erläutert, dass gelingende Kommunikation im Kontext von Krankheit auch interkulturelle Sensibilität und Kompetenzen erfordert. Obwohl es in der Psychoonkologie bereits viele Ansätze gibt, sich von der traditionellen psychiatrischen Diagnostik zu lösen, sind auch die neueren diagnostischen Ansätze eher defizit- und pathologieorientiert. Christa Diegelmann und Margarete Isermann zeigen auf, wie wichtig parallel dazu eine Ressourcen- und Resilienzdiagnostik ist. Sie stellen dazu mehrere bereits etablierte Instrumente und drei neue Diagnostik-Tools vor.

Psyche ermutigen wird von Luise Reddemann mit einem sehr persönlichen Beitrag eingeleitet. Sie ermutigt dazu, in der Begleitung von Menschen in

Grenzsituationen als »ganze Menschen« zu reagieren und dabei sowohl den Schmerz als auch die Fülle des Lebens zu würdigen, um wahrhaft professionell handeln zu können. Den Themenfeldern Sinnfindung, Spiritualität und Trauer widmen sich hier vier Beiträge, jeweils aus ganz verschiedenen Richtungen. Anja Mehnert beschreibt in ihrem Überblick Konzepte, die Sinnhaftigkeit und Lebenssinn im Kontext von Belastungsverarbeitung beinhalten. Darüber hinaus stellt sie unterschiedliche gruppentherapeutische Interventionen vor, die auf Lebenssinn fokussieren. Petra Moser zeigt, dass gelebte Spiritualität im Alltag zu einer unerschöpflichen Kraftquelle werden kann. Die stärkende Wirkung von Metaphern und Imaginationen wird in dem Beitrag von Daniela Tausch anschaulich dargestellt. Das von ihr vermittelte Erfahrungswissen aus der Begleitung von Sterbenden und Trauernden wirkt ermutigend und anregend. In-Beziehung-Sein, Präsenz, Achtsamkeit und Ermutigung sind einige Kriterien, die Brigitte Dorst als Voraussetzung für eine spirituell ausgerichtete therapeutische Grundhaltung erachtet. Ihr Beitrag inspiriert dazu, eigene Wege zu entfalten, um Heilungs-, Wandlungs- und Selbstwerdungsprozesse erleben und begleiten zu können. In drei weiteren Beiträgen werden jeweils konkrete ressourcenorientierte Interventionen vorgestellt. Christa Diegelmann beschreibt wesentliche Kriterien und Beispiele von TRUST-Interventionen, die darauf zielen, die therapeutische Arbeit in dem individuell optimalen »Affekt-Toleranz-Fenster« zu gestalten. Die flexible und kreative Handhabung auch neuer Tools wird von ihr aus der Perspektive der Resilienzstärkung und Positiven Psychologie exemplarisch mit drei ausführlichen Fallvignetten veranschaulicht. Hanna Wollschläger und Matthias Brieger eröffnen mit ihrem Beitrag ein weiteres Feld, indem sie die therapeutische Arbeit u. a. mit Literatur und Bilderbüchern, die üblicherweise in der Arbeit mit Kindern Anwendung finden, auf die Arbeit mit Erwachsenen erweitern. Auch andere Medien kommen dabei zum Einsatz, um neue Trigger als Zugang zu Ressourcen zu etablieren. Hannelore Eibach hat in ihrer langjährigen Arbeit mit der Katathym Imaginativen Psychotherapie zahlreiche sinnstiftende Rituale entwickelt. Menschen, die eine schwere Erkrankung oder andere kritische Lebenssituationen zu bewältigen haben, können dadurch wieder neuen Halt, Trost und Orientierung finden. In diesem Buch stellt sie erstmals ein langjährig erprobtes Steinritual für die Arbeit in Gruppen vor. Der Beitrag von Caroline Heinle vermittelt, inwiefern eine konsequente Ressourcenorientierung für die psychoonkologische Betreuung innerhalb eines Akutkrankenhauses von Nutzen ist. Aus der Perspektive der onkologischen Rehabilitation beschreibt Astrid Biskup, wie effektiv und sinnvoll spezifische ressourcenorientierte Behandlungsbausteine für Prozesse der Krankheits- und Krisenbewältigung sein können.

In *Körper ermutigen* beschäftigen sich die Beiträge abschließend einerseits mit den Themen Fatigue, Ernährung, Sport und Bewegung sowie Sexualität, die bei einer Krebserkrankung eine große Bedeutung haben, aber noch zu wenig Beachtung erfahren. Andererseits werden spezielle körperbezogene Interventionen vorgestellt, die sich in der psychoonkologischen Arbeit sehr bewährt haben. Es wurden von uns besonders Interventionen ausgewählt, die auf Achtsamkeit basieren, da sich deren Wert auch zunehmend für die Psychoonkologie zeigt. Zum Einstieg beschäftigt sich Susanne Ditz mit dem Thema »Tumor-bedingte Fatigue«. Die

Autorin erläutert den aktuellen Stand zu diesem bislang noch unzureichend wahrgenommenen Symptomkomplex und fordert eine routinemäßige Berücksichtigung von Fatigue-Manifestationen in der onkologischen Versorgung. Die Rolle von Ernährung, Sport und Bewegung bei Krebs in Prävention, Therapie und Rehabilitation betont Anke Kleine-Tebbe, indem sie aktuelle Erkenntnisse als handlungsleitende Empfehlungen zusammenstellt. Ulrike Völkel plädiert für ein erweitertes Verständnis von Sexualität und macht Mut, trotz krankheitsbedingter Einschränkungen neue Wege im Umgang mit der eigenen Sinnlichkeit und Lust zu erkunden. Kerstin Schwabe stellt GuoLin-Qigong vor, das zur Traditionellen Chinesischen Medizin zählt und hauptsächlich bei Krebserkrankungen eingesetzt wird. Die verschiedenen Wirkebenen werden von ihr anschaulich dargestellt. Bei der Feldenkraismethode, die von Gabriele Schilling auch anhand konkreter Übungsanleitungen praxisnah vermittelt wird, geht es darum, die bewusste Körperwahrnehmung zu schulen und zu verbessern, bis diese unbewusst in Bewegungsabläufe übernommen wird. Das von Cornelia Hammer vorgestellte »zapchen« ist eine sanfte, körperbezogene Arbeit, die aus tibetisch/westlichen Heilweisen entwickelt wurde, um u. a. Körperbewusstheit und Achtsamkeit für die Impulse des eigenen Körper-Seins zu entwickeln. Es ermöglicht, Ängste, Spannungen und Belastungen anzuerkennen, diese sich aber nicht beliebig ausbreiten zu lassen. Servatia Geßner-van Kersbergen erläutert die Grundprinzipien der Energetischen Psychotherapie. Diese Behandlungstechnik stützt sich auf Elemente der Traditionellen Chinesischen Medizin (Meridianlehre), der Humanistischen Psychologie (Selbstakzeptanz), der Verhaltenstherapie (Exposition) und verschiedener moderner Verfahren wie Hypnotherapie, NLP und EMDR. Am Beispiel eines Standardprotokolls kann die Anwendung multisensorischer Interventionen nachvollzogen werden. Die Technik kann auch als Selbsthilfewerkzeug von PatientInnen zur Belastungsreduzierung genutzt werden. Hypnotherapeutische Interventionen zur Symptomlinderung in der Onkologie werden im nachfolgenden Beitrag von Elvira Muffler praxisnah auch anhand von Fallvignetten dargestellt. In der Onkologie sind hypnotherapeutische Kenntnisse von besonderer Bedeutung, da die hohe psychische Belastung zu spontanen Tranceprozessen führt und dadurch eine besonders hohe Suggestibilität besteht, die man durch gezielte Interventionen auch unmittelbar zur Entlastung nutzen kann. Stabilisierende körperbezogene Rituale stellt zum Abschluss Hannelore Eibach vor. Diese einfachen Übungen können bei regelmäßiger Praxis Wege zur inneren Balance von Körper und Psyche bahnen.

Die Vielfalt der Beiträge mit einer Kombination aus grundlegender Wissensvermittlung, innovativen Konzepten, theoretischen Überlegungen, praxisbezogenem Erfahrungswissen und konkreten Interventionen und Übungen ist in dieser Form neu. PatientInnen und Angehörige können viele der vorgestellten Tools auch selbstständig anwenden und BehandlerInnen können sie ebenfalls zur eigenen Psychohygiene nutzen. Erfahrungen verändern. Dieses Buch soll dazu anregen. Uns hat die Beschäftigung mit ressourcenorientierten Sichtweisen eine breitere Perspektive und erweiterte Handlungskompetenz im Umgang mit Krankheit, Leben und Tod eröffnet und uns insgesamt mehr Glücksempfinden und Sinnerfahrungen geschenkt.

Zum Schluss ein Zitat aus der Todesanzeige eines plötzlich verstorbenen Kollegen:

> Sobald dein Geist erwacht ist, wirst du jeden Tag mit einem Lächeln beginnen können, denn du weißt, welch großes Geschenk das Leben ist. Buddhistische Weisheit

Wir bedanken uns sehr herzlich bei allen, die zum Gelingen dieses Buches beigetragen haben, nicht zuletzt bei unseren PatientInnen, denen wir viele wertvolle Erfahrungen verdanken. Möge dieses Buch zu neuen Sicht- und Handlungsweisen ermutigen.

Vorwort zur dritten Auflage

Erfreulicherweise hat das Buch »Ressourcenorientierte Psychoonkologie« eine große Verbreitung gefunden. Für die dritte Auflage wurde das Buch umfassend überarbeitet und aktualisiert und wir haben auch drei neue Beiträge aufgenommen. Das Thema Hautkrebs betrifft zunehmend mehr Menschen. Carsten Mohr widmet sich diesem Thema kompetent und ermutigend. In dem Beitrag von Urs Münch »Singen als Ressource« wird anschaulich, warum das Konzept der Singenden Krankenhäuser immer mehr Verbreitung erfährt. Das Kapitel über das SPOR-Konzept haben wir weggelassen, da es in der Rehabilitationsklinik nicht mehr angeboten wird. Im Abschlusskapitel »Immer ist JETZT die beste Stunde: Die Gegenwart als Ressource« hat Christa Diegelmann ein anschauliches Plädoyer für mehr Achtsamkeit im psychoonkologischen Alltag zusammengestellt.

Insgesamt hat die Psychoonkologie weiter an Bedeutung gewonnen, was sich u. a. auch in der Entwicklung und Veröffentlichung einer S3 Leitlinie »Psychoonkologische Diagnostik, Beratung und Behandlung von erwachsenen Krebspatienten« zeigt.

Eine ressourcenorientierte Grundhaltung und das Bewusstsein für eine individualisierte Behandlung sind in klinischen Settings zunehmend zu finden. In vielen der in diesem Buch dargestellten Bereiche gibt es inzwischen bemerkenswerte neue Forschungsergebnisse. Besonders die Erkenntnisse der Hirnforschung, Psychoneuroimmunologie und Resilienzforschung untermauern die Bedeutung ressourcenorientierter Interventionen bei körperlichen Erkrankungen.

Kassel, im Februar 2016

II Trends, Konzepte und Perspektiven in der Onkologie

2   Trends und Perspektiven in der Onkologie

Jörg Beyer

Die Onkologie ist derjenige Wissenszweig in der Medizin, der sich mit Krebs befasst, insbesondere mit der Erforschung, Prävention, Diagnostik, Therapie und Nachsorge bösartiger Erkrankungen. Jedes Jahr sind mehr Menschen von der Diagnose Krebs betroffen, die meist in hohem Maße emotional besetzt ist und mehr als andere Diagnosen zu einer breiten gesellschaftlichen Diskussion über Ursachen und Therapie der Erkrankung führt. Hunderttausende von WissenschaftlerInnen und TherapeutInnen beschäftigen sich weltweit mit dem Thema Krebs. Der folgende Beitrag soll aktuelle Diskussionen darstellen und Trends und Perspektiven der kommenden Jahre im Bereich der Krebsmedizin aufzeigen.

2.1   Epidemiologie

Tatsächlich erkranken immer mehr Menschen an Krebs. Bösartige Erkrankungen folgen in den industrialisierten Ländern den Herz-Kreislauf-Erkrankungen auf Platz zwei der Todesursachen. Da Krebs vorrangig eine Erkrankung des älteren Menschen ist, liegt die Hauptursache für den Anstieg in dem zunehmenden Altersdurchschnitt der Bevölkerung. Weitere Ursachen sind ein individuelles Fehlverhalten mit Nikotin- und Alkoholkonsum, Bewegungsmangel und Fehlernährung sowie Umweltfaktoren in einer zunehmend urbanen Lebensweise. Infektionen und beruflich bedingte Krebserkrankungen, die in weniger entwickelten Ländern deutlich häufiger sind, spielen in den industrialisierten Ländern dagegen nur eine nachgeordnete Rolle. Die Kenntnis einer genetisch bedingten familiären Krebsdisposition ist vor allem für die Prävention und Früherkennung bedeutsam. Dennoch lässt sich auch heute nur ein Teil der Krebserkrankungen erklären – für die Mehrzahl von ihnen sind die genauen Ursachen ihrer Entstehung noch nicht bekannt. Die Wahrscheinlichkeit, zu irgendeinem Zeitpunkt im Leben an Krebs zu erkranken, beträgt nach den aktuellen Daten der SEER Datenbank der USA ca. 47 % für jedes männliche und ca. 42 % für jedes weibliche Neugeborene (http://¬ seer.cancer.gov). Dank einer systematischen Früherkennung und Fortschritten in der Therapie einzelner Krebserkrankungen wird jedoch weniger als die Hälfte der Betroffenen an ihrer Krebserkrankung sterben.

2.2 Biologie von Krebserkrankungen

Die letzten Jahrzehnte sind durch ein zunehmendes Verständnis der Biologie von Krebserkrankungen gekennzeichnet. Vor allem die rasante Entwicklung in der Molekularbiologie, mit der Möglichkeit, das menschliche Genom komplett zu analysieren, und Techniken, welche die gleichzeitige Analyse von Tausenden von Genorten erlauben, haben hierzu beigetragen. Weiterhin sind viele der Mechanismen erforscht, welche die Zellfunktion und das Zellwachstum in normalen und bösartigen Zellen regulieren. Dieses Wissen kann schon heute in der Diagnostik und für gezielte therapeutische Interventionen genutzt werden, z. B. bei chronischen myeloischen Leukämien, bei Brustkrebs, Darmkrebs und Nierenzellkrebs. Vielfach haben sich hierdurch Behandlungsmöglichkeiten eröffnet, die noch vor wenigen Jahren undenkbar gewesen wären. Dennoch sind viele der häufigen Krebsarten auch heute noch unzureichend erforscht. Die medizinische Grundlagenforschung wird daher auch in den kommenden Jahren im Bereich der Krebserkrankungen einen hohen Stellenwert behalten.

2.3 Früherkennung

Für die Mehrzahl der Krebserkrankungen gilt, dass die Heilungschancen sinken, je weiter sich die Erkrankung am Ort der Entstehung ausgebreitet oder sogar in entfernt gelegene Körperorgane metastasiert hat. Gezielte Maßnahmen der Früherkennung (»Screening«) von Krebserkrankungen erlauben die Diagnose häufig zu einem Zeitpunkt, zu dem die Krebserkrankung noch ganz auf den Ursprungsort der Entstehung begrenzt und damit in sehr hohem Maße heilbar ist. Dennoch ist das Screening nicht unumstritten. Es besteht immer das Risiko, dass gesunde Menschen dadurch fälschlicherweise als krebskrank eingestuft werden (»falsch positive Befunde«) oder Krebserkrankungen trotz des Screenings nicht erkannt werden (»falsch negative Befunde«). Der Nutzen eines Screenings der gesamten Bevölkerung ist nur für wenige Krebserkrankungen belegt, wie z. B. für Brustkrebs, Darmkrebs, Hautkrebs, evt. auch Prostatakrebs . Allerdings können in Familien mit bekanntem genetischem Risiko zusätzliche gezielte Screening-Maßnahmen sinnvoll sein. In der Regel hilft hier eine eingehende genetische Beratung. Früherkennung (»Screening«) ist in folgenden Fällen sinnvoll:
    Die Erkrankung sollte

- ein relevantes Gesundheitsproblem darstellen.
- häufig sein bzw. besondere Risikokollektive sollten erkennbar sein.
- leicht und zuverlässig erkennbare Vorstufen haben.
- eine Latenzzeit zwischen Vorstufen und invasiver Erkrankung haben.

Der Test sollte

- einfach, billig und wenig belastend durchführbar sein. Kein Risiko!
- zuverlässig die Erkrankung erkennen (hohe Sensitivität).
- zuverlässig nur die Erkrankung anzeigen (hohe Spezifität).

Die Behandlung

- der Vorstufen sollte möglich sein.
- sollte einfach sein und eine breite Akzeptanz haben.

2.4 Therapie

In der Therapie von Krebserkrankungen fanden in den letzten Jahrzehnten kleine »Revolutionen« statt. Neue Therapieverfahren haben die Heilungsaussichten einiger Krebserkrankungen deutlich verbessert, begleitende Behandlungen (»Supportivtherapie«) haben Schwere und Häufigkeit gefürchteter Komplikationen wie z. B. Übelkeit und Erbrechen deutlich reduziert, die Fachdisziplinen Chirurgie, Strahlentherapie und medikamentöse Tumortherapie kooperieren untereinander eng im Rahmen einer sogenannten »multimodalen« Therapie, und nicht zuletzt hat sich das Menschenbild in der Onkologie gewandelt. Eine gut durchgeführte Krebsbehandlung hat nicht mehr nur den Tumor und eine daraus resultierende, alleine durch die ÄrztIn festgelegte Behandlungsstrategie im Fokus. Wünsche und Erwartungen der betroffenen krebskranken Menschen werden einbezogen und das medizinische Behandlungskonzept an die individuelle Lebenssituation des Menschen angepasst, die durch dessen subjektive Vorstellungen ebenso bestimmt wird wie durch Faktoren wie etwa Alter, Begleiterkrankungen, soziale, familiäre und religiöse Einbindungen und viele andere mehr. Eine solche Vorgehensweise ist sehr zeitaufwendig, wird jedoch den Betroffenen in stärkerem Umfang gerecht, als dies in den vergangenen Jahrzehnten einer oft technokratischen Medizin der Fall war.

2.4.1 Medikamentöse Tumortherapie

Noch immer beruht die medikamentöse Tumortherapie auf dem klassischen Wirkprinzip, Zellgifte zu verabreichen, welche die Zellteilung hemmen und damit das Wachstum der sich schneller und häufiger als gesunde Zellen teilenden Krebszellen. Diese Therapie wirkt relativ unselektiv gegen alle sich teilenden Zellen und ist damit nicht besonders intelligent. Dennoch wird auch heute noch die Mehrzahl der Krebserkrankungen durch eine solche Therapie erfolgreich behandelt. Weitere Wirkprinzipien sind im Folgenden aufgeführt:

Antihormonelle Therapie: Hierbei wird ausgenutzt, dass einige Krebserkrankungen wie z. B. viele Arten von Brustkrebs und nahezu alle Arten von Prostatakrebs in ihrem Wachstum auf die Stimulation durch körpereigene Hormone angewiesen sind. Wird der Krebserkrankung die hormonelle Stimulation durch die Gabe entsprechender Medikamente entzogen, kommt das Wachstum zum Stillstand. Diese Therapie führt vor allem bei jüngeren Menschen durch den resultierenden Hormonentzug häufiger zu Nebenwirkungen, kann aber gerade bei älteren Menschen sehr nebenwirkungsarm eingesetzt werden.

Hemmung der Angioneogenese: Wir wissen heute, dass viele Krebserkrankungen die zu ihrem Wachstum notwendigen Gefäße selbst induzieren und den Körper durch Botenstoffe zu Gefäßneubildungen anregen, die den Tumor dann mit den notwendigen Nährstoffen versorgen. Neu entwickelte Medikamente hemmen diese Botenstoffe und führen in der Regel in Kombination mit einer klassischen Chemotherapie zu einem Schrumpfen des Tumors oder gar zu dessen vollständigem Verschwinden.

Antikörpertherapie: Viele Krebszellen tragen an ihrer Zelloberfläche Moleküle, die auf gesunden Zellen nicht oder in geringerem Umfang vorkommen und die gezielt durch eigens gegen diese Moleküle gerichtete Antikörper angegriffen werden können. Ist das Molekül auf der Krebszelle vorhanden, wird diese durch Bindung des Antikörpers zerstört. Fehlt das Molekül z. B. auf gesundem Körpergewebe, so entfaltet der Antikörper aufgrund fehlender Bindung seine Wirkung nicht. Durch die Antikörpertherapie kann somit eine viel gezieltere Wirkung gegen die Krebszelle erreicht werden, als dies mittels der klassischen Chemotherapie möglich ist. Häufig ergänzt sich die Wirkung einer Antikörpertherapie mit derjenigen einer klassischen Chemotherapie.

Hemmung der intrazellulären Signaltransduktion: Aufgrund eines besseren Verständnisses und der Aufklärung der intrazellulären biochemischen Signalübermittlung gelang es, gezielt Stoffe zu entwickeln, die sehr erfolgreich in diese Abläufe eingreifen und das Signal zur Zellteilung noch in der Zelle selbst stoppen können. Diese Medikamente haben in den letzten Jahren bei mehreren zuvor nur sehr schwer behandelbaren Krebserkrankungen große Erfolge erzielt und werden auch in den kommenden Jahren die Möglichkeit der medikamentösen Tumortherapie verbessern.

Gezielte Manipulation der körpereigenen Immunabwehr: Seit langem ist bekannt, dass unser Immunsystem in der Lage ist, Krebszellen zu erkennen und diese gezielt zu zerstören. Krebszellen können jedoch wiederum das Immunsystem gezielt blockieren und so der Zerstörung entgehen. Diese Blockade kann wiederum durch neu entwickelte, hochpotente Medikamente gehemmt werden, so dass die »Blockade der Blockade« (engl. »Immune Checkpoint Inhibition«) schließlich doch die Zerstörung der Krebszellen bewirkt. Dieser Ansatz ist ebenso wirkungsvoll wie gelegentlich durch eine überschießende Immunreaktion auch nebenwirkungsreich und gefährlich. Dennoch werden in diese neuartige Klasse von Krebstherapeutika aktuell große Hoffnungen gesetzt.

Andere Therapieverfahren haben in der medikamentösen Krebsbehandlung kaum einen Stellenwert. Die Gentherapie würde zwar für diejenigen Krebserkrankungen eine kausale Therapie darstellen, deren genetische Ursache bekannt ist. Allerdings ist die Gentherapie noch nicht hinreichend gut untersucht, als dass sie in absehbarer Zeit beim Menschen angewandt werden könnte. Auch für die Mehrzahl der Verfahren der unspezifischen Immunstimulation (»Immunthera-pien«) ist ihr Nutzen in der Krebsbehandlung noch immer nicht belegt, auch wenn sie von vielen Betroffenen in ihrem Wunsch, »selbst etwas gegen die Krebs-erkrankung zu tun« häufig parallel zur schulmedizinischen Krebsbehandlung angewandt werden. Innerhalb der Schulmedizin werden unspezifische Immunthe-rapien nur selten bei einer sehr eng umgrenzten Zahl von Krebserkrankungen wie z. B. bei der lokalen Therapie von Harnblasenkrebs eingesetzt.

2.4.2 Chirurgie

Viele Krebserkrankung die von Körperorganen ausgehen (»solide Tumoren«) und hierbei vor allem die frühen, lokal begrenzten Stadien, werden unverändert durch deren operative Entfernung geheilt. Auch wenn man denken könnte, dass sich die Tumorchirurgie über die letzten Jahrzehnte wenig geändert hat, trifft dies nur be-dingt zu. Die prä- und intraoperative Planung hat sich deutlich verbessert. Ver-besserte technische Möglichkeiten erlauben kürzere und kleinere Eingriffe, die für die Betroffenen weniger belastend und weniger traumatisierend sind. Die Bedeu-tung des Organerhalts für die Lebensqualität nach erfolgreich abgeschlossener Krebsbehandlung wurde erkannt und hat zur Folge, dass die Zahl der radikalen und oft verstümmelnden Eingriffe glücklicherweise deutlich zurückgegangen ist. Die Einsatzmöglichkeiten der »minimal invasiven Chirurgie« nehmen zu und verstärken diesen Trend.

2.4.3 Strahlentherapie

In der Strahlentherapie hat es – ähnlich wie in der medikamentösen Krebsbehand-lung – sehr grundlegende technische Verbesserungen gegeben. Durch den Einsatz zwar sehr teurer, aber auch sehr effektiver Strahlentechniken, wie z.B. der Linear-beschleuniger oder der »intensitätsmodulierten Bestrahlung (IMRT)«, konnten die Belastung und die Nebenwirkungen der Strahlentherapie für die Betroffenen deutlich reduziert werden, bei gleichzeitiger Steigerung der Erfolgsrate. Bei einigen Krebs-erkrankungen, wie z. B. dem Prostatakrebs, kann heute die alleinige Strahlentherapie eine Operation sogar ganz ersetzen, was gerade für ältere Menschen erhebliche Vorteile hat. Ob dagegen die Vorteile der nächsten technischen Innovation, die der zielgenaueren Photonentherapie, die hohen Investitionskosten rechtfertigen, muss durch entsprechende Untersuchungen erst noch nachgewiesen werden.

2.4.4 Multimodale Therapie und Interdisziplinarität

Chirurgie, Strahlentherapie und medikamentöse Krebstherapie haben jeweils be-handlungsspezifische Vor- und Nachteile in Bezug auf eine lokale Tumorkontrolle und die Kontrolle einer Metastasierung (▶ Tab. 2.1). Was ist daher naheliegender, als deren Vorteile durch eine kluge Kombination der Wirkprinzipien in der Krebsbehandlung zu nutzen? Tatsächlich ist eine solche »multimodale Therapie« erst in den letzten Jahren an einer größeren Zahl von PatientInnen untersucht und erfolgreich angewandt worden. Keine Fachdisziplin kann heute mehr beanspruchen, alleine bei der Behandlung von Krebserkrankungen erfolgreich zu sein. Im Idealfall wird ein Behandlungskonzept in einer gemeinsamen Konferenz unter Einbeziehung aller beteiligten Fachdisziplinen festgelegt (»Tumorkonferenzen«).

Tab. 2.1: Einsatzbereiche klassischer onkologischer Therapien

	Chirurgie	Bestrahlung	Medikamentöse Therapien
Lokale Kontrolle	+++	++	+
Systemische Kontrolle	−	−	+++
Palliation	+ bis ++	+++	+ bis ++
Nebenwirkungen/Risiken	+ bis +++	+ bis ++	+ bis +++

Legende: − nicht vorhanden; + wenig geeignet bzw. gering; ++ mäßig gut geeignet bzw. mäßig stark; +++ sehr gut geeignet bzw. hoch

2.4.5 Prävention

Trotz aller Erfolge der Früherkennung und der Krebsbehandlung kommt der primären Prävention, welche Krebserkrankungen ursächlich vorbeugt, grundsätzlich die höchste Priorität zu. Vorrangig ist dabei die individuelle Prävention, die jede(r) Einzelne für sich selbst entscheiden und umsetzen kann. Durch eine Gestaltung der eigenen Lebensweise mit konsequenter Nikotinabstinenz, Beschränkung des Alkoholkonsums, regelmäßiger körperlicher Aktivität und einer gesunden, maßvollen Ernährung kann das individuelle Risiko, an Krebs zu erkranken, deutlich gesenkt werden. In Bezug auf die Prävention von Lungenkrebs sind die konsequente Nikotinabstinenz und eine strenge Umsetzung des Nichtraucherschutzes sogar die einzigen verfügbaren Maßnahmen. Krebsprävention ist auch durch Impfung gegenüber Viren mit potentieller Kanzerogenität, wie z.B. gegen das Hepatitis-B-Virus und das Humane Papilloma-Virus, erstmals möglich geworden. Der tatsächliche Nutzen solcher Impfungen ist allerdings noch nicht abschließend erforscht. Der Einsatz weiterer gezielter Impfungen wäre als Krebsprävention wünschenswert, steht aber im klinischen Einsatz nicht zur Verfügung. Eine wesentliche Einschränkung einer primären Prävention liegt zudem in der Tatsache begründet, dass bei den meisten Krebserkrankungen die genauen Ursachen, die an deren Zustandekommen beteiligt sind, auch heute noch nicht bekannt sind.

2.4.6 Supportivtherapie

Ohne aus Platzgründen auf Details näher eingehen zu können – eine professionell durchgeführte Supportivtherapie kann eine häufig traumatisierende Krebsbehandlung für die Betroffen und Angehörigen erträglicher machen. Viele Krebs-behandlungen wurden dadurch komplikationsärmer und können in zunehmendem Umfang auch ambulant durchgeführt werden, ohne dass die soziale Einbindung eines Menschen zerreißt. In guten Einrichtungen wird heute die Krebsbehandlung von Teams aus ÄrztInnen verschiedener Fachdisziplinen, speziell ausgebildeten Pflegekräften, SozialarbeiterInnen und einer Vielzahl verschiedener TherapeutIn-nen begleitet. Zunehmend zeigt sich wie schon in den USA auch in Deutschland der Trend, Krebsbehandlungen nur noch in hierfür spezialisierten Einrichtungen (»Cancer Centers«) durchzuführen.

2.4.7 Krebstherapie im fortgeschrittenen Lebensalter

Bereits heute beträgt das mittlere Alter eines Menschen zum Zeitpunkt der Dia-gnose einer Krebserkrankung ca. 64 Jahre. Es ist keine Seltenheit mehr, dass Menschen mit 70 oder 80 Jahren noch eine Behandlung ihrer Krebserkrankung wünschen. Dieser Trend wird sich entsprechend des steigenden Durchschnittsalters der Bevölkerung in den kommenden Jahren noch deutlich fortsetzen. Abhängig von Begleiterkrankungen und ihrer individuellen Lebensphilosophie haben Menschen im fortgeschrittenen Lebensalter dabei häufig identische Erwartungen und Hoff-nungen an die Behandlung wie Jüngere. Die Krebstherapie älterer Menschen be-deutet eine besondere Herausforderung an das betreuende onkologische Team, da ältere Menschen deutlich anfälliger für die Nebenwirkungen einer Krebsbehand-lung sind und unter Berücksichtigung der Prinzipien der Altersmedizin (Geriatrie) behandelt werden müssen.

2.5 Palliativmedizin und Begleitung Sterbender

Wenn eine Krebserkrankung nicht mehr geheilt werden kann, steht der Wunsch der Betroffenen, möglichst lange ein qualitativ gutes Leben außerhalb des Kranken-hauses zu führen und Linderung von Symptomen zu erfahren, die durch die Krebserkrankung verursacht werden, ganz eindeutig im Zentrum der Behandlung. Tatsächlich stellen solche palliativmedizinischen Therapien die Mehrzahl onko-logischer Tätigkeit dar. Wenngleich die klassischen onkologischen Therapiemo-dalitäten Chirurgie, Strahlentherapie und Chemotherapie zu den Zielen der Pal-liation beitragen können, bekommen Schmerztherapie, Transfusionen, Ernährung, die Bereitstellung einer zugewandten Pflege sowie körperbezogene Therapien, vor allem aber die kompetente Begleitung von PatientInnen und Angehörigen mit Gesprächen und Unterstützung zunehmende Bedeutung. Diese Aspekte sind aus-führlich in den nachfolgenden Kapiteln dargestellt. Die palliativmedizinische Ver-sorgung krebskranker Menschen wurde in Deutschland im Vergleich z. B. zu Großbritannien in der Vergangenheit stark vernachlässigt. Diese Unterversorgung wurde mittlerweile erkannt, und palliativmedizinisch anspruchsvolle Behandlungen finden heute sowohl in eigens hierfür eingerichteten Palliativstationen statt als auch in den meisten Kliniken für Hämatologie und Onkologie oder werden von spezialisierten ambulanten palliativmedizinischen Diensten angeboten.

2.6   Zusammenfassung

Die Onkologie hat in den letzten Jahren einen deutlich positiven Entwicklungsschub in fast allen Tätigkeitsbereichen erfahren. Am bedeutsamsten ist, dass der Mensch (endlich) wieder in den Mittelpunkt aller Bemühungen gerückt ist und sich die vielfach technokratisch ausgerichteten Therapien heute klar an den Bedürfnissen krebskranker Menschen orientieren.

Literatur

Stewart BW, Wild CP (Hrsg.) (2014) World Cancer Report. IARC, WHO Press,
Verschiedene Autoren (2015), Ringen mit dem Krebs. Etappensiege gegen die tückische Krankheit. Spektrum der Wissenschaft Spezial. Spektrum der Wissenschaft Verlagsgesellschaft.
Immuntherapien bei Krebs. Krebsinformationsdienst, Deutsches Krebsforschungszentrum. https://www.krebsinformationsdienst.de/behandlung (Letzter Zugriff 03. Oktober 2015)

3 Neue Entwicklungen in der Palliativmedizin und Schmerztherapie

H. Christof Müller-Busch

3.1 Grundlagen von Palliative Care und neue Entwicklungen

Nach der im Jahr 2002 revidierten *Definition der Weltgesundheitsorganisation* (WHO) ist Palliativmedizin/Palliative Care ein »Ansatz zur Verbesserung der Lebensqualität von Patienten und ihren Familien, die mit Problemen konfrontiert sind, welche mit einer lebensbedrohlichen Erkrankung einhergehen (WHO 2008). Dies geschieht durch Vorbeugen und Lindern von Leiden, durch frühzeitige Erkennung, sorgfältige Einschätzung und Behandlung von Schmerzen sowie anderen Problemen körperlicher, psychosozialer und spiritueller Art« (Präambel der Satzung der Deutsche Gesellschaft für Palliativmedizin 2008). Durch eine ganzheitliche Herangehensweise soll Leiden umfassend gelindert werden, um PatientInnen und ihren Angehörigen bei der Krankheitsbewältigung zu helfen und deren Lebensqualität zu verbessern. Palliativmedizin bejaht das Leben und sieht im Sterben einen natürlichen Prozess. Das Leben soll nicht künstlich verlängert und der Sterbeprozess nicht beschleunigt werden. Palliativversorgung soll interdisziplinär und multiprofessionell erfolgen, das heißt, sie basiert auf der Kooperation von ÄrztInnen unterschiedlicher Fachgebiete, Pflegenden, VertreterInnen weiterer Berufsgruppen und Ehrenamtlichen (Deutsche Gesellschaft für Palliativmedizin 2008).

Palliative Aspekte sollten nicht erst dann erwogen werden, »wenn nichts mehr getan werden kann«, sondern sie sollten kurative Behandlungsstrategien besonders auch in der Onkologie begleiten und ergänzen, falls dies erforderlich ist. Insofern stellen Heilung und Palliation keine sich widersprechenden Behandlungsansätze dar – sie konzentrieren sich allerdings je nach Erkrankungsverlauf und Lebenssituation der Betroffenen auf unterschiedliche Ziele. In Abhängigkeit von der Prognose der Grunderkrankung lassen sich deshalb auch in der Palliativmedizin unterschiedliche Stadien von der Rehabilitation bis zur eigentlichen finalen Sterbephase unterscheiden (▶ **Abb. 3.1**).

Prävention und Behandlung des Leidens, Kommunikation und ethische Orientierung gehören zu den Grundanliegen der palliativmedizinischen Versorgung und den ärztlichen Pflichten bei Sterbenden, um ihnen zu helfen, »dass sie unter menschenwürdigen Bedingungen sterben können«, wie es in den Grundsätzen der Bundesärztekammer zur ärztlichen Sterbebegleitung aus dem Jahr 2004 heißt (Bundesärztekammer 2004), die im Jahre 2011 überarbeitet wurden.

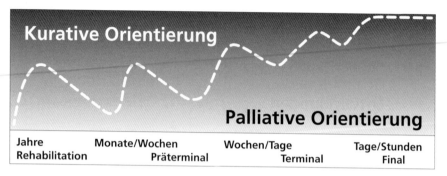

Abb. 3.1: Wann beginnt Palliativmedizin?

Zur Palliativmedizin gehört nicht nur die Linderung körperlicher Symptome, sondern vor allem auch ein die individuelle Lebenssituation berücksichtigendes Verständnis des Leidens sowie Zeit und Bereitschaft zur Auseinandersetzung mit existentiellen Fragen des Krankseins und Sterbens, die im medizinischen Alltag meist nicht vorhanden ist (WHO 2008). Dies erfordert eine personale, am bio-psycho-sozialen Modell orientierte Herangehensweise, die den kranken Menschen mit seinen biographischen Besonderheiten, gesunden Potentialen und tragfähigen sozialen Beziehungen in den Mittelpunkt stellt. Für PatientInnen mit fortgeschrittener Erkrankung ist dieser Ansatz besonders wichtig. Die Belastung durch körperliche Beschwerden und besonders auch das Leiden in der Sterbephase können gemindert werden, wenn kommunikative und spirituelle Dimensionen des Leidens frühzeitig Berücksichtigung finden (Wright et al. 2008).

Die moderne Palliativmedizin ist keinesfalls nur eine neue »Spezialdisziplin«, die dann zum Einsatz kommt, wenn die Grenzen der modernen, technokratisch orientierten Medizin erreicht sind, sondern sie ist mit einem Verständnis des Krankseins verbunden, welches in vielen Bereichen der Medizin ethische und fachliche Orientierung bietet (Müller-Busch 2012).

3.1.1 Entwicklung palliativer Konzepte

Leitgedanke der Palliativmedizin bzw. Palliative Care ist die würdige Begleitung von Schwerkranken in der letzten Lebensphase und beim Sterben. Dies wurde erst durch die sich in den letzten 40 Jahren vor allem in Großbritannien entwickelnde

Hospizbewegung wieder als medizinische Aufgabe entdeckt. Die erste moderne Palliative Care Unit wurde 1974 in Montreal von dem Urologen Balfour Mount eingerichtet, der auch den Begriff »palliativ« einführte – in Abgrenzung zu der auf eine Lebensverlängerung hin orientierten kurativen Medizin (Mount 1997). In Deutschland wurde die erste palliativmedizinische Einrichtung 1983 in Köln eröffnet. »Nicht dem Leben mehr Zeit hinzufügen, sondern der verbleibenden Zeit mehr Leben«, hat Derek Doyle, einer der Pioniere der modernen Palliativmedizin, den Leitgedanken der Palliativmedizin charakterisiert (Doyle et al. 1993).

In den industrialisierten Ländern wurden die palliativmedizinischen Angebote seit Beginn der 1990er Jahre stark ausgebaut. Führend waren Großbritannien, Kanada und die skandinavischen Länder. Inzwischen wird auch in Deutschland die große gesundheitliche, aber auch ethische Bedeutung der Palliativmedizin allgemein anerkannt. Wie in allen Ländern lassen sich auch in Deutschland eine Pionierphase (ca. 1971–1993), eine Differenzierungsphase (ca. 1994–2005) und eine Stabilisierungs- bzw. Integrationsphase der Palliativversorgung (seit 2005) voneinander unterscheiden.

In einem europäischen Ranking zur Entwicklung von Palliative Care in 27 Ländern nahm Deutschland im Jahre 2007 den 8. Platz ein. Im Hinblick auf Vitalität, worunter die gesellschaftliche Bedeutung der Palliativmedizin und des palliativen Ansatzes in der Gesundheitsversorgung verstanden wird, wie sie sich zum Beispiel durch gesetzliche Regelungen, in öffentlichen Debatten zu sozialen Fragen, in der Fort- und Weiterbildung, in Wissenschaft und Forschung und anderen gesellschaftliche Aktivitäten niederschlägt, stand Deutschland sogar gemeinsam mit Großbritannien ganz vorne (Moreno et al. 2008). Zusätzlich zu den Aus- und Weiterbildungsangeboten zur berufsbezogenen Qualifizierung werden inzwischen auch berufsgruppenübergreifende Lehrgänge, Fernkurse und Masterprogramme mit akademischem Abschluss in Palliative Care angeboten. Die Zusatzbezeichnung Palliativmedizin, die inzwischen von über 9000 Ärzte erworben wurde, gehört zu den begehrtesten Weiterbildungen. Über 20 000 Pflegende haben an weiterqualifizierenden Kursen Palliative Care teilgenommen. Auch in der Psychologie, Sozialarbeit und anderen Berufsgruppen werden zunehmend Weiterbildungen in Palliative Care angeboten, Insgesamt gibt es 10 Lehrstühle für Palliativmedizin an deutschen Universitäten. Der seit 2014 erforderliche Prüfungsnachweis in der ärztlichen Approbationsordnung belegt den Stellenwert dieses Faches in der Ausbildung von Medizinstudierenden.

In vielen anderen Weiterbildungsprogrammen z.B. in der Psychoonkologie, der Intensiv- und Notfallmedizin, gehören palliative Aspekte inzwischen zum Lehrplan.

Die im Jahre 2010 verabschiedete »Charta zur Betreuung schwerstkranker und sterbender Menschen« gilt als wichtiger Schritt, die Palliativversorgung nicht nur in die Gesundheitsversorgung, sondern auch in die gesellschaftliche Wirklichkeit zu integrieren. Anfang 2015 hatten über 12 000 Institutionen und Einzelpersonen die Charta unterzeichnet und damit ihr Engagement in diesem Versorgungsbereich bekundet. Der Umgang mit Sterben und Tod in einer Gesellschaft kann wie ein Seismograph auch auf das kulturelle Niveau der Menschen hinweisen. Mit dem von dem Greifswalder Wirtschaftswissenschaftler Steffen Fleßa eingeführten Begriff der Letztverlässlichkeit wird nicht nur der individuelle, sondern auch der ökonomische Wert der letzten Lebensphase für das gesellschaftliche Zusammenleben hervorgehoben (Fleßa 2012).

Palliative Care, Hospizarbeit, Palliativmedizin und Palliativversorgung sind in der auf vielen verschiedenen Ebenen geführten Diskussion um medizinische, soziale, ökonomische, juristische und ethische Probleme am Ende des Lebens beispielsweise zur Sterbehilfe zentrale und beliebte Begriffe geworden, obwohl die wenigsten eine klare Vorstellung haben, was sich eigentlich dahinter verbirgt. Für viele werden sie mit Schmerzmedizin, Sterbemedizin und -begleitung, unheilbarer Krebserkrankung und Sterbehilfeersatz in Verbindung gebracht. So haben die Begriffe Palliative Care und Palliativmedizin in den letzten 30 Jahren auch eine Reihe von Transformationen erfahren, die zu unterschiedlichen Gewichtungen geführt haben, sodass bisher keine allgemein konsentierte Definition in der internationalen Literatur zu finden ist. Wichtig ist jedoch, Palliativmedizin und Palliative Care von den in vielen Bereichen der Medizin vorhandenen Begriffen Palliativtherapie bzw. Supportivtherapie abzugrenzen, da sich hier für die beteiligten Berufsgruppen unterschiedliche Schwerpunkte und Ziele ergeben. In der modernen Palliativversorgung können zudem ein palliativer Ansatz sowie allgemeine und spezialisierte palliative Versorgungsformen unterschieden werden (Müller-Busch 2011, S. 7–14).

Palliative Care ist nicht nur Schmerzmedizin, ist nicht nur Sterbebegleitung, ist nicht nur für unheilbar an Krebs Erkrankte und ist mit Sicherheit kein Ethikersatz für die vielen Probleme, mit denen wir heute durch die Möglichkeiten der modernen Medizin, aber auch durch veränderte kulturelle Einstellungen zum Sterben konfrontiert werden. Als Kernelemente von Palliative Care können neben optimaler Symptomlinderung und transparentem Handeln besonders auch effektive Kommunikation und reflektiertes Entscheiden genannt werden (Hutton 2007), die allerdings in unterschiedlichen Phasen einer palliativen Situation auch mit unterschiedlichen Zielen und Herausforderungen verbunden sind.

3.1.2 Palliativmedizinische Versorgungsangebote und Organisationsformen

In Deutschland hat es in den letzten zehn Jahren im stationären und ambulanten Bereich bedeutsame und rasante Entwicklungen in den palliativmedizinischen Versorgungsangeboten gegeben. Der Bericht der Bundestags-Enquete-Kommission »Ethik und Recht der modernen Medizin« über die »Verbesserung der Versorgung Schwerstkranker und Sterbender in Deutschland durch Palliativmedizin und Hospizarbeit« vom Juni 2005 zeigte, dass Deutschland mit rund 22 Hospiz- und Palliativbetten pro 1 Million Einwohner zwar zahlenmäßig hinter Ländern wie Großbritannien, Belgien und Polen lag (54 bzw. 35 bzw. 33 Betten pro 1 Million Einwohner), aber vor Frankreich und Spanien (17 bzw. 19 Betten pro einer Million Einwohner) (Müller-Busch 2006). Im ambulanten Bereich gab es dagegen im Jahr 2004 nur ca. 40 spezialisierte Palliativdienste, die z. T. vorwiegend im Rahmen von Modellprojekten gefördert wurden. Inzwischen gibt es über 500 stationäre Hospize und Palliativstationen mit fast 5000 Betten - das sind etwa 60 Betten pro

1 Million Einwohner. Die spezialisierte ambulante Palliativversorgung ist nach anfänglichen Schwierigkeiten zu einem festen Bestandteil für eine Lebens- und Sterbebegleitung im häuslichen Bereich geworden. Im Rahmen der ambulanten Palliativversorgung (SAPV) sind inzwischen ca. 250 spezialisierte Dienste registriert. Über 1500 ehrenamtliche Hospizdienste mit ca. 80 000 Ehrenamtlichen begleiten die Betreuung sterbender Menschen ambulant und stationär.

Auch das im Herbst des Jahres 2015 verabschiedete neue Hospiz- und Palliativgesetz hat eine verbesserte Versorgung schwerstkranker, hochbetagter und hilfsbedürftiger Menschen, vor allem in Pflegeeinrichtungen im Fokus. Dennoch bestehen weiterhin erhebliche regionale Unterschiede in der Verfügbarkeit palliativer und hospizlicher Angebote. Auch wenn sich die Ausgaben der Gesetzlichen Krankenversicherung (GKV) für Leistungen in der Hospiz- und Palliativversorgung seit 2007 vervierfacht haben, stellten diese im Jahre 2014 immer noch mit 0,21 % der GKV-Ausgaben einen beschämend geringen Anteil der Gesamtausgaben in der Gesundheitsversorgung dar.

Besonders im ambulanten Bereich sind viele neue Initiativen entstanden, um die Sterbebegleitung und häusliche Versorgung von Menschen in der letzten Lebensphase mit palliativmedizinischer und palliativpflegerischer Kompetenz zu ermöglichen und stationäre Einweisungen zu vermeiden. Wichtige Aufgaben der ambulanten Initiativen sind das Schnittstellenmanagement und die Koordination der medizinischen, pflegerischen, therapeutischen und psychosozialen Angebote und Strukturen, um die qualifizierte palliativmedizinische Versorgung sterbenskranker Menschen »bis zuletzt zu Hause«, wie es sich viele Menschen wünschen, zu ermöglichen. So können beispielsweise mit Hilfe spezialisierter Versorgungsangebote bis zu 80 % der sterbenskranken Krebspatienten die letzte Zeit ihres Lebens in der häuslichen Umgebung verbringen. In Anlehnung an Absatz 53 der Empfehlungen des Europarats werden verschiedene Ebenen einer palliativmedizinischen Versorgung unterschieden:

- *Palliativmedizinischer Ansatz*: Alle im Gesundheitswesen tätigen Fachkräfte sollten mit den grundlegenden palliativmedizinischen Prinzipien vertraut sein und diese angemessen in die Praxis umsetzen können.
- *Allgemeine Palliativversorgung*: Bezeichnung der Tätigkeit von einigen im Gesundheitswesen tätigen Fachkräften, die nicht ausschließlich im palliativmedizinischen Bereich arbeiten, aber Fortbildungen absolviert haben und Kenntnisse in diesem Bereich besitzen.
- *Spezialisierte Palliativversorgung*: Bezeichnung solcher Dienste, deren Haupttätigkeit in der Bereitstellung von Palliativversorgung besteht. Diese Dienste benötigen eine besondere Struktur, besonders qualifiziertes Personal und andere Ressourcen. Sie betreuen in der Regel Patienten mit komplexen und schwierigen Problemen (Schindler 2007).

In der im Jahre 2015 publizierten S3-Leitlinie Palliativmedizin für Patienten mit einer nicht heilbaren Krebserkrankung sind im Abschnitt Versorgungsstrukturen Behandlungspfade für Interventionen der allgemeinen und spezialisierten Palliativversorgung gekennzeichnet worden (▶ **Abb. 3.2**).

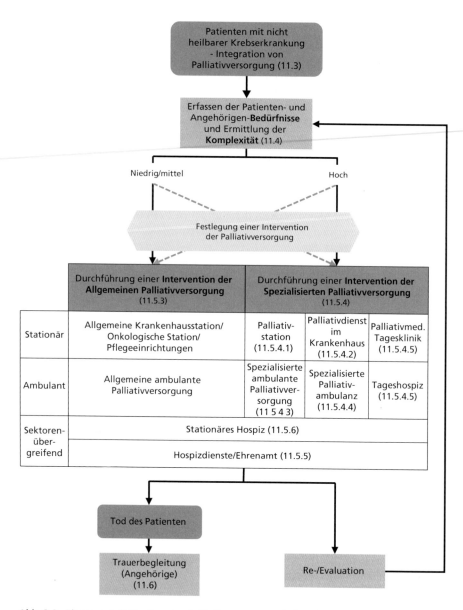

Abb. 3.2: Einsatzmöglichkeiten der Palliativversorgung bei Patienten mit unheilbaren Krebserkrankungen

Neben Prävention, Kuration und Rehabilitation ist auch die Palliation ein unverzichtbarer Teil einer menschengemäßen Medizin. Dies gilt trotz der Fortschritte in der Medizin inzwischen besonders auch für die Intensiv-, Notfall- und Altersmedizin. Die allgemeine Palliativversorgung hat das Ziel, durch eine gute Symptomkontrolle und Berücksichtigung individueller Präferenzen die Lebensqualität der Betroffenen und deren Umfeld zu verbessern. Auch wenn bei PatientInnen mit Krebserkrankungen, wenn die Grenzen der direkt am Tumor angreifenden Therapien z. B. durch Operation, Bestrahlung, Chemotherapie oder Immuntherapie erreicht sind, ein eher höherer Anteil eine spezialisierte palliativmedizinische Betreuung wegen der komplexen Symptombelastung benötigt, werden im Rahmen der palliativmedizinischen Versorgungsangebote zunehmend auch PatientInnen mit anderen lebensbegrenzenden und belastenden, z. B. kardiopulmonalen, neurologischen oder anderen Erkrankungen im fortgeschrittenen Erkrankungsstadium behandelt.

Wenn das Ziel einer Verbesserung der Lebensqualität im Rahmen der allgemeinen Palliativversorgung nicht erreicht werden kann, sollten die Möglichkeiten der spezialisierten Palliativversorgung in Betracht gezogen werden. Als deren Charakteristika gelten ein multiprofessioneller Ansatz, eine fachliche und strukturelle Interdisziplinarität, transdisziplinäre Orientierung und integrierte Lösungsansätze.

Die allgemeine Palliativversorgung stützt sich im ambulanten Bereich vor allem auf Hausärzte und ambulante Pflegedienste, im stationären Bereich auf Krankenhäuser der Regelversorgung, Pflegeheime und andere stationäre Einrichtungen. Spezialisierte Palliativversorgung basiert auf der Kooperation von Berufsgruppen, die sich vorwiegend oder ausschließlich mit der Betreuung von PalliativpatientInnen befassen und diese Betreuung jederzeit zur Verfügung stellen können.

Die Überwindung sektoraler Grenzen, die eine optimale Kooperation zwischen allgemeiner und spezialisierter, aber auch zwischen ambulanter und stationärer Versorgung ermöglicht, ist ein wichtiger Bestandteil einer guten Palliativbetreuung. Hierzu werden zunehmend netzwerkartige Strukturen entwickelt. Im stationären Bereich sollte sich die Palliativmedizin nicht nur auf spezielle Palliativstationen konzentrieren. Wichtige Vermittler palliativmedizinischer Kompetenz sind palliativmedizinische und -pflegerische Konsiliardienste, wie sie in manchen Ländern, z. B. in Norwegen etabliert sind, in Deutschland aber bislang noch wenig systematisch entwickelt wurden. Für die vielen organisatorischen Aufgaben im Management von sterbenskranken Menschen, z. B. bei der Entlassung in den häuslichen Bereich, haben sich im stationären Bereich auch spezielle Übergangs- oder Brückenschwestern bewährt. Die Vernetzung und Koordination von Angeboten der allgemeinen und spezialisierten Strukturen ist sicherlich auch im Rahmen der hausärztlichen und fachärztlichen Betreuung möglich. Komplementäre Angebote durch ein abgestuftes Case Management z. B. durch Palliative Care Teams sollen dazu beitragen, das Sterben mehr im gewünschten Umfeld zu ermöglichen und es zunehmend aus den Krankenhäusern hinauszuverlagern.

3.2 Schmerztherapie in Palliativmedizin und Onkologie

Prophylaxe, sorgfältige Diagnostik und die adäquate Therapie von Schmerzen gehören zu den vordringlichsten ärztlichen Aufgaben in der Palliativmedizin besonders in der Betreuung von Patienten mit Tumorerkrankungen. Obwohl ca. 90 % der Schmerzen mit medikamentösen Maßnahmen gelindert werden könnten, bestehen in Deutschland auf dem Gebiet der Tumorschmerztherapie immer noch erhebliche Wissensdefizite. Dazu zählen unzureichende diagnostische und pharmakologische Kenntnisse, falsche Prioritätensetzung, mythische Vorstellungen über Wirkung und Nebenwirkung von Opiaten und anderen Schmerzmitteln, Zeitdruck und mangelnde Aufklärung der Betroffenen und Angehörigen, eine den Regeln einer effektiven Schmerztherapie widersprechende Verordnungspraxis mit inadäquaten Dosierungen und Einnahmehinweisen, Angst vor Regressforderungen sowie bürokratische Verordnungshindernisse. Grundlage einer effizienten Schmerztherapie bei PatientInnen mit einer Krebserkrankung ist die Kenntnis der Ursachen und der pathophysiologischen Mechanismen des Schmerzes. Während bis ca. 1960 Schmerz primär als sensorische Reaktion auf eine Gewebszerstörung angesehen wurde, haben sich seit der Formulierung der sog. Gate-control-Theorie durch Melzack und Wall (1965) die Kenntnisse zur Schmerzentstehung erheblich erweitert: Schmerz entsteht nicht nur infolge einer Gewebsverletzung, sondern wird als Interaktion erregender und hemmender Systeme im zentralen Nervensystem durch zahlreiche hormonelle, immunologische, affektive, behaviorale, kulturelle und genetisch determinierte Variablen erlernt, gesteuert und moduliert. Die Komplexität des Phänomens Schmerz erfordert gerade bei Menschen mit Tumorerkrankung eine Herangehensweise, welche die Wechselwirkungen somatischer, psychischer, sozialer und spiritueller Aspekte im Einzelfall berücksichtigt. Deswegen ist es nicht nur wichtig zu wissen, was für eine Krebserkrankung und welche Schmerzen ein Mensch hat, sondern auch, was für ein Mensch das ist, der Schmerzen hat. *Schmerz ist eine besondere Form der Kommunikation* sowohl mit dem eigenen Körper als auch mit dem sozialen Umfeld, in dem sich ein Mensch mit oder aufgrund von Schmerzen befindet. Unter phänomenologischen Aspekten lassen sich vier Ebenen unterscheiden, die das Erleben von Schmerzen und den Umgang damit bestimmen: 1. eine sensorisch-physiologische Ebene, 2. die Wahrnehmungsebene, 3. die Verhaltensebene und 4. die Ebene der existentiellen Erfahrung. Eine effektive medikamentöse Therapie ist neben der psychosozialen Betreuung und spirituellem Beistand die Grundlage jeder Tumorschmerzbehandlung, die durch physikalische Maßnahmen und optimale Pflege unterstützt werden sollte. Ziel der Therapie ist die langfristige Linderung von Schmerzen durch eine regelmäßige Schmerzmedikation nach einem festen Zeitschema sowie die Vermeidung bzw. Unterbrechung von sog. Durchbruchsschmerzen, die aus einem stabilen Ruheschmerzniveau zeitlich begrenzt durch Belastung (z. B. Bewegung, Husten, Defäkation) oder ohne erkennbaren Auslöser auftreten können. Da Schmerzen eine in höchstem Maße subjektive Erfahrung sind, ist den Angaben der PatientInnen zur Diagnostik, zur Überprüfung der Schmerzursachen, zum Erfolg einer medikamentösen Einstellung und dem Verlauf besondere Beachtung zu schenken. Besonders zu Beginn einer Schmerztherapie ist daher bei TumorpatientInnen neben einer sorgfältigen Aufklärung und häufigen Patientenkontakten auch eine adäquate Dokumentation der Schmerzintensität durch die PatientInnen eine wichtige Stütze der Behandlung. Schmerz- und Befindlichkeitstagebücher mit verbalen oder numerischen Ratingskalen bzw. visuelle Analogskalen sind ein unverzichtbarer Bestandteil der Therapie, die eine Überprüfung der Schmerzursachen, Anpassung der Medikation und Behandlung von Nebenwirkungen ermöglichen. Bei PatientInnen mit eingeschränkter Kommunikationsfähigkeit sollten die Beobachtungen von Angehörigen oder Pflegenden zur Verlaufskontrolle herangezogen werden.

3.2.1 Schmerzdiagnose

Basis einer wirksamen Schmerztherapie ist eine sich aus den anamnestischen Angaben sowie den Vorbefunden ergebende *Schmerzdiagnose*. Eine Schmerzanamnese sollte sich strukturiert an den fünf W's (Wann?, Wo?, Wie?, Wodurch?, Warum?) orientieren und zeitlichen Beginn, Häufigkeit und Verlauf, Lokalisation und Ausstrahlung, Intensität und Qualität, auslösende, verstärkende bzw. lindernde Faktoren und Kausalzusammenhänge berücksichtigen. Auch die Schilderung von Begleitbeschwerden (Schlafstörungen, Angst, Schwitzen, Obstipation, Übelkeit) gehört zur Schmerzanamnese. Durch die anamnestischen Charakteristika lassen sich in der Regel in Verbindung mit einer sorgfältigen klinisch-neurologischen Untersuchung zwei pathophysiologisch zu unterscheidende Schmerztypen klassifizieren:

- die meist gut lokalisierbaren, evtl. bewegungsabhängigen, dumpf bohrenden *Nozizeptorschmerzen* und
- die häufig als brennend, stechend, einschießend beschriebenen *neuropathischen Schmerzen*, die oft mit sensiblen oder motorischen Defiziten im Ausbreitungsgebiet nervaler Strukturen verbunden sind.

Während die Nozizeptorschmerzen (z. B. bei Knochen, Weichteilmetastasen oder perifokaler Ödembildung) durch die bei der Gewebszerstörung vermehrt freigesetzten nozizeptiven Mediatoren (z. B. Prostaglandine, Substanz P, Laktat) ausgelöst werden, handelt es sich bei den neuropathischen Schmerzen häufig um durch Tumorinfiltration oder Kompression bewirkte unmittelbare Schädigungen somatosensorischer Strukturen in der Peripherie oder im ZNS, durch die es zu einer abnormen ektopischen Aktivität dieser Afferenzen kommt. Diese ektopische Aktivität manifestiert sich, je nachdem welche Strukturen betroffen sind, in charakteristischen Schmerzen (Plexus und periphere Nerven: einschießenden lanzinierend; zentral: oft brennend, einschießend; sympathisch: brennend, häufig mit trophischen Störungen) und Sensibilitätsstörungen wie z. B. Allodynie, Hyperpathie, Dysästhesie, Hypo- oder Hyperästhesie etc. Als Sonderform der Nozizeptorschmerzen sind die dumpf, oft schlecht lokalisierbaren z. T. kolikartigen viszeralen Schmerzen zu nennen. Auch wenn bei Tumorschmerzen häufig eine Kombination beider Schmerztypen vorliegt, ist es im Hinblick auf therapeutische Maßnahmen wichtig, die Gewichtung beider Formen herauszufinden, zumal die Behandlung tumorbedingter neuropathischer Schmerzen häufig frühzeitig zusätzliche Ko-Medikationen erforderlich macht.

3.2.2 Ursachen von Schmerzen bei Tumorpatienten

Neben der Differenzierung der Schmerztypen ist die ätiologische Zuordnung chronischer Schmerzen bei PatientInnen mit Tumorerkrankungen die zweite wichtige Voraussetzung für eine adäquate Therapie. Es sollte zwischen *tumorbedingten, therapiebedingten, tumorassoziierten und tumorunabhängigen Schmerzen* unterschieden werden, wobei auch hier verschiedene Ursachen gleichzeitig vorhanden sein können. Obwohl sich nur ein geringer Anteil von Knochenmetastasen in Schmerzen äußert, gehören die nozizeptiven Knochen- und Weichteilfiltrationen zu den häufigsten tumorbedingten Schmerzen (60–90 %). Kompression und die Infiltration nervaler Strukturen von Viszera, Blut- und Lymphgefäßen, Tumornekrosen an Schleimhäuten, Lymph- und Hirnödembildung und aus Tumorgewebe freigesetzte Mediatoren sind weitere typische Ursachen tumorbedingter Schmerzen. Ca. 10–25 % der Schmerzen bei Tumorpatienten haben ihre Ursache in der Tumortherapie. Hierzu zählen vor allem sich langsam entwickelnde Neuropathien nach Operation, Bestrahlung und Chemotherapie. Aber auch Phantomschmerzen, Mukositis, Fibrosen und Narbenschmerzen, die gerade nach einer »erfolgreichen« Therapie die Lebensqualität erheblich beeinträchtigen, können Folge der Tumortherapie sein, werden aber mit einem Verweis auf den Therapieerfolg häufig zu wenig beachtet. Auch wenn einige der therapieinduzierten Schmerzen erst Jahre nach einer Bestrahlung oder Operation auftreten können, muss, ehe die Diagnose eines durch die Therapie verursachten Schmerzes gestellt wird, eine besonders sorgfältige Diagnostik zum Ausschluss anderer Ursachen durchgeführt werden. Besonders die bei 5–20 % der PatientInnen auftretenden sog. tumorassoziierten Schmerzsyndrome wie Zosterneuralgien, paraneoplastische Neuropathien, Myalgien und Arthralgien, Pilz- und andere Infektionen, Dekubitus und Thrombosen erfordern neben einer effizienten systemischen Schmerztherapie häufig auch eine spezifische symptomatische Lokalbehandlung und differenzierte physikalische Therapie. Schließlich können auch PatientInnen mit einer Krebserkrankung zusätzlich unter tumorunabhängigen chronischen Schmerzen (3–10 %) leiden, z.B. unter Migräne, Spannungskopfschmerzen, chronischen Rückenschmerzen oder Arthrose, deren Therapie aus Angst vor einer durch die Schmerzmedikation verursachten Verschlimmerung des Tumorleidens nicht vernachlässigt werden sollte.

3.2.3 Prinzipien der Tumorschmerztherapie

Obwohl eine symptomatische Schmerztherapie mit Opiaten in der Regel die Grundlage der medikamentösen Maßnahmen bei Tumorschmerzen darstellt, sollten die Möglichkeiten einer sinnvollen kausalen chirurgischen, chemotherapeutischen oder nuklearmedizinischen Therapie (z.B. Bestrahlung oder Radionuklid-Therapie) nicht ausgeschlossen werden. Bei der Aufklärung sollte die Angst vor Sucht, Abhängigkeit, der Einschränkung kognitiver Funktion, Toleranzentwicklung, Atemdepression und durch Schmerzmittel befürchtete Organschäden angesprochen und mittels sorgfältiger Informationen über den Wirkmechanismus der zum Einsatz kommenden Medikamente sowie der zu erwartenden bzw. möglichen Nebenwirkungen entkräftet werden. Unter einer regelrecht durchgeführten Opiattherapie gibt es keine Sucht, und auch die häufig gefürchtete Toleranzentwicklung ist kein Grund, eine adäquate Schmerztherapie hinauszuzögern. Auch der Hinweis, dass gut eingesetzte Schmerzmittel Hilfsmittel sind, die keineswegs Hoffnungslosigkeit signalisieren, sondern den Umgang mit den Erschwernissen der Krankheit erleichtern und eine kreative, aktive und sinnvolle Lebensgestaltung ermöglichen sollen, ist oft hilfreich, um die Hemmschwelle vieler PatientInnen gegenüber dem indizierten Einsatz von Opiaten zu senken. Befindlichkeitsverbessernde Begleittherapien wie Entspannungsverfahren, Meditation, Krankengymnastik, Massagen, lokale Einreibungen, Wickel, Wärme und Kältetherapie sowie künstlerische und psychologische Therapien sollten frühzeitig angeboten bzw. empfohlen werden. Zu den Prinzipien der Tumorschmerztherapie gehören – gerade in der Einstellungsphase – die Zusicherung einer guten Erreichbarkeit bei evtl. auftretenden Problemen, häufige Patientenkontakte, eine sorgfältige Dokumentation z. B. mittels eines Schmerztagebuches und regelmäßige Kontrollen, sodass Nebenwirkungen gelindert werden können, ggf. eine Überprüfung der Schmerzursachen, der Einsatz von analgetisch ergänzend wirkenden Medikamenten bzw. auch eine Modifikation der Schmerztherapie erfolgen kann. Prinzipiell sollte eine analgetische Medikation so lange wie möglich oral und antizipatorisch mit einer der Wirkdauer der Medikamente angepassten Dosierung nach einem festen Zeitschema erfolgen. Nur bei akuten Schmerzen bzw. Durchbruchsschmerzen sollen rasch wirksame Medikamente i.v. oder s.c. eingesetzt werden. Eine sorgfältige individuelle Einstellung, bei der die Dosierung, die Art der Medikamente und deren Applikationsintervalle – mit festem Zeitschema unter Beachtung der substanzspezifischen Pharmakokinetik und -dynamik – dem Bedarf und der Verträglichkeit des Patienten angepasst werden, ist die Grundlage einer effektiven Linderung von Tumorschmerzen und häufig auch einer vertrauensvollen ÄrztIn-PatientIn-Angehörigen-Beziehung. Die in den letzten Jahren entwickelten lang wirkenden bzw. retardiert freisetzenden Opioide und Opiate erlauben in der Regel Applikationsintervalle zwischen acht und zwölf Stunden. Inzwischen stehen Präparate zur Verfügung, die retardiert transdermal freigesetzt werden und 72-stündliche Applikationen über ein Pflaster erlauben.

3.2.4 WHO-Stufenschema der Tumorschmerztherapie

Für Tumorschmerzen gelten immer noch die Kernregeln des WHO-Stufenschemas: by the mouth, by the clock, by the ladder, for the individual und attention to detail. Das bedeutet möglichst orale Einnahme der Medikamente nach festem Zeitschema zur Prophylaxe mit individuell angemessener und angepasster Dosierung. Trotz Leitlinien (S-3 Leitlinie Palliativmedizin 2015) und verschiedenen Empfehlungen (beispielsweise durch die Arzneimittelkommission der Deutschen Ärzteschaft 2007 und die EAPC 2012) wird die Behandlung von Schmerzspitzen und Durchbruchschmerzen durch eine entsprechende analgetische Notfallmedikation immer noch nicht ausreichend beachtet (Caraceni et al 2012. Die Basismedikation bei »leichten« Nozizeptorschmerzen erfolgt in der Regel mit Nicht-Opioid-Analgetika nach einem festen Zeitschema (4- bis 12-stündlich) entsprechend WHO *Stufe I*: Paracetamol, Ibuprofen ret., Flubiprofen, Diclofenac ret. und Metamizol. Neben der analgetischen Wirkung haben diese zumeist auch eine unterschiedlich stark ausgeprägte antipyretische Wirkung, die bei Ibuprofen und Flubiprofen am geringsten ausgeprägt ist. Nicht-Opioid-Analgetika hemmen sowohl peripher als auch zentral die Cyclooxygenasen und damit alle Prostaglandine. Wie alle Schmerzmedikamente wirken sie auch auf spinaler Ebene und im ZNS, vor allem jedoch durch Hemmung der Prostaglandinsynthese in der Peripherie, sodass diese Analgetika besonders bei Tumorschmerzen infrage kommen, bei denen eine entzündliche Begleitreaktion als Schmerzursache angenommen werden kann, wie etwa Tumore mit entzündlicher und ödematöser Komponente z. B. im HNO-Bereich, Weichteil- und Knochenmetastasen, kolikartige viszerale Schmerzen. Schnellwirksame Nicht-Opioide eignen sich zur Behandlung akuter Schmerzspitzen, sie haben allerdings meist nur eine kurze Wirkdauer (2 bis 4 Stunden). Zur Prophylaxe gastrointestinaler Beschwerden ist die Kombination mit H2-Antagonisten und/oder Prostaglandinanaloga sinnvoll. Neben den gastrointestinalen Nebenwirkungen liegt der Hauptnachteil der Nicht-Opioide in der Tatsache, dass zur effektiven Schmerzlinderung häufig hohe Dosierungen nötig sind und auch beim Überschreiten der Tageshöchstdosen keine Wirkungsverbesserung erzielt werden kann, sodass bei mit Nichtopioiden unzureichend gelinderten Schmerzen und Kontraindikationen gegenüber Nicht-Opioid-Analgetika frühzeitig schwache Opioide der WHO Stufe II bzw. starke Opioide der WHO Stufe III eingesetzt werden sollten. Besonders bei nozizeptiv bedingten Schmerzen sollten nach den Empfehlungen der WHO Opioide und Nicht-Opioide kombiniert werden.

Zu den niederpotenten oder schwachen *Opioiden der WHO Stufe II* zählen das Codein, Dihydrocodein, Dextropropoxyphen, Tilidin/Naloxon ret. sowie das Tramadol ret. Die Bezeichnung »schwach« orientiert sich an der Dosisäquivalenz zu Morphin. Die Wirkungscharakteristik aller Opioide wird durch ihre Aktivität an spezifischen Bindungsstellen im Nervensystem, den Opiatrezeptoren, bestimmt. Dabei werden pharmakologisch mindestens drei Rezeptor-Subtypen unterschieden. Für die Schmerztherapie sind bei der oralen und parenteralen Opiatgabe die Bindungsaffinität sowie die Auslösung einer sog. »intrinsischen« Aktivität an den Rezeptoren von Bedeutung. Die Veränderung der Rezeptoraktivität bestimmt wesentlich Intensität und Dauer der analgetischen Wirkung. Niederpotente Opioide haben nur eine mittelstarke intrinsische Aktivität. Ihr wesentlicher Vorteil gegenüber den Opiaten ist, dass sie nicht der BtM-Verschreibungsverordnung unterliegen, ihr Nebenwirkungsspektrum (initial: Übelkeit, Benommenheit, Mundtrockenheit, Schwindel, Erbrechen, langfristig: Obstipation) entspricht allerdings dem starker Opioide. Auch bei den schwachen Opioiden sollten Retardpräparate mit einer Wirkdauer von acht bis zwölf Stunden bevorzugt werden. Zur Minderung der bei den verschiedenen Präparaten individuell in sehr unterschiedlicher Intensität auftretenden Nebenwirkungen, sollte – zumindest anfangs – eine antiemetisch wirksame Begleitmedikation eingesetzt werden.

Bei allen PatientInnen mit Tumorschmerzen, die nicht mit Opioiden der Stufe II ausreichend medikamentös beherrscht werden können, kommen *Opiate der WHO*

Stufe III zum Einsatz. Auch eine Schmerzbehandlung mit Opiaten sollte in der Regel nicht als Monotherapie durchgeführt werden. Ziel der Medikation mit Opioiden ist die Schmerzprophylaxe mittels eines ausreichend hohen Plasmawirkspiegels. Die Wirkdauer der Opioide ist abhängig von der Kinetik und Affinität der Opioide am Rezeptor, wobei Agonisten, partielle Agonisten und Antagonisten unterschieden werden. Im Zusammenhang mit einer Opiattherapie müssen Begriffe wie psychische und physische Abhängigkeit sowie Toleranzentwicklung mit den PatientInnen und den Angehörigen ausführlich besprochen und evtl. bestehende Ängste gedämpft werden. Die Entwicklung einer psychischen Abhängigkeit, d. h. Sucht, ist bei Beachtung der Regeln einer schmerztherapeutischen Opiatmedikation nicht gegeben. Entzugssymptome bei Beendigung einer regelmäßigen Opiattherapie lassen sich in der Regel durch langsames Ausschleichen vermeiden und sind in der Regel klinisch nicht relevant. Dosissteigerungen bei einer Opiattherapie sind häufig durch Tumorprogress bedingt und sehr selten durch die Entwicklung einer Toleranz. Sinnvoll ist die Kombination einer Opiatmedikation mit Nicht-Opioid-Analgetika bei vorwiegend nozizeptiv bedingten bzw. die Ergänzung der Opiattherapie durch Ko-Analgetika bei mehr neuropathisch verursachten Schmerzen. Für die Opiate stehen verschiedene Applikationswege (oral, sublingual, rektal, subkutan, transdermal, intravenös, epidural und intrathekal) zur Verfügung. Nach Möglichkeit sollte zur Dauertherapie ein orales Retardpräparat (Morphin, Oxycodon, Hydromorphon oder Buprenorphin) mit einer Wirkdauer von 6–8–12 Stunden oder ein transdermal retardiert freisetzendes Präparat z. B. Fentanyl mit einer Wirkdauer von 48–72 Stunden verwendet werden. Lediglich zur schnellen *Dosisfindung* kann eine *Titration* mit kürzer wirkenden Präparaten (drei bis vier Stunden; z. B. orale Morphinlösung oder -tabletten, evtl. auch i.v. oder s.c. durch eine vom Patienten selbst zu steuernde PCA-Pumpe) erfolgen. Besonders bei PatientInnen mit eingeschränkter Leber- oder Nierenfunktion empfiehlt sich eine sorgfältige Dosistitration. Analgetisch wirksame Plasmaspiegel von Opioiden liegen bei Tumorpatienten in einem breiten Bereich. Die bei der Titration gefundene Tagesdosis wird dann in der *Stabilisationsphase* für die nach einem festen Zeitschema zu verabreichenden Retardpräparate übernommen. Retardpräparate eignen sich nicht für die Akutbehandlung von Schmerzen. Zur Behandlung von *Durchbruchsschmerzen* sollen deshalb rasch wirkende Opiate mit einer Dosis, die ca. 1/6 der durchschnittlichen Tagesdosis beträgt, eingesetzt werden. Da die für eine gute Analgesie erforderlichen Plasmaspiegel aufgrund individuell unterschiedlicher Opiatsensibilität, unterschiedlicher enteraler Resorptionsverhältnisse bzw. Metabolisierungs- und Eliminationsvorgänge sehr differieren können, gibt es bei guter analgetischer Wirksamkeit und sorgfältiger PatientInnkontrolle keine limitierenden Maximaldosen der Opiate bei TumorpatientInnen. Buprenorphin sollte als partieller Âμ-Agonist nicht mit anderen Opiaten kombiniert werden. Die Höhe einer Wirkdosis ist einzig von der analgetischen Effizienz und der Verträglichkeit abhängig. Dennoch sollte bei hohen Opiatdosen (Tagesdosis über ca. 2 g Morphinäquivalent) das pharmakologische Behandlungskonzept kritisch geprüft werden. Toxische Erscheinungen sind fast immer eine Folge der Missachtung pharmakokinetischer Regeln. Unter den Nebenwirkungen müssen meist vorübergehende *Früheffekte* (Übelkeit, Erbrechen, Mundtrockenheit, Schläfrigkeit,

Schwindel, Unsicherheit und gelegentlich Verwirrtheitssymptome – in der Regel nicht länger als eine Woche anhaltend) von während der gesamten Opiattherapie auftretenden *Begleiterscheinungen* (vor allem Obstipation) und dosisabhängigen *Intoleranzerscheinungen* (andauernde Sedierung, Halluzinationen, Verwirrtheit, schwere kognitive Beeinträchtigung, Schwitzen, Juckreiz, Harnverhalt) unterschieden werden. Während die Obstipation in der Regel von Anfang an und zumeist auch während der gesamten Dauer der Opiattherapie eine Behandlung mit Laxanzien erforderlich macht, kann bei andauernden, dosisabhängigen und durch Begleitmedikamente nicht beherrschbaren Nebenwirkungen ein Wechsel des Applikationsweges oder des Opiats in Erwägung gezogen werden, obwohl die genannten Nebenwirkungen bei allen Applikationsformen und Opiaten auftreten können. Beim Wechsel eines Opiats bzw. des Applikationsweges müssen die sich am Referenzopioid Morphin orientierenden Äquivalenzdosierungen beachtet werden. Eine sachgerechte Aufklärung vor allem über den vorübergehenden Charakter der Früheffekte, aber auch eine Beratung mit diätetischen Hinweisen und zu Fragen der Lebensführung sowie eine einfühlsame Begleittherapie mit Antiemetika und Laxanzien vermindert nicht nur die Hemmschwelle gegenüber einer Opiattherapie, sondern führt in der Regel auch zu einem selteneren Auftreten bzw. einer schwächeren Intensität der von vielen PatientInnen gefürchteten Nebenwirkungen.

3.3   Begleittherapie

Obwohl bei den meisten PatientInnen durch eine sorgfältig eingestellte Opiattherapie eine zufriedenstellende Schmerzlinderung erreicht werden kann, erfordern therapieresistente, peripher oder zentral bedingte neuropathische Schmerzsyndrome (z. B. durch tumorbedingte oder therapieinduzierte Nervenkompression oder spinale Metastasierung) den adjuvanten Einsatz spezieller *Ko-Analgetika,* z. B. niedrig dosierte trizyklischen Antidepressiva, Antikonvulsiva, GABA- und Alpha2-Agonisten, Kortikosteroide und Myotonolytika, von denen bekannt ist, dass sie durch die Aktivierung schmerzhemmender Impulse auf neuronaler Ebene vor allem neuropathische Schmerzen mindern können. Die Diagnose eines Schmerzes mit überwiegend neuropathischer Komponente sollte bei allen nicht ausreichend auf Opiate ansprechenden lanzinierenden, einschießend brennend beschriebenen und mit neurologischen Symptomen einhergehenden Schmerzzuständen erwogen werden, sodass rechtzeitig mit einer Ko-Medikation begonnen werden kann. Auch die vor allem bei tumorbedingten Knochenschmerzen eingesetzten, die Osteoklastenaktivität hemmenden Bisphosphonate zählen zu den analgetischen Ko-Analgetika.

Durch die konsequente Beachtung der WHO-Leitlinien kann eine effiziente, individuell angepasste Schmerzlinderung bei über 90 % der PatientInnen mit Tumorschmerzen erreicht werden, sodass nur noch in Ausnahmesituationen und bei ganz speziellen Indikationen differenzierte interventionelle Methoden (z. B. Alkoholneurolysen, neurochirurgisch-destruktive oder zentral bzw. spinal stimulierende Verfahren) angewendet werden. Bei unzureichender Wirkung der oralen oder transdermalen Opioidtherapie sollte an kontinuierliche subkutane, peridurale, intrathekale oder intravenöse Opioidinfusionen mittels Port- und Pumpsystemen bzw. anästhesiologische Verfahren gedacht werden. Zum Basiswissen aller ÄrztInnen, die TumorpatientInnen begleiten, sollten die Regeln zur Tumorschmerztherapie gehören, und sie sollten die Wirkungen und Nebenwirkungen einer überschaubaren Gruppe von Medikamenten kennen. Sollte bei keiner der PatientInnen befriedigende Schmerzlinderung erreicht werden, so sollten frühzeitig schmerztherapeutisch bzw. palliativmedizinisch erfahrene ÄrztInnen hinzugezogen werden.

Sicherlich gilt auch für PatientInnen mit Tumorschmerzen häufig, dass ihre Beschwerden mehr als auf die physische auch auf ihre psychosoziale Situation verweisen. Insofern muss der Behandlung schmerzverstärkender Begleitsymptome wie Schlaflosigkeit, Angst, Depression, Verzweiflung große Beachtung geschenkt werden. Ein wesentliches Anliegen einer umfassenden Begleitung krebskranker Menschen besteht in der Aktivierung eigener Energien, Abwehr- und Selbstregulierungskräfte. Dies sollte jedoch nicht zur Vernachlässigung oder Verharmlosung der Schmerztherapie führen. Sowohl in der Phase der Rehabilitation als auch in der Phase des Übergangs in die Irreversibilität einer Krebserkrankung darf die Lebensgestaltung und -auseinandersetzung nicht durch Schmerzen beeinträchtigt werden. Zwar kann auch eine effiziente Schmerztherapie die Auseinandersetzung mit existentiellen Fragen, Angst, Not und Leiden nicht ersetzen. Sie kann und sollte allerdings dazu beitragen, in der wohl wichtigsten Phase eines Lebens, nämlich der des Abschieds, Kraft, Hoffnung und Erkenntnis aber auch Lebenssinn und -qualität zu finden. Dieses für die Restzeit eines immer auch durch die Konfrontation mit Tod und Sterben gekennzeichneten Lebens bei KrebspatientInnen zu erreichen, ist das eigentliche Ziel der Schmerztherapie in der Onkologie.

Literatur

Bundesärztekammer (2004) Grundsätze der Bundesärztekammer zur ärztlichen Sterbebegleitung. Dtsch Arztebl 101:1075–1077.

Caraceni, A et al. (2012) Use of opioid analgesics in the treatment of cancer pain: evidence-based recommendations from the EAPC. Lancet Oncol 13(2): p. e58–68.

Charta zur Betreuung schwerstkranker und sterbender Menschen (2010) www.charta-zur-betreuung-sterbender.de

Deutsche Gesellschaft für Palliativmedizin (2008) Definitionen in der Palliativmedizin (http://www.dgpalliativmedizin.de/sn/DGP-Definitionen.pdf; Zugriff am 14.08.2008).

Doyle D, Hanks GWC, MacDonald N (Hrsg.) (1993) Oxford textbook of palliative medicine. New York, Oxford: University Press.

Fleßa S (2014) Letztverlässlichkeit als Ressource — Der Wert der Palliativmedizin für die Volkswirtschaft. Z Palliativmed 15:78-83

Gemeinsamer Bundesausschuss (G-BA) (2007) Richtlinie zur Verordnung von spezialisier-ter ambulanter Palliativversorgung (http://www.dgpalliativmedizin.de/; Zugriff am 20.12. 2007).

Hutton N (2005) Palliative care, time, and core values. Patient education and counseling 56 (3):255-6

Jaspers B, Schindler T (2005) Stand der Palliativmedizin und Hospizarbeit in Deutschland und im Vergleich zu ausgewählten Staaten. Gutachten im Auftrag der Bundstags-Enquete-Kommission »Ethik und Recht der modernen Medizin«. Berlin: Deutscher Bundestag.

Kuhlmey A, Schaeffer D (2008) Alter, Gesundheit und Krankheit: Handbuch Gesundheits-wissenschaften. Bern: Huber.

Leopoldina (2015) Palliativversorgung in Deutschland http://www.leopoldina.org/uploads/¬ tx_leopublication/2015_Palliativversorgung_LF_DE.pdf

Moreno JM et al. (2008) Palliative Care in the European Union. Stud requested by the European Parliament's Committee on the Environment, Public Health and Food Safety. (Ref. IP/A/ENVI/IC2007-123)

Mount BM (1997) The Royal Victoria Hospital Palliative Care Service. A Canadian expe-rience. In: Saunders C, Kastenbaum R (Eds.) Hospice care on the international scene. New York: Springer.

Müller-Busch HC (2006) Palliative Care in der Spezialversorgung. In: Knipping C (Hrsg.) Lehrbuch Palliative Care. Bern: Huber.

Müller-Busch HC (2004) Was bedeutet bio-psycho-sozial in Onkologie und Palliativmedizin. Behandlungsansätze in der anthroposophischen Medizin. Jahrbuch der Psychoonkologie der ÖGPO. Wien: ÖGPO.

Müller-Busch HC (2012) Abschied braucht Zeit. Palliativmedizin und Ethik des Sterbens. Berlin: Suhrkamp.

Müller-Busch HC, Aulbert E (2006) Ethische Fragen in der Palliativmedizin. In: Aulbert E et al. (Hrsg.) Lehrbuch der Palliativmedizin. Stuttgart: Schattauer.

S3-Leitlinie Palliativmedizin für Patienten mit einer nicht heilbaren Krebserkrankung www.¬ leitlinienprogramm-onkologie.de

Sabatowski R et al. (2009) Wegweiser Hospiz und Palliativmedizin Deutschland 2008/2009« Wuppertal: Hospiz Verlag.

Schindler T (2007) Allgemeine und spezialisierte Palliativversorgung – aktuelle Entwicklun-gen. Forum DKG 3:5–10.

Statistisches Bundesamt (2006) Bericht »Bevölkerung Deutschlands bis 2050– 11. koordi-nierte Bevölkerungsvorausberechnung«. Wiesbaden: Statistisches Bundesamt.

WHO (2008) Definition of Palliative Care (http://www.who.int/cancer/palliative/definition/¬ en; Zugriff am 14.08.2008).

Wright AA, Zhang B, Ray A, Mack JW, Trice E, Balboni T, Mitchell SL, Jackson VA, Block SD, Maciejewski PK, Prigerson HG (2008) Associations Between End-of-Life Discussions, Patient Mental Health, Medical Care Near Death, and Caregiver Bereavement Adjust-ment. JAMA 300:1665–1673.

III   Ressourcenorientierte Konzepte für die Psychoonkologie

4   Psycho-somatik und Somato-psychik – Die untrennbare Einheit von Körper und Gehirn

Gerald Hüther

Jede Erkrankung ist Ausdruck einer Überforderung der im Organismus angelegten Fähigkeiten, eine aufgetretene Störung seines inneren Gleichgewichts durch geeignete Reaktionen auszugleichen. Meist kommt es unter solchen Bedingungen zur Aktivierung von Notfallreaktionen, die, wenn sie nicht durch langfristig tragfähige Lösungen ersetzt werden, zu maladaptiven, zunächst funktionellen und nachfolgend auch strukturellen Veränderungen führen. Vor allem Letztere sind später nur schwer wieder auflösbar. Sie werden zum Ausgangspunkt sekundärer Anpassungsprozesse, die ihrerseits stabilisierend auf die primäre maladaptive Veränderung wirken. Der so erreichte Zustand zeichnet sich durch eine eingeschränkte Reagibilität und Flexibilität der inneren Organisation des betreffenden Organismus aus und wird als chronische Erkrankung bezeichnet. Im Gegensatz zu einer akuten Erkrankung kommen die Selbstheilungskräfte – Reaktionen des Organismus zur Wiederherstellung seiner inneren Balance – hier nur noch in eingeschränktem Umfang zur Wirkung. Auch sie sind in ihrer Fähigkeit, die primäre Störung zu erkennen und sie mit geeigneten Mitteln zu beheben an die durch diese Störung ausgelösten Veränderungen angepasst. Die Störung wird entweder nicht mehr erkannt oder es wird nicht mehr adäquat darauf reagiert.

Medizinische Interventionen können dazu beitragen, die funktionellen oder strukturellen Veränderungen zu korrigieren – und setzen damit einen Impuls für heilsame Regenerations- und Reorganisationsprozesse. Sie können auch dazu beitragen, das Ausmaß und die Intensität maladaptiver Reaktionen auf eine primäre Störung der inneren Organisation des Organismus einzudämmen. Wie gut und wie schnell eine Person nach einer derartigen Störung wieder in der Lage ist zu gesunden, hängt aber ganz entscheidend davon ab, ob und wie effektiv es ihr gelingt, ihre eigenen Selbstheilungskräfte zu reaktivieren. Niemand kann einen anderen Menschen gesund machen. Jede Heilung ist daher immer und grundsätzlich Selbstheilung. Die ärztliche Kunst besteht darin, diesen Prozess der Selbstheilung zu unterstützen. Auf körperlicher Ebene ebenso wie auf psychischer Ebene. Denn beide sind untrennbar miteinander verbunden.

4.1 Die wechselseitige Abhängigkeit körperlicher und psychischer Prozesse

Dass körperliche Veränderungen zentralnervöse Auswirkungen haben und deshalb auch zu psychischen Veränderungen führen können, ist banal und gehört zur Alltagserfahrung eines jeden Menschen. Weshalb uns dieser Zusammenhang normalerweise immer nur dann bewusst wird, wenn es zu spürbaren Störungen körperlicher Prozesse kommt, leitet sich zwangsläufig aus der Funktionsweise zentralnervöser Verarbeitungsmechanismen ab: Damit ein Aktionspotential in peripheren Nervenzellen aufgebaut und als Impuls zum Gehirn weitergeleitet werden kann, muss es zu einer hinreichend starken Verschiebung des bisherigen Zustandes (des intra- und extrazellulären Ionengleichgewichts) an der Außenmembran dieser Nervenzellen kommen. Wenn die Erregung das Hirn erreicht, kommt es zur Aktivierung bestimmter neuronaler Netzwerke und damit zum Aufbau eines charakteristischen reaktions- oder handlungsleitenden Erregungsmusters. Wird die sich ausbreitende Erregung so intensiv, dass sie auch subkortikale, limbische und hypothalamische Hirnbereiche erfasst, so kommt es zur Aktivierung sog. Notfallreaktionen (Erstarrung, Flucht etc.). Hierzu zählen auch die neuroendokrinen Stressreaktionen (Übersicht Hüther 1996, 1997).

Eine länger andauernde Störung körperlicher Prozesse führt zur Anpassung zentralnervöser Verarbeitungsmechanismen. Dies ist nicht ganz so banal und auch nicht immer offensichtlich. Es kommt dann zu neuroplastischen Umformungs- und Reorganisationsprozessen all jener neuronalen Netzwerke und synaptischen Verschaltungsmuster, die von der körperlichen Störung direkt oder indirekt betroffen sind. Besonders gut untersucht sind solche Reorganisationsprozesse im sensomotorischen Kortex nach Extremitätenamputationen. Aber auch alle akuten Veränderungen der Anflutung unterschiedlichster chemischer Stoffe beeinflussen die Funktion des Gehirns als Gesamtes oder der einzelnen Hirnbereiche auf mehr oder weniger spezifische Weise. Dazu zählen Nährstoffe und Metaboliten, Sauerstoff und Spurenelemente, die durch Funktionsstörungen peripherer Organe (Darm, Leber, Nieren, Pankreas, Lunge) bedingt sind oder hormonelle, durch veränderte Drüsenfunktionen hervorgerufene Inbalancen. Auch diese körperlichen Veränderungen führen zu entsprechenden Anpassungen der davon betroffenen neuronalen Regelkreise und synaptischen Verbindungen, wenn sie über längere Zeit fortbestehen. Wie dramatisch diese Auswirkungen werden können, machen die z. T. massiven Hirnentwicklungsstörungen bei Kindern mit angeborenen oder erworbenen Stoffwechselstörungen deutlich (z. B. unbehandelte Phenylketonurie).

Die Liste der Einflussmöglichkeiten körperlicher Veränderungen auf zentralnervöse Leistungen ist in den letzten Jahren immer länger und umfassender geworden. Relativ neu ist beispielsweise die Erkenntnis, dass es bei immunologischen Reaktionen zur Bildung einer ganzen Reihe von Signalstoffen kommt, die ihrerseits im ZNS exprimierte Rezeptoren aktivieren und auf diese Weise bestimmte zentralnervöse Leistungen modulieren können. Erst in den letzten Jahren wurde bekannt, dass wichtige, im Hirn gebildete und als Modulatoren freigesetzte Peptidhormone auch im Darm und von anderen inneren Organen produziert werden. Diese gelangen als humorale Signalstoffe zum Hirn, wo sie die Aktivität spezifischer neuronaler Netzwerke und damit psychische Zustände beeinflussen können. Es ist davon auszugehen, dass in Zukunft noch eine ganze Reihe derartiger neuroaktiver Signalstoffe entdeckt werden, die aus dem Körper stammen und als Folge der veränderten Funktion einzelner Organe und Organsysteme vermehrt oder vermindert gebildet werden. Es ist auch absehbar, dass künftig noch viel besser und genauer beschreibbar wird, wie bestimmte körperliche Veränderungen über sensorische Afferenzen in ganz bestimmte Hirnbereiche weitergeleitet und miteinander verknüpft werden, wie es zur Entstehung spezifischer Erregungsmuster in einzelnen Neuronenverbänden kommt, und wie dadurch psychische Prozesse beeinflusst werden. All dies neu hinzukommende Wissen wird dazu beitragen, dass sich noch detaillierter beschreiben lässt, welche psychischen Auswirkungen bestimmte körperliche Veränderungen haben.

Das Gleiche gilt auch umgekehrt für die Folgen und Auswirkungen psychischer Veränderungen auf den Körper. Dass Stimmungen, Intentionen, psychoaffektive Zustände oder emotionale Reaktionen körperliche Prozesse beeinflussen, ist eine banale und tagtägliche, am eigenen Leib spürbare Erkenntnis. Auch hier gilt die Regel, dass diese Auswirkungen immer dann besonders deutlich – und meist auch erst dann bewusst – werden, wenn es zu einer massiven Störung des seelischen Gleichgewichts, d. h. zu einer Aktivierung der sog. emotionalen Zentren des limbischen Systems im Gehirn kommt. Dies ist immer dann der Fall, wenn eine Wahrnehmung gemacht wird, die nicht zu dem passt, was die Person in dieser Situation erwartet. Wird die betreffende Wahrnehmung beim Vergleich mit den bisherigen Erfahrungen als bedrohlich bewertet, so kommt es zur Aktivierung einer ganzen Kaskade von Notfall-Reaktionen, deren körperliche Auswirkungen allzu offensichtlich sind. Fällt die Bewertung dieser Wahrnehmung (oder einer eigenen Leistung) deutlich besser aus als die aufgrund eigener Vorerfahrungen abgeleitete Erwartung, so kommt es zur Aktivierung insbesondere solcher Bereiche des limbischen Systems, die zur Stimulation des ventralen Tegmentum und des dort lokalisierten dopaminergen (Belohnungs-)Systems (Nucleus accumbens) führen.

Jede Aktivierung emotionaler Bereiche des Gehirns hat spürbare körperliche Auswirkungen. Im Fall der Tränendrüsen führt die subjektive Bewertung eines Ereignisses zum gleichen Effekt, und zwar unabhängig davon, ob ein bestimmtes Erlebnis als bedrohlich für die eigene Stabilität (Verlust) oder als unerwartet positiv (Zuwachs an eigener Stabilität) eingeschätzt wird: Tränen fließen entweder aus Trauer und Verzweiflung oder aber vor Freude und Rührung. Andere körperliche Reaktionen, wie etwa die Veränderung des Muskeltonus, fallen eindeutiger aus: Es kommt zur Anspannung, bis hin zur Verspannung, bei Bedrohung und Angst und zur Entspannung und Lockerung bei Zufriedenheit und Wohlgefühl. Alle großen peripheren, integrativen Regelsysteme, i. e. das autonome Nervensystem, das kardiovaskuläre System, das Immunsystem und das endokrine System, werden von neuronalen Regelkreisen im Hirnstamm bzw. im Hypothalamus gesteuert und sind in ihrer Aktivität durch Afferenzen des limbischen Systems leicht beeinflussbar. Deshalb führt die mit jeder subjektiven, positiven oder negativen Bewertung einhergehende Aktivierung des limbischen Systems zu sehr komplexen körperlichen

Reaktionen. Das dopaminerge Belohnungssystem ist nur kurzzeitig aktivierbar. Die vermehrte

Dopaminfreisetzung hat aber eine stabilisierende, bahnende Wirkung auf all jene neuronalen (kognitiven und affektiven) Verschaltungsmuster in den Projektionsgebieten dopaminerger Afferenzen (neurotrophe Wirkung), die zur erfolgreichen Lösung eines Problems aktiviert werden. Bei Ereignissen, die subjektiv als bedrohlich bewerteten werden, wird das HPA-System aktiviert. Dauert diese subjektiv empfundene Bedrohung über längere Zeiträume an, bleibt das System dementsprechend aktiviert. Unter diesen Bedingungen kommt es zu langfristigen adaptiven Veränderungen in all jenen Organen und Organsystemen (adrenale Hyperplasie, Osteoporose), deren Funktion durch Glukokortikoide moduliert wird.

Das Gleiche gilt auch für die fortgesetzte Aktivierung archaischer Notfallreaktionen (Furcht, Erstarrung, Angriff) und die damit einhergehenden Veränderungen von Körperhaltung und Muskeltonus (chronische Verspannungen).

Häufige psychische Belastungen sind mit einer wiederholten Aktivierung des SAM-Systems verbunden. Die damit einhergehende übermäßig häufige Ausschüttung von Katecholaminen führt zu langfristigen Veränderungen der Funktion und Struktur einzelner Organe (chronisch entzündliche Erkrankungen). All diese Beispiele machen deutlich, wie stark psychische, insbesondere negative emotionale Bewertungen und die dadurch in Gang gesetzten Reaktionen in der Lage sind, körperliche Prozesse, die Aktivität, die Funktion und letztlich auch die Struktur einzelner Organe und Organsysteme nicht nur akut, sondern auch langfristig zu verändern. Auch das ist im Grund eine banale Erkenntnis. Interessanter ist es, die Mechanismen dieser gegenseitigen Beeinflussung etwas genauer zu betrachten.

4.2 Somato-Psychik: Von der Körpererfahrung zum Selbstbild

In den älteren, bereits vor der Geburt weitgehend ausgereiften Bereichen des Gehirns (Hirnstamm und Hypothalamus) sind neuronale Netzwerke zur Kontrolle und zur Aufrechterhaltung des inneren Körpermilieus lokalisiert. Über diese Regelkreise erhält das Gehirn einen nie versiegenden Informationsfluss über alle im Körper ablaufenden Prozesse. Das Ergebnis aus diesem noch völlig unbewussten Informationsfluss lässt sich als »Protoselbst« bezeichnen: »Das Protoselbst besteht aus einer zusammenhängenden Sammlung von neuronalen Mustern, die den physischen Zustand des Organismus in seinen vielen Dimensionen fortlaufend abbilden« (Damasio 2001). Aus diesem Protoselbst entsteht das, was Damasio das gefühlte Kernselbst nennt. Es entwickelt sich, indem auf den später entstehenden übergeordneten Ebenen des Gehirns (limbisches System, assoziative Bereiche des Kortex) Erregungsmuster erzeugt werden, die ihrerseits wieder repräsentieren, wie der eigene Körper davon beeinflusst wird, dass er mit einer bestimmten Antwort auf eine Veränderung der äußeren Welt reagiert. Dieses Kernselbst ist noch nicht an

Sprache gekoppelt. Es wird als Körpergefühl repräsentiert, und zwar auch dann, wenn eine Reaktion des Körpers nicht durch einen äußeren Reiz, sondern nur durch eine Erinnerung an eine solche Reizantwort ausgelöst wird. Mit »Kernselbst« ist in etwa das gemeint, was auch Daniel Stern als Kern-Selbst bezeichnet, also jene Stufe der Selbstentwicklung, die etwa ab der 8. Lebenswoche einsetzt, noch bevor sich mit etwa acht Monaten das »intersubjektive Selbst« herausbildet. Vereinfacht lassen sich Protoselbst und Kernselbst in dem Begriff »Körper-Selbst« zusammenfassen. Dieses Körperselbst bildet die Grundlage für die weitere Konstruktion des »Ichs«. Es ist bereits bewusstseinsfähig und bildet die unterste Ebene für die Verankerung selbst gemachter Erfahrungen und dient als inneres Referenzsystem für die Bewertung von eigenen Erfahrungen (somatische Marker). Diese somatischen Marker signalisieren, ob angesichts einer bestimmten Situation oder einer bestimmten Wahrnehmung, auch einer bloßen Vorstellung, entweder eine Störung oder aber eine Stabilisierung der inneren Organisation des Organismus zu erwarten ist (Signale für Vermeidungs- oder Annäherungsverhalten). Dieses Körper-Selbst hat immer eine individuelle Geschichte und wird in hohem Maß durch Erfahrungen geformt, die von der regulierenden Aktivität der Mutter bestimmt, gelenkt und ermöglicht werden (Bohleber 1997). Diese aus Interaktionserfahrungen mit der Mutter herausgebildeten Repräsentanzen hat Stern (1992) »Representations of Interactions that have been Generalized (RIG's)« genannt. Sie sind unbewusst entstanden und vorsprachlich, d. h. auf der Körperebene als emotionale Reaktionsmuster verankert. Erst im Verlauf der weiteren Entwicklung des assoziativen Kortex, der Herausbildung kognitiver und selbstreflektiver Fähigkeiten, kann sich darauf aufbauend auch das entwickeln, was wir als ein zunehmend differenzierter werdendes Selbstbild und in seiner bewusst reflektierten Form als Ich-Bewusstsein bezeichnen.

Für die Herausbildung der Vorstellung dessen, was man selbst ist, spielt mit der einsetzenden Sprachentwicklung die Bewertung des eigenen Denkens, Fühlens und Handelns durch andere wichtige Bezugspersonen eine zunehmend stärker werdende Rolle. Die das Selbstbild eines Menschen prägenden inneren Repräsentanzen werden auf diese Weise ganz wesentlich durch erfahrene und verinnerlichte Zuschreibungen und Bewertungen anderer Menschen herausgeformt (Fuhrer et al. 2000). Aus diesem Grund enthält das Selbstbild oft Komponenten, die nicht mit dem ursprünglichen, durch eigene Körpererfahrungen entstandenen Körperselbst übereinstimmen, sondern dieses sogar partiell überlagern, überformen und unterdrücken können. Die Verbindung, und damit auch der Zugang zum eigenen Körper, ist dann mehr oder weniger stark blockiert.

4.3 Psycho-Somatik: Vom Gehirn zum Körper

Die zentralnervösen integrativen Regulationsprozesse sind in den älteren, tiefer liegenden Bereichen des Gehirns, insbesondere im Hirnstamm lokalisiert. Diese dort schon während der pränatalen Phase der Hirnentwicklung herausgeformten neuronalen Netzwerke und Regelkreise sind in ihrer Funktionsweise jedoch sehr leicht störbar durch übergeordnete, limbische, kortikale und insbesondere präfrontale Einflüsse.

Aus diesem Grund ist es nur möglich, die Selbstheilungskräfte von PatientInnen wieder zu reaktivieren, wenn es gelingt, die im Verlauf einer Erkrankung entwickelten Vorstellungen, Gefühle und Haltungen so zu verändern, dass die durch diese Gedanken und Vorstellungen, die Gefühle und die Haltungen der Erkrankten erzeugten Störungen der tieferliegenden, für die integrative körperliche Regulation verantwortlichen neuronalen Netzwerke aufgelöst oder zumindest in ihrer Wirkung abgeschwächt werden.

Angst ist das mit Abstand stärkste Gefühl, das über die Aktivierung neuronaler Netzwerke des limbischen Systems, speziell der Amygdala, die im Hirnstamm angelegten Regelsysteme für die integrative Steuerung körperlicher Reaktionen und damit die Selbstheilungskräfte des Organismus zu stören vermag. Ob und in welchem Ausmaß PatientInnen auf die wahrgenommenen Veränderungen ihres inneren Gleichgewichtes, also auf bestimmte Symptome einer Erkrankung mit Angst reagieren, hängt davon ab, wie sie diese Wahrnehmungen bewerteten. Diese Bewertungen erfolgen immer subjektiv auf der Grundlage der von den PatientInnen bisher gemachten Erfahrungen. Verankert sind diese Erfahrungen in Form gebahnter synaptischer Verschaltungsmuster im präfrontalen Kortex. Erfahrungen zeichnen sich gegenüber erlernten Wissensinhalten dadurch aus, dass sie »unter die Haut« gehen, also mit den in der betreffenden Situation gleichzeitig aktivierten Netzwerken für emotionale Reaktionen und die Regulation körperlicher Prozesse verkoppelt werden. Erfahrungen sind deshalb in Form miteinander verknüpfter kognitiver, emotionaler und körperlicher neuronaler Netzwerke und Regelkreise im Gehirn verankert. Sie werden aus diesem Grund immer gleichzeitig als eine bestimmte Erinnerung oder Vorstellung erlebt, die mit einem bestimmten Gefühl und einer bestimmten Körperreaktion (somatische Marker) verbunden ist. Als Integral oder Summe der bisher von einer Person gemachten Erfahrungen lässt sich das beschreiben, was im allgemeinen Sprachgebrauch als innere Haltung oder innere Einstellung umschrieben wird. Es handelt sich hierbei um ebenfalls im präfrontalen Kortex verankerte Metarepräsentanzen von subjektiv gemachten Erfahrungen. Diese Einstellungen und Haltungen sind entscheidend für die subjektive Bewertung eines Ereignisses, im Fall einer Erkrankung also einer wahrgenommenen Veränderung auf körperlicher Ebene. Und diese subjektive Bewertung ist ausschlaggebend dafür, ob eine Angst- und Stressreaktion ausgelöst wird oder nicht, ob die PatientIn die Symptome wahrnimmt oder unterdrückt, einen Arzt aufsucht oder nicht, eine bestimmte Behandlung annimmt oder ablehnt, und nicht zuletzt, an die Gesundung glaubt und sich darum bemüht oder die Erkrankung passiv erduldet oder gar aktiv aufrechterhält.

Diese im präfrontalen Kortex eines Menschen verankerten Haltungen sind schwer veränderbar. Weil sie an Gefühle und körperliche Reaktionen gekoppelt sind, bleiben rein kognitive Interventionen (Aufklärung, Belehrung, Beschreibungen etc.) meist ohne nachhaltige Wirkung, wenn die emotionalen Anteile nicht ebenfalls gleichzeitig aktiviert werden. Gleichermaßen bleiben emotionale Interventionen (Zuwendung, Mitgefühl, Fürsorge) meist ebenso wirkungslos, solange die kognitiven Anteile dabei nicht ebenfalls miterregt werden. Eine nachhaltig wirksame Veränderung einmal entstandener Haltungen lässt sich daher nur herbeiführen, wenn es gelingt, die PatientInnen einzuladen, eine neue, andere Erfahrung zu machen. Ob eine ÄrztIn in der Lage ist, eine PatientIn einzuladen und zu ermutigen, solch eine neue Erfahrung machen zu wollen, hängt von der Haltung und Einstellung der betreffenden ÄrztIn ab. Sie entscheidet über die Art der therapeutischen Beziehung, die sich zwischen ÄrztIn und PatientIn herausbildet, und diese therapeutische Beziehung ist ausschlaggebend dafür, ob die von der ÄrztIn eingeleiteten therapeutischen Interventionen dazu führen, die Selbstheilungskräfte der PatientIn zu reaktivieren oder nicht.

Das Denken wird in unserem Kulturkreis noch immer als die wichtigste Funktion des menschlichen Gehirns betrachtet. Descartes' »cogito, ergo sum«, »ich denke, also bin ich«, ist Ausdruck und Ausgangspunkt dieser Vorstellung. Interessanterweise wird diese Überzeugung in den letzten Jahren durch neuere Erkenntnisse der Hirnforschung immer stärker infrage gestellt.

Wie die Neurobiologen inzwischen zeigen konnten, strukturiert sich unser Gehirn primär anhand der während der frühen Phasen der Hirnentwicklung aus dem eigenen Körper zum Gehirn weitergeleiteten Signalmuster. Es sind also eigene Körpererfahrungen, die die Organisation synaptischer Verschaltungsmuster in den älteren, tiefer liegenden Bereichen des Gehirns lenken. Und die primäre Aufgabe dieser bereits vor der Geburt und während der frühen Kindheit herausgeformten neuronalen Netzwerke in den älteren Bereichen des Gehirns ist die Integration, Koordination und Harmonisierung der im Körper ablaufenden Prozesse, die Lenkung und Steuerung motorischer Leistungen beim Sich-Bewegen, beim Singen, Tanzen, und später auch bei Sprechen. Erst danach werden auf der Grundlage dieses Fundaments die in der Beziehung des Kindes zur Außenwelt, insbesondere zu seinen Bezugspersonen gemachten Beziehungserfahrungen zur wichtigsten strukturierenden Kraft für die sich in den jüngeren, später herausformenden neuronalen Verschaltungsmuster, vor allem des Kortex. Jetzt erst wird die Gestaltung von Beziehungen zur äußeren Welt – und hier in erster Linie zu den primären Bezugspersonen – zur wichtigsten Aufgabe des sich entwickelnden Gehirns.

Das Denken spielt während dieser frühen Phasen der Hirnentwicklung noch keine Rolle, das Gehirn wird noch ausschließlich durch eigene Erfahrungen strukturiert, die am eigenen Körper und in der unmittelbaren Beziehung zu den Objekten und Personen in der Außenwelt gemacht werden. Erst mit dem Spracherwerb und der sich parallel dazu herausbildenden Fähigkeit zum symbolischen Denken gewinnen nun auch die eigenen, selbst entwickelten Gedanken, Vorstellungen und Überzeugungen eine zunehmend stärker werdende strukturierende Kraft für die weitere Ausreifung neuronaler Verschaltungsmuster in den sich am langsamsten entwickelnden und komplexesten Bereichen des Kortex, vor allem des präfrontalen Kortex, dem Frontallappen des Großhirns. Aber auch diese eigenen Gedanken, Vorstellungen und Überzeugungen sind kein Selbstzweck, sondern dienen einer nun für den Rest des Lebens fortwährend und immer wieder neu zu bewältigenden Aufgabe: der Stabilisierung all dessen, was die betreffende Person als ihr zugehörig betrachtet, was in ihren Augen und aufgrund der bisher gemachten Erfahrungen für die Aufrechterhaltung ihrer Identität als wichtig, brauchbar und nützlich betrachtet wird.

Und jetzt erst wird deutlich, was Descartes' Erkenntnis »ich denke, also bin ich« wirklich bedeutet: Wenn ich aufhöre zu denken, löst sich automatisch all das auf, was ich bisher vermittels meiner Denkanstrengungen zur Stabilisierung meiner eigenen Identität unternommen habe.

Die allein durch das Denken aufrechterhaltene Vorstellung vom eigenen »Ich« verschwindet. Was übrig bleibt, sind all jene Anteile der eigenen Identität, die nicht durch das eigene Denken aufrechterhalten werden, sondern durch die im Verlauf der bisherigen Entwicklung mit dem eigenen Körper und in der unmittelbaren Beziehung zu anderen Menschen und der äußeren Welt gemachten Erfahrungen. Es ist ein befreiendes Gefühl zu spüren, wie es ist, wenn es einem gelingt, sich bzw. sein authentisches Selbst durch das Loslassen der ich-bezogenen Gedanken und Vorstellungen wiederzufinden.

Nur wenige Menschen in unserem Kulturkreis kennen dieses Gefühl. Die meisten haben Angst davor, sich in diesem Prozess des Loslassens zu verlieren.

4.4 Reaktivierung von Selbstheilungskräften

Jeder Mensch verfügt über ein breites Spektrum an Mechanismen, Reaktionen und Verhaltensweisen, die auf unterschiedlichen Ebenen angreifen und in jeweils spezifischer Weise dazu beitragen, Störungen des inneren Gleichgewichts auszugleichen.

Ohne diese Selbstheilungskräfte wäre keine Wundheilung, keine Überwindung einer Infektion, keine Rekonstitution nach einer Operation – im weitesten Sinne also keine Genesung von einer Erkrankung möglich. Diese in jeder PatientIn angelegten Selbstheilungskräfte können, wie im vorangegangenen Abschnitt beschrieben, durch bestimmte Gedanken und Vorstellungen der PatientIn, durch lebensgeschichtliche Erfahrungen und die daraus entstandenen Haltungen und inneren Einstellungen sowie die davon abgeleiteten subjektiven Bewertungen unterdrückt und an ihrer Entfaltung gehindert werden. Medizinische Interventionen müssen daher, wenn sie nachhaltig wirksam sein sollen, darauf abzielen und sich daran messen lassen, ob und wie effektiv sie dazu beitragen, die Selbstheilungskräfte der PatientIn zu unterstützen bzw. zu reaktivieren.

Aus neurobiologischer Sicht geht es dabei in erster Linie darum, im präfrontalen Kortex verankerte, die Selbstheilungskräfte des Organismus unterdrückende, maladaptive Vorstellungen, Einstellungen und Haltungen zu verändern. Die diesen Vorstellungen, Einstellungen und Haltungen zugrundeliegenden neuronalen Netzwerke und synaptischen Verschaltungsmuster im präfrontalen Kortex sind lebensgeschichtlich später herausgebildet worden als die für die Regulation der körperlichen

Prozesse verantwortlichen Netzwerke und Verschaltungen der tiefer liegenden, älteren Bereiche des Gehirns. Aus diesem Grund ist die Reaktivierung bisher unterdrückter Selbstheilungskräfte bei einer PatientIn nur dann möglich, wenn es ihr gelingt, etwas wiederzufinden, was sie verloren hat, oder wieder an etwas anzuknüpfen, was unterbrochen oder getrennt war. Konkret heißt das, der PatientIn muss Gelegenheit geboten werden, Erfahrungen zu machen, die ihr Kohärenzgefühl wieder stärken. Mit anderen Worten: Die im Lauf ihres bisherigen Lebens gemachten Erfahrungen von Unverbundenheit, von Unvereinbarkeit, Unverständnis und Hilflosigkeit müssen durch solche Erfahrungen überlagert werden, die an ursprüngliche, zumindest während der frühen Kindheit, vorgeburtlich oder postnatal gemachte Erfahrungen von Kohärenz, Verbundenheit und eigener Gestaltungsfähigkeit anknüpfen.

Dabei wird individuell anhand der lebensgeschichtlichen Erfahrungen und der daraus bei einer PatientIn herausgeformten Haltungen abzuleiten und zu entscheiden sein, wie und für welche therapeutischen Hilfestellungen sie sich am besten einladen, ermutigen und inspirieren lässt. Zum Spektrum der therapeutischen Verfahren, die sich hierfür eignen und deren Effizienz inzwischen auch durch entsprechende Untersuchungen nachgewiesen ist, zählen unterschiedliche Relaxationstechniken (Benson 1976; Dusek et al. 2006), Verfahren zur Stärkung der Selbstregulation (Kabat-Zinn et al. 1986; Miller & Rollnick 2002), meditative Techniken (Kabat-Zinn et al. 1992; Davidson 2003) oder verschiedene Verfahren zur Veränderung von Haltungen und Einstellungen aus dem Bereich des Lifestyle-Change-Management (Ornish et al. 1998; Michalsen et al. 2005).

Nicht ohne Grund steht das Problem der Unterdrückung bzw. Reaktivierung der Selbstheilungskräfte bisher nicht im Zentrum der medizinischen Ausbildung und der medizinisch-therapeutischen Praxis. Innerhalb des gegenwärtigen medizinischen Versorgungssystems der westlichen Industriestaaten stößt dieser Ansatz auf erhebliche Umsetzungsprobleme.

Um die Selbstheilungskräfte einer PatientIn zu reaktivieren, bedarf es einer eingehenden Kenntnis der Lebensgeschichte. Die behandelnde ÄrztIn braucht ausreichend Zeit, um herauszufinden, welche Erfahrungen die jeweilige PatientIn gemacht hat und welche Vorstellungen und Überzeugungen, welche Haltungen und inneren Einstellungen aufgrund dieser Erfahrungen entstanden sind. Dazu bedarf es einer persönlichen Beziehung, die von gegenseitigem Vertrauen geprägt ist. Um eine solche Beziehung aufzubauen, müsste die ÄrztIn ihrer PatientIn in einer offenen, nicht durch diagnostische Befunde oder materielle Interessen geprägten, wertschätzenden und zugewandten Haltung begegnen. Nur so kann es ihr gelingen, ihre PatientIn einzuladen und zu ermutigen, eine neue Erfahrung machen zu wollen. Aufseiten der PatientIn müssten gegenwärtig noch weitverbreitete falsche Erwartungshaltungen ebenso wie negative Vorurteile abgebaut werden. Und aufseiten der ÄrztInnen wären fragwürdige Selbstbilder, vorschnelle Urteile und Bewertungen sowie ein Mangel an Einfühlungsvermögen in die Situation der PatientIn zu überwinden.

Literatur

Benson H (1976) The relaxation response. New York: Avon Books.

Bohleber W (1997) Zur Bedeutung der neueren Säuglingsforschung für die psychoanalytische Theorie der Identität. In: Keupp H, Höfer R (Hrsg.) Identitätsarbeit heute. Klassische und aktuelle Perspektiven der Identitätsforschung. Frankfurt/M.: Suhrkamp. S. 93–119.

Damasio A (2001) Ich fühle, also bin ich. Die Entschlüsselung des Bewusstseins. München: List.

Davidson RJ, Jon Kabat-Zinn J, Schumacher J, Rosenkranz M, Muller D, Santorelli SF, Urbanowski F, Harrington A, Bonus K, Sheridan JF (2003) Alterations in Brain and Immune Function Produced by Mindfulness Meditation. Psychosomatic Med 65:564–570.

Dusek JA, Chang BH, Zaki J, Lazar SW, Deykin A, Stefano GB (2005). Association between oxygen consumption and nitric oxide production during the relaxation response. Medical Science Monitor 12:1–10.

Fuhrer U, Marx A, Holländer A, Möbes J (2000) Selbstentwicklung in Kindheit und Jugend. In: Greve W (Hrsg.) Psychologie des Selbst. Weinheim: Beltz. S. 39–57.

Hüther G (1996) The central adaptation syndrome. Progress in Neurobiology 48: 569–612.

Hüther G (1997) Biologie der Angst. Göttingen: Vandenhoeck & Ruprecht.

Kabat-Zinn J, Lipworth L, Burney R, Sellers W (1986) Four year Follow-up of a Meditation-Based Program for the Self-Regulation of Chronic Pain: Treatment Outcomes and Compliance. Clinical Journal of Pain 2:159–173.

Kabat-Zinn J, Massion AO, Kristeller J, Peterson LG, Fletcher K, Pbert L, Linderking W, Santorelli SF (1992) Effectiveness of a Meditation-Based Stress Reduction Program in the Treatment of Anxiety Disorders. American Journal of Psychiatry 149:936–943.

Michalsen A, Grossman P, Lehmann N, Knoblauch NTM, Paul A, Moebus S, Budde T, Dobos GJ (2005) Psychological and quality of life outcomes from a comprehensive stress reduction and lifestyle program in patients with coronary artery disease. Results of a randomized trial. Psychother Psychosom 74 (6):344–352.

Miller WR, Rollnick S (2002) Motivational interviewing, Preparing people of change. 2. Aufl. New York: Guilford Press.

Ornish D, Scherwitz LW, Billings JH, Gould KL (1998) Intensive lifestyle changes for reversal of coronary heart disease. JAMA 16 (280):2001–2007.

Stern D (1992) Die Lebenserfahrung des Säuglings. Stuttgart: Klett-Cotta.

5 Krebs und Stress: Hinweise aus der Psychoneuroimmunologie für therapeutisches Handeln

Margarete Isermann

Derzeit gilt in der Psychoonkologie der Einfluss psychischer Variablen und psychotherapeutischer Interventionen auf den somatischen Krankheitsverlauf und die Überlebenszeit als »nicht überzeugend nachgewiesen« (Krebsinformationsdienst 2015, Faller 2011). Dies ist sicher wichtig angesichts früherer Studien, die überzogene Hoffnungen auf ein längeres Überleben weckten, etwa durch psychotherapeutische Interventionen (Spiegel et al. 1989) oder das Erlernen bestimmter Coping-Strategien wie »Kampfgeist« (Greer et al. 1990). Derartige Studien, deren Ergebnisse sich letztlich als nicht haltbar erwiesen (Coyne et al. 2007), haben große öffentliche Aufmerksamkeit erlangt und letztlich nicht unerheblich zum Aufschwung der Psychoonkologie beigetragen. Auch heute noch berufen sich nicht nur Laien, sondern auch Professionelle, die KrebspatientInnen behandeln oder begleiten, gelegentlich darauf. Selbst in der Fachliteratur werden diese Studien noch kritiklos zitiert. Für onkologische PatientInnen birgt dies die Gefahr der falschen Erwartungen und enttäuschten Hoffnungen, etwa an psychotherapeutische Behandlungen oder an eine Änderung ihrer »Coping-Strategien«.

Inzwischen gibt es eine Vielzahl von Interventionsstudien, strukturierten Interventionsprogrammen und therapeutischen Ansätzen in der Psychoonkologie. Die dahinter stehende Frage nach den Wirkmechanismen psychischer Variablen nimmt bisher in der psychoonkologischen Literatur und Forschung einen eher geringen Raum ein. Auch neuere Erkenntnisse aus der Neurobiologie, der Stressforschung und der Psychoneuroimmunologie (PNI) werden in der Psychoonkologie noch zu wenig berücksichtigt, ebenso wie innovative psychotherapeutische Ansätze.

5.1 Psychische Einflüsse auf den Körper und das Immunsystem

Das Zusammenspiel von Psyche und Körper ist uns von Kindheit her intuitiv vertraut und drückt sich in vielen Sprüchen aus: Das geht mir an die Nieren, das ist mir auf den Magen geschlagen, ihm ist eine Laus über die Leber gelaufen, mir läuft die Galle über, aber auch: Mir geht das Herz auf, ich habe Schmetterlinge im Bauch und mein Herz schlägt höher.

Speziell aus der neuen Forschungsrichtung der Positiven Psychologie und der Glücksforschung gibt es inzwischen interessante Studien über den Zusammenhang zwischen positiven Emotionen und Gesundheit. Eine Untersuchung von Danner et al. (2001) über Glück und Lebenserwartung von Nonnen legt sogar den Schluss nahe, dass glückliche Menschen länger leben.

Von 180 Nonnen wurden die Novitätsaufsätze, die sie als junge Frauen beim Eintritt in das Kloster geschrieben hatten, auf den Gehalt positiver Emotionen geprüft und vier Gruppen zugeordnet. Im Alter von 85 Jahren lebten aus der Gruppe der »fröhlichsten« Nonnen noch 90 %, dagegen aus der Gruppe der »unfröhlichsten« Nonnen nur noch 34 %. Im Alter von 94 Jahren lebten sogar noch 54 % der »fröhlichsten« und nur noch 11 % der »unfröhlichsten« Nonnen. Es gibt inzwischen viele Studien, die den Zusammenhang zwischen positiven Emotionen und einer längeren Lebenszeit untermauern (Fredrickson 2003).

Anschaulich zeigt eine Studie aus der renommierten Arbeitsgruppe von Richard Davidson in Wisconsin den Zusammenhang zwischen Gefühlslage, Hirnaktivität und Immunfunktionen: Rosenkranz et al. (2003) ließen gezielt Versuchspersonen Erinnerungen an schöne und unangenehme Ereignisse aus ihrem Leben wachrufen und beobachteten dabei die elektrischen Hirnströme (EEG). Dabei fiel eine asymmetrische Aktivität im präfrontalen Kortex (PFC) auf: Eine rechtsseitige Aktivierung korrelierte mit negativen Stimmungen, eine linksseitige mit positiven Stimmungen (diese »Lateralisierung« der Emotionen im PFC ist übrigens ein Phänomen, das in vielen Untersuchungen gefunden wurde (u. a. Grawe 2004). Die Gefühlslage zeigte nun einen messbaren Zusammenhang mit Immunfunktionen: Nach einer Grippeimpfung bildeten positiv gestimmten ProbandInnen mit linksseitiger PFC-Aktivierung sechsmal so viel Antikörper wie die negativ gestimmten mit rechtsseitiger PFC-Aktivierung. Ein Zusammenhang zwischen rechts- bzw. linksseitiger Aktivität des PFC, Kortisol-Spiegel und Rückzugsverhalten ließ sich sogar schon bei 6 Monate alten Kleinkindern feststellen (Buss et al. 2003).

Auch der Ausspruch »Stress macht krank« oder »Wer wenig Stress hat, lebt länger« ist schon eine Volksweisheit und wird bereits in Werbespots für stressfreie Geldanlagen in Bundesschatzbriefen benutzt. Empirische Belege für den Zusammenhang zwischen Stress und Immunsystem gibt es schon sehr lange. Stress im Examen wirkt sich bekanntlich negativ auf die Zeugungsfähigkeit von Studenten aus. Bei MedizinstudentInnen im Examen waren auch die natürlichen Killerzellen (NK) und die T-Lymphozyten signifikant reduziert (Kiecolt-Glaser et al. 1986). Ebenso dauerte die Heilung kleiner Wunden, die Studierenden der Zahnmedizin in der Zeit ihres Examens zugefügt wurden, im Durchschnitt elf Tage, statt der acht Tage, wenn die Verletzung in den Semesterferien erfolgte (Marucha et al. 1998). In einer Studie mit fast 400 ProbandInnen, denen Rhinoviren in die Nase geträufelt wurden, fanden Cohen et al. (1991), dass diejenigen VersuchsteilnehmerInnen, die sehr stressbelastet waren, ein fünfmal höheres Erkrankungsrisiko hatten. Auch Pflegestress kann die Immunabwehr schwächen. Pflegepersonen von Alzheimerkranken bildeten nach einer Grippeimpfung signifikant weniger Interleukine und Antikörper und auch bei ihnen war die Heilung von Hautwunden verzögert (Kiecolt-Glaser et al. 1996). Die Liste entsprechender Studien ließe sich noch endlos fortführen.

Welche Erklärungsansätze können für derartige Zusammenhänge bedeutsam sein? Hier sollen schlaglichtartig einige Mechanismen genannt werden, die letztlich für die Beurteilung psychoonkologischer Interventionen hilfreich sein können. Dies erlaubt jedoch noch keine Aussagen über ein längeres Überleben mithilfe psychoonkologischer Interventionen.

5.2   Angst- und Stressreaktionen

Die Stressreaktionen mit all ihren neurobiologischen, endokrinologischen und immunologischen Wirkungen haben grundsätzlich eine adaptive Funktion im Sinne einer Allostase, d. h. Aufrechterhaltung der Stabilität durch Veränderung (Mc Ewen 2004; Schulz & Gold 2006), und damit eine Schutzfunktion für den Organismus. Falls dieser adaptive Mechanismus jedoch versagt, kann es langfristig zu schwerwiegenden Störungen kommen.

Wenn aktuelle Anforderungen die verfügbaren Bewältigungsmechanismen eines Organismus überfordern, führt dies zu einer Stressreaktion (▶ Kap. 4). Die Initialzündung für die Angst- und Stressreaktion erfolgt über die Emotionszentren des limbischen Systems. Zentral ist dabei die Funktion der Amygdala, die auch als Angstzentrum oder »Feuermelder« des Gehirns bezeichnet wird. Von der Amygdala bestehen vielfältige Verbindungen zu Strukturen, die hormonelle, vegetative und immunologische Prozesse steuern. Untersuchungen aus der Psychotraumatologie zeigen, wie Extremstress über eine Übererregung der Amygdala zu einer Blockade der Informationsverarbeitung führen kann (van der Kolk et al. 2000, Rüegg 2009)). Einen wichtigen Anteil hat dabei die Beeinträchtigung der Funktion des Hippocampus, der bedeutsam ist für die Strukturierung der Gedächtnisbildung und der Weiterverarbeitung in den höheren kortikalen Zentren wie dem präfrontalen Kortex (PFC). Der PFC kann bei normaler Funktion dafür sorgen, dass das Stresssystem wieder »heruntergefahren« wird, beispielsweise indem er die Situation letztlich als weniger bedrohlich bewertet, auf der Basis früherer Erfahrungen Handlungs- und Lösungsmöglichkeiten bereitstellt oder nach kreativen neuen Lösungen sucht. Unter anhaltender Stressreaktion ist dementsprechend die Urteilsfähigkeit, das Auffinden von Lösungsmöglichkeiten, der Zugriff auf frühere, hilfreiche Strategien etc. blockiert. Diese »höheren« neokortikalen Funktionen können also auch nicht genutzt werden, um die Angst- und Stressreaktion wieder herunterzuregulieren. Stattdessen wird die mit Angst besetzte Erfahrung auf den »primitiveren« subkortikalen Ebenen zusammen mit den dazugehörigen sensorischen sReizen und körperlichen Reaktionen in »impliziter« Form gespeichert. Die Inhalte des impliziten Gedächtnisses sind eher unbewusst, emotional, sensorisch und motorisch statt bewusst, rational und sprachlich (explizites Gedächtnis). Durch entsprechende Trigger, etwa Bilder, Körperwahrnehmungen, Geräusche, Gerüche, Emotionen etc., kann die Angstreaktion dann leicht wieder quasi automatisch ausgelöst werden, ohne dass die Betroffenen den Zusammenhang mit der ursprünglichen Situation erkennen. So kann etwa ein komplexes neuronales Netzwerk, das mit der Krebserkrankung assoziiert ist, mit all den damit verbundenen Ängsten und negativen Erfahrungen beispielsweise durch einen bestimmten Geruch, der mit dem Krankenhaus verbunden war oder mit einem Getränk, das an die Farbe des Chemotherapeutikums erinnert, blitzartig aktiviert werden und intensive körperliche und emotionale Reaktionen hervorrufen.

Diese Mechanismen können auf jeder Ebene des Netzwerkes angestoßen werden. Sie spielen auch bei der Entwicklung einer Posttraumatischen Belastungsstörung in Form von Intrusionen eine besondere Rolle. Viele KrebspatientInnen erleben Symptome einer Posttraumatischen Belastungsstörung (PTBS), wenngleich auch seltener das Vollbild (Isermann 2006). Die PTBS-Symptome sind:

1. Intrusionen (sich unwillkürlich aufdrängende Erinnerungen, Bilder, Flashbacks, Albträume etc.),
2. Hyperarousal (anhaltende physiologische Übererregung mit innerer Unruhe, erhöhter Schreckhaftigkeit, Konzentrations- und Gedächtnisstörungen etc.),
3. Vermeidungsverhalten (Vermeidung von Situationen, Orten, Menschen, Informationen etc., die mit dem Trauma assoziiert sind, bis hin zur Gefühlsvermeidung »numbing«).

Für die Angst-/Stressreaktion ist es unerheblich, ob die Situation real bedrohlich ist und ob es objektiv keine Lösung gibt oder ob potentielle Lösungsmöglichkeiten aus den genannten oder anderen Gründen nicht zugänglich sind.

Die Angst-/Stressreaktion kann nun vielfältige Wirkungen auf das endokrine System und das Immunsystem haben. Hauptsächlich werden zwei für die Immunfunktion und wahrscheinlich auch für die Tumorprogression wichtige Systeme aktiviert, das autonome Nervensystem (ANS), speziell das sympathische Nervensystem (SNS), und die Hypothalamus-Hypophysen-Nebennierenrinden-Achse (HPA- oder »Stressachse«). Diese Systeme und die von ihnen ausgeschütteten Botenstoffe, speziell die Katecholamine Noradrenalin und Adrenalin und das Nebennierenrinden-Hormon Kortisol, beeinflussen sich in ihrer Wirkung nicht nur gegenseitig. Sie wirken auch in vielfältiger Weise auf das Immunsystem und wiederum auf alle Ebenen des Zentralnervensystems (ZNS) zurück.

Durch die Aktivierung des Sympathikus erfolgt einerseits eine sehr rasche Reaktion über die langen Nervenfortsätze zu verschiedenen Zielorganen mit dem Ausstoß von Noradrenalin und andererseits die Abgabe von Adrenalin und Noradrenalin aus dem Nebennierenmark ins Blut. Insgesamt führt dies zu den bekannten Wirkungen – dem Anstieg von Herzrate, Blutdruck und Blutzucker sowie der Drosselung der Darmtätigkeit und anderer, für die Bewältigung akuter Gefahrensituationen nicht notwendiger Funktionen. Diese akuten Stressreaktionen haben die wichtige Funktion, Energie für Kampf oder Flucht bereitzustellen. Heutige Angst- und Stresssituationen und psychische Belastungen sind jedoch in der Regel weder durch Kampf oder Flucht noch innerhalb kurzer Zeit lösbar. Eine anhaltende Aktivierung des ANS mit chronisch erhöhter Sympathikus-Aktivität und dauerhaft erhöhten Blutwerten von Adrenalin und Noradrenalin führt dementsprechend zu vielen der heute weit verbreiteten Krankheiten, wie Bluthochdruck und Herzerkrankungen (Rüegg 2011, 2014). Zudem kann gerade die chronische Sympathikus-Aktivierung bei psychischem Dauerstress einen negativen Einfluss auf das Immunsystem und letztlich auch auf das Tumorwachstum haben.

Ebenso bedeutend ist die zweite, langsamere hormonelle Stressreaktion über die Hypothalamus-Hypophysen-Nebennieren-Achse (HPA-Achse). Bei Aktivierung dieses Systems werden zunächst CRH (Corticotropin-Releasing-Hormon) und Vasopressin durch den Hypothalamus, dann ACTH (Adrenocorticotropes Hormon) durch die Hypophyse und schließlich das »Stresshormon« Kortisol durch die Nebennierenrinde freigesetzt. Kortisol ist jedoch nicht nur als »Stresshormon« anzusehen. Es übt durch Rückkopplung im Verlauf eine hemmende Wirkung auf die CRH-Produktion des Hypothalamus aus und ist damit eher eine »Stressbremse«, die dafür sorgt, dass das Stresssystem wieder ins Gleichgewicht kommt.

Andere Neurotransmitter und Hormone wie Serotonin, der »Belohnungs-Transmitter« Dopamin oder das »Bindungshormon« Oxytocin sind ebenfalls mit einer Beruhigung des Stresssystems assoziiert (Esch 2014).

5.3 Wirkungen auf das Immunsystem

5.3.1 Immunreaktionen als Prozess

Ähnlich wie die Stressreaktionen sind auch die Immunreaktionen als Prozess zu sehen. Zunächst erfolgt, wenn etwa Bakterien durch eine Verletzung eindringen, eine angeborene, rasche, unspezifische Reaktion. Makrophagen (»Fresszellen«) treten auf und verleiben sich die Eindringlinge ein. In diesem Prozess werden bestimmte Proteine (Zytokine) freigesetzt wie Interleukin-1 (IL-1), IL-6 und Tumornekrosefaktor-Alpha (TNF-α), die Entzündungsreaktionen auslösen und weitere Immunreaktionen anregen. Ebenfalls im Rahmen der unspezifischen Sofortreaktion werden die bekannten Natürlichen Killerzellen (NK-Zellen) aktiviert, die sowohl äußere Eindringlinge als auch entartete Körperzellen erkennen und abtöten können. Diese angeborene Immunität unterscheidet nur grob zwischen »Selbst« und »Nicht-Selbst« und richtet sich nicht gegen spezifische Erreger.

Die spezifische oder »gelernte« Immunreaktion richtet sich dagegen gezielt jeweils gegen bestimmte Erreger und bildet gezielt »individuelle« Antikörper. Dieses zweite System benötigt für die Vermehrung der antigen-spezifischen Zellen mehrere Tage. Die spezialisierten Zellen dieses Systems (T- und B-Lymphozyten) haben jeweils antigen-spezifische Rezeptoren und werden bei Kontakt mit dem entsprechenden antigenen Material von Viren, Bakterien etc. aktiv. Die T-Helfer-Zellen (Th) und zytotoxische T-Zellen und B-Zellen haben unterschiedliche Aufgaben. Die zytotoxischen T-Zellen können nicht nur von Viren befallene Zellen, sondern auch entartete Körperzellen erkennen und zerstören, während sich die B-Lymphozyten hauptsächlich gegen Bakterien richten. Die T-Helferzellen steuern die Immunreaktionen durch die Bildung bestimmter Zytokine. Dabei spielen zwei unterschiedliche Systeme eine Rolle: Th1-Zellen steuern die »zelluläre« Immunreaktion und aktivieren spezifische zytotoxische T-Zellen und ebenfalls Makrophagen und NK-Zellen. Wichtige Botenstoffe dieses Systems sind IL-12, Gamma-Interferon (IFNγ), IL-2 und TNF-α. Diese zelluläre Th1-Immunreaktion richtet sich speziell gegen intrazelluläre Pathogene und auch gegen entartete Zellen. Das IL-12 spielt im Zusammenhang mit Tumorerkrankungen wahrscheinlich eine wichtige Rolle. Die Th2-gesteuerte »humorale« Immunreaktion richtet sich hauptsächlich gegen äußere Angreifer wie Bakterien. Wichtige Botenstoffe dieses Systems sind IL-10 und IL-6 sowie andere, wie IL-4 und IL-5, die gezielt auch B-Zellen aktivieren. Die Th1- und Th2-Reaktionen hemmen sich gegenseitig (Schubert & Schüßler 2009; Remmel 2006).

5.3.2 Stress und Immunsystem

Es ist allgemein bekannt, dass Stress sich negativ auf das Immunsystem auswirkt. Dabei wird seit Langem die bekannte hemmende Wirkung des »Stresshormons« Kortisol auf Immunfunktionen diskutiert. Bei genauerer Betrachtung ist diese pauschale Sichtweise der Hemmung des Immunsystems jedoch verkürzt.

Akuter, kurzfristiger Stress aktiviert zunächst einmal das Immunsystem und zwar besonders das unspezifische. Die Anzahl der NK-Zellen steigt ebenso wie die Menge des IL-6 rasch an. Dagegen sind etwa die zytotoxischen T-Zellen als Agenten der spezifischen, gelernten Immunreaktionen bei kurzfristigem Stress nicht erhöht, wenn sie durch entsprechende »Mitogene« stimuliert werden. Die spezifischen Reaktionen sind eher zugunsten der unspezifischen unterdrückt.

Langfristiger, chronischer Stress führt indessen zu einer Schwächung sowohl der spezifischen als auch der unspezifischen Immunreaktionen. Die NK-Zellen als auch die T-Lymphozyten und deren Funktionsfähigkeit sind verringert. Dies ist primär bedingt durch das bei Stress freigesetzte Hormon Kortisol, aber auch durch einen langfristigen Ausstoß von Noradrenalin und Adrenalin. Fast alle Zellen des Immunsystems haben Rezeptoren für diese und andere Botenstoffe, die selektiv eine Vielzahl intrazellulärer Prozesse und die Produktion von Zytokinen beeinflussen können (Schulz & Gold 2006). Das SNS mit Noradrenalin und Adrenalin schiebt bei akuter Aktivierung das Immunsystem mit den pro-inflammatorischen Prozessen, wie gezeigt wurde, zunächst an. Kortisol dagegen wirkt insgesamt hemmend auf wesentliche Funktionen des Immunsystems und eher anti-inflammatorisch. Allerdings: Kortisol und langfristig freigesetzte Katecholamine wirken auch in die gleiche Richtung, sie vermindern z. B. die Konzentration des eher »positiven« IL-12. Dadurch wird auch die zur Bekämpfung entarteter Zellen wichtige Th1-Immunreaktion zugunsten der Th2-Reaktion gehemmt, die u. a. mit der Ausschüttung von IL-6 assoziiert ist (»Th1-Th2-Shift«).

IL-6 und die pro-inflammatorischen Zytokine IL-1 und TNF-α scheinen, wenn sie langfristig wirken, eine negative Rolle bei der Entwicklung verschiedener Erkrankungen (besonders Alterserkrankungen) zu spielen, obwohl sie für die akute Abwehr sehr wichtig sind. IL-6 wird auch als »Wolf im Schafspelz« bezeichnet. Es kann bei langer, chronischer Einwirkung Körperzellen schädigen, bösartige Entartungen fördern und die zelluläre Immunabwehr hemmen (Naugler & Karin

2008). In der schon erwähnten Untersuchung von Kiecolt-Glaser et al. (2003) mit Pflegepersonen von Alzheimer-Erkrankten war deren IL-6 um das Vierfache erhöht. Derartige Erhöhungen sind mit einer erhöhten Morbidität und Mortalität assoziiert, wie viele Studien zeigen. Dies ist nicht zuletzt auf die Einwirkung chronischer Stressoren zurückzuführen. Die aktuelle Psychoneuroimmunologie konzentriert sich derzeit auf die Wirkung einer anhaltenden Aktivierung des sympathischen Nervensystems, auf die mit einem Th1-Th2-Shift verbundenen Prozesse und eher auf die angeborene, unspezifische Immunität (Schubert 2015; Schubert & Schüßler 2009).

Bei dem Immunsystem handelt sich insgesamt um ein ausgewogenes System von Regelkreisen, die ein dynamisches Gleichgewicht zwischen hemmenden und aktivierenden Faktoren aufrechterhalten. Dies kann durch die langfristige Einwirkung von Stressoren »entgleisen«, wenn etwa durch traumatischen Stress, der langfristig häufig mit einer verminderten Kortisol-Freisetzung verbunden ist, die »Kortisol-Bremse« versagt und es entsprechend zu einer überschießenden Aktivierung speziell der pro-inflammatorischen Immunreaktionen kommt. Andererseits kann eine überschießende Kortisol-Freisetzung, wie sie etwa bei Depressionen zu beobachten ist, zu einer Hemmung von Immunreaktionen führen.

Diese immunologischen Prozesse regulieren sich nicht nur gegenseitig, sie wirken auch wieder auf den gesamten Organismus. Es werden nicht nur Reaktionen wie Fieber bei Infektionen ausgelöst, um alle Energie, etwa für die Wundheilung zu mobilisieren, auch das ZNS wird ständig über den Zustand des Immunsystems informiert und es werden neurobiologische und damit psychische Prozesse in Gang gesetzt (Glaser & Kiecolt-Glaser 2005; Maier 2003). Das bekannte Krankheitsgefühl »sickness behaviour« zählt hierzu. Dabei handelt es sich nicht nur um rein körperliche Reaktionen, sondern die Symptome von Rückzug, Appetitlosigkeit, depressiver Stimmung etc. ähneln sehr dem Erleben einer Depression. Auch das bei Krebserkrankungen häufig erlebte Fatigue-Syndrom ist in diesem Zusammenhang zu sehen (Schubert & Schüßler 2009) und wird gelegentlich als »konditionierte Immunerkrankung« bezeichnet. Ausgelöst werden diese Reaktionen über die Wirkung der Zytokine des Immunsystems, die auf das ZNS einwirken. Speziell wirken sie direkt auf die HPA-»Stress«-Achse, indem sie die Produktion von CRH durch den Hypothalamus anregen, d. h. noch mehr »Stress« verursachen, wodurch bei chronischem Einfluss ein Teufelskreis angeschoben werden kann.

Insgesamt handelt es sich ja um ein dynamisches System, das grundsätzlich adaptiv ist, sich neuen Situationen anpasst und sich dadurch auch strukturell verändert. Anhaltende Störungen dieser fein abgestimmten Systeme mit ihren Regelkreisen jedoch scheinen auch einen Einfluss auf das Tumorwachstum zu haben. Darauf weisen neuere Studien hin, die dies veranschaulichen.

5.3.3 Immunsystem und Krebs

Stressinduzierte Beeinträchtigungen der Immunfunktion können in vielfältiger Weise das Tumorwachstum und die Metastasierung beeinflussen. Einen Überblick geben Lutgendorf & Sood (2011) sowie Antoni et al. (2006):

- Glukokortikoide wie Kortisol regulieren eine Vielzahl zellulärer Prozesse durch Gen-Aktivierung oder -Hemmung. Sie fördern den Zelltod von Lymphozyten und aktivieren »Überlebensgene«, die Krebszellen vor der Chemotherapie schützen. Entsprechende Studien beruhen überwiegend noch auf Laborexperimenten oder Tiermodellen.

- Unter dem Einfluss von Noradrenalin und Adrenalin können einerseits die DNA-Reparaturmechanismen blockiert werden, andererseits kann die Produktion des Wachstumsfaktors VEGF durch den Tumor gefördert werden. Dieser bewirkt eine verstärkte Blutversorgung des Tumors (durch Angiogenese). Z.B. hatten Ovarialkarzinom-Patientinnen mit guter sozialer Unterstützung niedrigere VEGF- und IL-6-Werte.

- Noradrenalin und Adrenalin förderten im Laborexperiment auch die Migration von Kolonkrebszellen. Dieser Effekt wird vermutlich durch den ß-adrenergen Rezeptor vermittelt und konnte durch ß-Blocker gehemmt werden. Diese Rezeptoren wurden auch auf Brust- und Ovarialkrebszellen gefunden. Ihre wichtigste Funktion ist die Informationsübertragung aus der extrazellulären Umgebung in die Zelle, wo vielfältige Prozesse ausgelöst werden. Bei Brustkrebs-Tumoren war eine erhöhte Aktivierung mit erhöhtem Tumorwachstum assoziiert. Intrazellulär wird dadurch ein weiterer Botenstoff (cAMP) aktiviert, der wiederum Prozesse anstoßen kann, die zu Tumorwachstum, Streuung und Verhinderung des Zelltods (Apoptose) führen können.

»Collectively, these studies demonstrate the growing evidence that mediators of the SNS activate cellular pathways within tumors that contribute to growth and progression« (Antoni et al. 2006, S. 241). Auch diese neueren Studien fokussieren eher auf die Wirkung einer chronischen Aktivierung des sympathischen Nervensystems und auf pro-inflammatorische Prozesse bzw. auf Prozesse, die die Wirkung von Kortisol als »Stressbremse« verhindern.

Natürliche Killerzellen spielen eine bedeutende Rolle bei der Abwehr entarteter Zellen. Es gibt schon lange Studien, die einen Zusammenhang zwischen Brustkrebs-Progression und einer Verminderung der NK-Zell-Zytotoxizität gezeigt haben (Levy et al. 1991). Die NK-Aktivität hing auch mit höherer Depressivität und geringerer sozialer Unterstützung zusammen, nicht aber mit Chemotherapie oder Bestrahlung. Patientinnen mit höherer präoperativer NK-Aktivität hatten sowohl postoperativ als auch nach drei Monaten weniger Lymphknotenmetastasen. Im Tierexperiment mit gestressten Ratten unterdrückte der körpereigene Ausstoß von Katecholaminen und Prostaglandinen u.a. die NK-Aktivität. Dies wurde auch in vivo nachgewiesen. Dabei zeigte sich ein kausaler Zusammenhang mit erhöhter Anfälligkeit für Metastasen des Mammakarzinoms (Yakar et al 2003). Auch eine höhere Anzahl zytotoxischer T-Zellen konnte als signifikanter Prädiktor für ein längeres Überleben bei Frauen mit metastasiertem Brustkrebs (n=113) über einen Zeitraum von sieben Jahren identifiziert werden (Blake-Mortimer et al. 2004).

Auch Tiere, die einer unentrinnbaren Stresssituation ausgesetzt werden, reagieren entsprechend mit depressiven Symptomen und einer Unterdrückung der Immunfunktion. Bekannt sind z.B. Untersuchungen, in denen subdominante männliche Mäuse, Affen und andere Tiere mit dominanten Artgenossen auf engem

Raum eingesperrt wurden, ohne dieser Situation entkommen zu können. Bei ihnen wurden nicht nur extrem hohe Stresshormone gemessen, einhergehend mit einer entsprechenden Unterdrückung der Immunparameter, sondern auch eine signifikant erhöhte Mortalität. Inzwischen gibt es eine Fülle von Tierexperimenten, die einen Zusammenhang zwischen unentrinnbarem Stress und Tumorwachstum zeigen. Die Experimente nutzten so unterschiedliche Stresssituationen wie erzwungene Immobilität, soziale Isolation, erzwungenes Schwimmen, Konfrontation mit dominanten Tieren oder Operationen (Antoni et al. 2006). Tierexperimente, obwohl nicht einfach auf den Menschen zu übertragen, können wertvolle Hinweise auf die Interaktionen zwischen Immunsystem und Krebs geben und damit auf die Wirkweise therapeutischer Interventionen auch beim Menschen.

5.3.4 Fazit: Stress, Immunsystem und Krebs

In den letzten Jahren wurden zunehmend Studien publiziert, die Zusammenhänge zwischen psychischen Variablen wie Stress, Immunparametern und der Krankheits-Progression nicht nur in Labor- oder Tierexperimenten zeigen, sondern die Gültigkeit derartiger Mechanismen auch für die Entwicklung verschiedener Tumore beim Menschen nahelegen. Trotzdem gleicht das Bild bisher noch eher einem unvollständigen Mosaik mit großen Lücken. Insbesondere die genauen Wirkmechanismen sind z. T. noch nicht klar und die Ergebnisse noch widersprüchlich. Viele Zusammenhänge zwischen Stress und Immunsystem, aber auch zwischen Immunsystem und Tumorprogression sind inzwischen gut belegt, erhebliche Lücken gibt es jedoch noch hinsichtlich der Zusammenhänge über die gesamte Linie. Zudem handelt es sich bei den meisten Studien um Korrelationsstudien, d. h. Aussagen über die Wirkrichtung sind mit Vorsicht zu treffen und wahrscheinlich spielen auch noch verschiedene Moderatorvariablen eine Rolle.

Wichtig ist auch, dass sich die meisten Studien lediglich auf die Tumorprogression beziehen. Entsprechende Aussagen zur Tumorgenese lassen sich daraus noch nicht ableiten. Hier sind die Zusammenhänge nach wie vor empirisch nicht belegt, obwohl es inzwischen einige interessante Studien gibt, etwa zum Zusammenhang zwischen chronischer Depression und Krebsentstehung (Penninx et al. 1998). In einer finnischen Studie mit über 10 000 Frauen wurde gefunden, dass der Verlust der Partnerschaft durch Scheidung, Trennung oder Tod das Brustkrebs-Risiko verdoppelte (Lillberg et al. 2003). Sogar eine neunfach erhöhte Brustkrebs-Inzidenz wurde bei Frauen mit einer Kombination aus Extremstress und geringer sozialer Unterstützung gefunden (Price et al. 2001). Trotz ihres wahrscheinlichen Einflusses können diese Faktoren aber letztlich nicht als ursächlich für eine Krebserkrankung gewertet werden, zumal hier je nach Krebsart eine Vielzahl anderer Faktoren einen weitaus bedeutenderen Einfluss hat. Es darf auch nicht vergessen werden, dass psychische Probleme nicht nur über körperliche Reaktionen und das Immunsystem auf die Krankheitsprogression wirken, sondern auch über die Lebensweise und Verhaltensänderungen, die mit diesen psychischen Belastungen in Verbindung stehen (Park et al. 2008). Wenn sich bereits ein manifester Tumor gebildet hat, ist dem in den meisten Fällen ein langer Prozess vorausgegangen, wobei die malignen Zellen, die dem Immunsystem »entkommen« sind, dazu ständig neue Mechanismen entwickeln. Je eher ein Tumor erkannt wird und je weniger er die Möglichkeit zur Metastasierung und Ausbildung vielfältiger »Entkommens«-Mechanismen hatte, umso mehr können psychische Variablen und entsprechende Immuneffekte auf den Verlauf wirken. Offensichtlich gibt es auch »kritische« Phasen in der Entwicklung und Ausbreitung maligner Zellen, wobei dann die jeweilige »Fitness« und Kompetenz des Immunsystems von besonderer Bedeutung ist (Ben-Eliyahu et al. 2007).

Trotz aller Vorbehalte können die Studien insgesamt wertvolle Hinweise für psychoonkologische Interventionen geben. »Although the molecular pathways have not been completely delinated, observations to date indicate a need for novel therapeutic paradigms that integrate a bio-behavioral perspective. It is plausible that successful management of factors such as stress and negative mood might have a salubrious effect on the neuroendocrine regulation of oncogenesis, tumor growth and metastasis, and cancer immunoediting processes« (Antoni et al. 2006, S. 245). Inzwischen gibt es dazu bereits einige interessante Studien, die die Wirkungen therapeutischer Interventionen im Langzeitverlauf unter Einbeziehung vielfältiger biologischer Parameter zeigen (Fawzy et al. 2003; Anderson et al. 2008). Einen Überblick gibt Antoni (2013).

5.4 Stress – Genauer betrachtet

Stress ist grundsätzlich nicht negativ. Jede neue, unbekannte Situation ist für alle Lebewesen zunächst ein Stressor. Ohne Stress und neue Herausforderungen sind weder Lernen noch Entwicklung möglich. Die erhöhte neuronale Aktivierung in derartigen Stresssituationen ermöglicht letztlich die Schaffung und Stärkung von neuen neuronalen Verbindungen, wenn diese Herausforderungen erfolgreich bestanden und neue Lösungen gefunden wurden. Je vielfältiger derartige Situationen im Leben sind, umso flexibler kann das Gehirn auf zukünftige Herausforderungen reagieren (Isermann 2007).

Auch auf das Immunsystem wirkt kurzfristiger Stress, wie gezeigt wurde, eher aktivierend, etwa wenn wir plötzlich einer subjektiv als bedrohlich wahrgenommenen Situation gegenüberstehen. Diese Reaktion wird hauptsächlich durch die Sympathikus-Aktivierung vermittelt, um in Gefahrensituationen rasch flüchten oder kämpfen zu können, und auch, um in Wunden, die uns möglicherweise zugefügt werden, eingedrungene Erreger möglichst schnell zu eliminieren.

Eine anhaltende, chronische Aktivierung des SNS und der HPA-Achse jedoch kann langfristig wiederum zu einer erhöhten Stresssensibilität, zu einer erhöhten »Alarmbereitschaft« und damit zu einem Teufelskreis führen. Wenn die Stresssituation langfristig anhält, kann die adaptive Potenz des Systems überfordert und erschöpft werden, was zu tiefgreifenden funktionellen und strukturellen Schädigungen führen und letztlich das Fortschreiten verschiedenster Krankheiten – einschließlich Krebs – begünstigen kann, wie gezeigt wurde.

Nun gibt es erhebliche individuelle Unterschiede in der Reaktion auf Stress. Die Alarmreaktion hängt sowohl von genetischen und epigenetischen Faktoren – etwa bezogen auf das NR3C1-, das FKBP5-Gen (Rüegg 2014), – von individuellen Ressourcen als auch von der psychischen Widerstandskraft (Resilienz) ab. Entscheidend für die Ausprägung letzterer Faktoren ist die subjektive Wahrnehmung der Welt, der eigenen Bewältigungsmöglichkeiten, der konkreten Situation etc. Es geht also um subjektive Bewertungsprozesse auf der Grundlage der bisherigen Erfahrungen, d. h. der individuellen Strukturierung des Gehirns (▶ **Kap. 4**).

5.4.1 Individuelle Bewertungsprozesse: Das Erleben von Hilflosigkeit und Hoffnungslosigkeit

Eine Stresssituation, für die letztlich eine Lösung gefunden, die also als kontrollierbar erlebt wird, hat grundsätzlich keine negativen gesundheitlichen Auswirkungen. Sie wird im Gegenteil als Herausforderung erlebt, erhöht das Selbstwirksamkeits-Gefühl, festigt etwa über das dopaminerge Belohnungssystem die entsprechenden neuronalen Verbindungen und führt zu einer verbesserten Bewältigung ähnlicher Herausforderungen in der Zukunft.

Unkontrollierbarer Stress dagegen führt zu einem Gefühl von Hilflosigkeit, Hoffnungslosigkeit und Ausgeliefertsein mit den beschriebenen negativen Folgen nicht nur für das Immunsystem. Das Gefühl von Hilflosigkeit und Hoffnungslosigkeit steht entsprechend auch bei vielen psychischen Erkrankungen wie Depressionen, Angsterkrankungen und der Posttraumatischen Belastungsstörung im Vordergrund. Bei der Posttraumatischen Belastungsstörung gilt das Gefühl von Hilflosigkeit, Hoffnungslosigkeit und Ausgeliefertsein als ein Hauptmerkmal (Isermann 2006). Eines der bekanntesten psychologischen Konzepte zur Depressions-Genese ist das Konzept der »Erlernten Hilflosigkeit«, das Martin Seligman bereits vor über 30 Jahren entwickelte. Zahlreiche Studien belegen diese Theorie.

5.4.2 Hilflosigkeit, Hoffnungslosigkeit und Krebs

Zum Thema Hilflosigkeit, Hoffnungslosigkeit und Krebs ist ein Experiment aus den frühen 1980er Jahren aus dem Labor von Martin Seligmann bekannt. Ratten wurden mit Krebszellen »geimpft«. Erfahrungsgemäß starb dann in einem festgelegten Zeitraum etwa die Hälfte der Versuchstiere. Nun wurden drei Gruppen gebildet: Die erste Gruppe lebte wie gewohnt, und es überlebten erwartungsgemäß 54 % der Tiere. Die zweite Gruppe erhielt in unregelmäßigen Abständen leichte Elektroschocks, denen die Tiere hilflos ausgeliefert waren. Von dieser Gruppe überlebten lediglich 23 %. Interessant ist aber die letzte Gruppe. Auch diese Tiere erhielten Elektroschocks, konnten sie aber durch die Betätigung eines Hebels jeweils abstellen. Von dieser Gruppe überlebten erstaunlicherweise 63 % – also mehr als die nicht »geschockten« Tiere, obwohl sie genauso viele Elektroschocks erhalten hatten wie die zweite Gruppe (Visintainer et al. 1982, zitiert nach Servan-Schreiber 2008). Daraus kann man schließen, dass es nicht darauf ankommt, welche Schicksals»schläge« jemand erleidet, sondern ob er das Gefühl hat, darauf reagieren zu können oder den Belastungen hilflos ausgeliefert zu sein.

Aus der Verhaltensforschung ist bekannt, dass Tiere in ausweglosen Situationen spontan »unsinnige« Handlungen ausführen, die zu einer unmittelbaren Stressreduktion führen, etwa Hühner, die zu picken beginnen, wenn man die Silhouette eines Raubvogels über ihrem Käfig kreisen lässt. Offensichtlich kommt es zur Beendigung der Stressreaktion nicht darauf an, wie hilfreich die Bewältigungsstrategien objektiv sind. Allein das Gefühl, »etwas tun« zu können, hat offenbar bereits einen messbaren Einfluss.

Zum Zusammenhang von Hilflosigkeit, Hoffnungslosigkeit bzw. Depression und dem Fortschreiten einer Krebserkrankung beim Menschen gibt es gerade in der jüngsten Vergangenheit einige interessante Studien. Die weitaus meisten wurden mit Brustkrebspatientinnen durchgeführt, so auch eine viel beachtete Studie von Watson et al. (1999, 2005) mit über 500 Patientinnen. Eigentlich ging es den Autoren darum, die Wirkung verschiedener Coping-Strategien zu überprüfen, wie etwa Kampfgeist. Letztlich stellte sich aber als einzig signifikanter Faktor Hilflosigkeit/Hoffnungslosigkeit als Prädiktor für eine kürzere rezidivfreie Zeit und auch für eine insgesamt kürzere Überlebenszeit heraus. Dies zeigte sich sowohl in der 5-Jahres- als auch in der 10-Jahres-Katamnese.

In einer anderen Untersuchung mit Brustkrebspatientinnen wurde ein Zusammenhang zwischen dem Verlust der typischen Kortisol-Tagesschwankungen (wie sie bei einer Depression häufig vorkommen) und einer verringerten Anzahl und Aktivität der NK-Zellen sowie einer kürzeren Überlebenszeit gefunden (Sephton & Spiegel 2003). Dagegen kann eine erhöhte Aktivität der NK-Zellen direkt nach der Operation ein Prädiktor für längeres Überleben von Brustkrebspatientinnen sein. Das Gleiche wurde bei Patientinnen mit Ovarialkarzinomen gefunden. Außerdem fand sich, dass die Patientinnen umso aktivere NK-Zellen hatten, je hoffnungsvoller sie waren. Die Bedeutung der NK-Zellen zeigt auch eine japanische epidemiologische Studie. Eine geringere NK-Zellen-Aktivität war mit einem erhöhten Krebsrisiko assoziiert (Imai et al. 2000). Bei PatientInnen mit hämatoonkologischen Erkrankungen fand sich ein Einfluss depressiver Symptome auf die Mortalität nach Stammzelltransplantationen (Hoodin et al. 2006). Zusammenhänge zwischen Depression, Immunfunktionen und Krebsprogression zeigt auch Irvin (1999, 2007) auf. Depression und negative Emotionen, wie Hoffnungslosigkeit können zur Erhöhung der schon beschriebenen Zytokine (IL-6) und TNF-α führen. Diese sind wie der Wachstumsfaktor VEGF-Botenstoffe mit ungünstigen Auswirkungen z. B. bei Ovarialkarzinom oder Multiplem Myelom. Nach der Gabe von Antidepressiva sank die Konzentration dieser Botenstoffe wieder ab. Einen Überblick über diese Studien geben Hefner und Csef (2007).

5.4.3 Fazit: Stress, individuelle Bewertungsprozesse und Krebs

»Stress« und »belastende Lebensereignisse« sind an sich nicht negativ. Entscheidend sind die subjektiven Bewertungsprozesse. Diese werden durch die bisherigen Erfahrungen und die entsprechenden neuronalen Vernetzungen einschließlich der unwillkürlichen und teilweise unbewussten körperlichen Reaktionen geprägt. Einen besonderen Stellenwert innerhalb dieser subjektiven Bewertungen hat das Gefühl von Hilflosigkeit, Hoffnungslosigkeit und Ausgeliefertsein. Viele Studien weisen auf Zusammenhänge zwischen spezifischen psychischen Variablen wie unentrinnbarem Stress und einem Gefühl von Hilflosigkeit und Hoffnungslosigkeit einerseits und dem Verlauf von Krebserkrankungen andererseits hin. Deshalb liegt es nahe, psychoonkologische Interventionen gezielt auf diese Variablen hin auszurichten.

5.5 Konsequenzen für die psychoonkologische Praxis

Aus den beschriebenen Ergebnissen der Neurobiologie und Psychoneuroimmunologie, aber auch aus entsprechenden Ergebnissen aktueller Ansätze wie der Salutogenese- und Resilienzforschung, der Psychotraumatologie, der Neuropsychotherapie und der relativ neuen wissenschaftlichen Richtung, der Positiven Psychologie (nicht zu verwechseln mit »positivem Denken«) kann man allgemeine Prinzipien ableiten. Die entsprechenden konkreten Interventionen können je nach therapeutischer Ausrichtung und individueller Situation der PatientInnen sehr unterschiedlich sein. Nachfolgend werden beispielhaft nur einige Interventionen genannt. In diesem Buch werden ausführliche Hinweise gegeben, speziell für die psychotherapeutische Arbeit mit an Krebs erkrankten Menschen.

5.5.1 Das Stress-System herunterfahren

Viele PatientInnen sind durch den Schock der Diagnose und der einschneidenden Behandlungen oder auch durch ein Fortschreiten der Erkrankung extrem belastet. Sie befinden sich oft in einem Zustand der physiologischen Übererregung (Hyperarousal) und sind kognitiv und emotional auf die Erkrankung und ihre negativen Folgen fokussiert (Isermann 2006; Isermann & Diegelmann 2016). Zunächst geht es allgemein darum, das Angst-/Stresssystem herunterzufahren, bildlich ausgedrückt, die Amygdala »abzukühlen«, um wieder einen »kühlen Kopf« zu bekommen und die höheren kortikalen Strukturen wie den präfrontalen Kortex wieder benutzen, den Blick wieder weiten zu können und wieder Zugang zum eigenen Bewältigungspotential zu bekommen. Außerdem hat die Senkung des Stressniveaus, wie gezeigt wurde, einen unmittelbaren und entscheidenden Einfluss auf das Immunsystem.

In der psychoonkologischen Psychotherapie sollten die PatientInnen bereits im Erstgespräch mit Techniken zur Stressregulation vertraut gemacht werden. Dies kann beispielsweise durch Entspannungs- und Achtsamkeitsübungen geschehen. Viele Untersuchungen, etwa mit Yoga (Ranghavendra et al. 2009) oder MBSR

(Mindfulness Based Stress Reduction; Kabat-Zinn 1998, 2003) zeigten nicht nur eine Verbesserung der Stimmung, sondern auch der unterschiedlichen Immun-parameter (Davidson et al. 2003; Gander et al. 2008). Bewährt haben sich zudem Imaginations- und Distanzierungsübungen, wie sie aus der Traumatherapie be-kannt sind (Isermann & Diegelmann 2016; Reddemann 2014; Diegelmann 2009). Bei Brustkrebspatientinnen führte bereits eine einmalige 30-minütige Entspan-nungs- und Imaginations-Sitzung vor der Operation sowie die Instruktion, in der Folgezeit mindestens dreimal wöchentlich eine Kassette mit Imaginationsübungen anzuhören, zu signifikanten Veränderungen von Immunfunktionen. Vier Wochen postoperativ waren die Zytotoxizität der NK-Zellen und die LAK-Aktivität (durch IL-12 stimulierte Aktivität der NK-Zellen) in der Imaginationsgruppe signifikant höher als in der Kontrollgruppe (Lengacher et al. 2008). Dieser Zeitpunkt vor der Operation ist besonders wichtig, da Operations-Stress u.a. pro-angiogenetische Mechanismen fördert, zum Vorteil verbliebener Tumor-Zellen und Metstasen (Ben-Eliyahu et al. 2007).

Auch einfache, alltagstaugliche Übungen sind hilfreich, wie das »ABC des Wohlbefindens«, bei dem das Gehirn in einen gezielten Suchprozess gezwungen wird, der unvereinbar ist mit einem hohen Stressniveau (Diegelmann 2009, 2014). Die PatientInnen können diese Übungen sowie auch körperliche Aktivitäten zur Stressregulation (Walking, Radfahren, Bügeln) selbstständig anwenden und den unmittelbaren Effekt erleben, was zusätzlich das Selbstwirksamkeitsgefühl erhöht und dem Gefühl von Hilflosigkeit entgegenwirkt.

5.5.2 Gezielt Ressourcen und positive Emotionen aktivieren

Auch die gezielte Aktivierung von Ressourcen sollte bereits im Erstgespräch erfolgen, speziell im Zusammenhang mit der Erhebung der biographischen Anam-nese und der Krankheits-Anamnese. Durch die Erkrankung und die Behandlung sind permanent diejenigen neuronalen Netzwerke aktiviert, die mit psycho-physi-schen Erfahrungen von Hilflosigkeit und Ausgeliefertsein assoziiert sind. Abgese-hen von den negativen Wirkungen auf das Immunsystem ist dadurch auch das Bewältigungspotential eingeschränkt. Allein die gezielte Aktivierung eigener Er-fahrungen von Kompetenz, Freude, Vertrauen etc. erleichtert den Zugang zu neuronalen »Ressourcen-Netzwerken« und stärkt sie. Dies hilft, den Blick wieder zu weiten, in einen anderen »Ego-State« zu kommen und emotional in Balance und offen für neue Bewältigungsmöglichkeiten zu werden. Geeignet sind dazu viele in diesem Buch vorgeschlagene Techniken der Ressourcenstärkung. Dabei sind besonders die therapeutische Kreativität und das Eingehen auf die individuelle Situation gefragt (Diegelmann & Isermann 2015).

Eine der wichtigsten Ressourcen ist die soziale Unterstützung, die sich in Studien immer unter den signifikantesten Einflussfaktoren, nicht nur bei Krebserkran-kungen, findet. Dies ist bis auf die Ebene der Immunfunktionen nachweisbar. Bei Patientinnen mit Ovarialkarzinom zeigte sich beispielsweise, dass soziale Unter-stützung mit einer geringeren Konzentration von Interleukin-6 (Costanzo et al. 2005) und pro-angionetischen Faktoren wie VEGF assoziiert war (Lutgendorf et al.

2002). In einer Studie mit Frauen mit metastasiertem Brustkrebs wurde ein Zusammenhang zwischen der sozialen Unterstützung und Parametern der zellulären Immunität gefunden. Dabei war die Immunreaktion durch T-Helferzellen auf ein injiziertes Antigen signifikant stärker bei den Frauen, die zwar viele belastende Lebensereignisse aber ein dichtes soziales Netzwerk hatten (Turner-Cobb et al. 2004). Da es bei KrebspatientInnen auch die Tendenz gibt, sich eher aus sozialen Beziehungen zurückzuziehen und auch die Angehörigen eher nicht mit den eigenen Ängsten belasten zu wollen, kommt hier auch der therapeutischen Beziehung ein besonderer Stellenwert zu.

5.5.3 Kognitive und emotionale Bewertungen ändern

Wie gezeigt wurde, sind für die psychischen und körperlichen Folgen einer Belastung weniger die objektiven Merkmale der Situation – etwa der objektive Schweregrad der Erkrankung – entscheidend. Vielmehr spielen Faktoren der subjektiven Bewertung eine entscheidende Rolle. Neurobiologische Erkenntnisse über die neuronale Plastizität zeigen, wie effektiv auf entsprechende Bewertungsstrukturen Einfluss genommen werden kann (Isermann 2007).

Die Inhalte dieser Bewertungsprozesse können individuell sehr unterschiedlich sein. Einerseits geht es um Fragen der Situationswahrnehmung, um allgemeine Lebenseinstellungen und Werte, andererseits um die Wahrnehmung eigener Bewältigungskompetenzen in belastenden Situationen. Besonders der letzte Punkt, die Stärkung des Selbstwirksamkeitsgefühls zur Prophylaxe von Hilflosigkeit und Hoffnungslosigkeit, ist häufig ein wichtiges Thema. Im Rahmen der leitlinienorientierten medizinischen Behandlung sind ja die Einflussmöglichkeiten der PatientInnen objektiv begrenzt. Umso wichtiger ist es, die subjektive Kontrolle und die »Selbstwirksamkeitserwartung« (Bandura 1997) zu stärken. Dies kann sowohl die Wahrnehmung einer Situation als Herausforderung und eine entsprechende »kämpferische« Haltung beinhalten, es kann aber auch – im Gegensatz dazu – die Akzeptanz der Situation sein und das Bemühen, »Frieden« mit dieser zu schließen. Entscheidend ist die individuelle Stimmigkeit der Lösung und nicht etwa ein manualisiertes Training hin zu einer bestimmten Bewältigungsstrategie. In der konkreten therapeutischen Ausgestaltung gibt es vielfältige Herangehensweisen, von der kognitiven Verhaltenstherapie bis hin zu kreativen Interventionen wie CIPBS (►Kap. 12). Es kommt darauf an, einen Raum zu schaffen, in dem sich Lösungen und neue Sichtweisen entfalten können.

5.5.4 Erfahrungen statt Einsichten ermöglichen

Im Gegensatz zu vielen gängigen psychotherapeutischen Verfahren erfordert die Arbeit mit onkologischen PatientInnen eine eher aktive therapeutische Haltung. Speziell, wenn die PatientInnen akut erkrankt sind oder aktuell eingreifende medizinische Behandlungen erhalten, sollte das Ziel eine unmittelbare Entlastung sein. Entsprechend müssen gängige therapeutische Verfahren modifiziert werden (Isermann & Diegelmann 2015, 2016).

Aus den dargestellten neurobiologischen Erkenntnissen folgt, dass es durch eine »sprechende Psychotherapie« allein schwer ist, grundlegende Veränderungen herbeizuführen (▶ Kap. 4). »Eingeschliffene psychische Störungen können nicht durch Introspektion und Einsicht geändert werden, sondern durch reale neue Erfahrungen, die alte synaptische Übertragungsbereitschaften hemmen und neue bahnen« (Grawe 2004, S. 358). Je mehr Ebenen sowohl kognitiver, sensorischer, emotionaler als auch körperbezogener neuronaler Netzwerke im therapeutischen Prozess gleichzeitig aktiviert werden und je stärker die neuronale Erregung, etwa durch entsprechende Emotionen, ist, umso stabiler ist die Bahnung. Dies gilt selbstverständlich sowohl für positive als auch für negative Erfahrungen: »Wichtig ist auch, dass der Schwerpunkt der Therapie nicht zu sehr und zu lange auf der Thematisierung und Aktivierung von Problemen liegen darf. Die Feststellung und Analyse von Problemen ist nur insoweit produktiv, als sie der Vorbereitung verändernder Interventionen dienen. Es sollen ja Veränderungen in positive Richtung gebahnt werden. Es müssen neue neuronale Erregungsmuster herausgebildet werden« (Grawe 2004, S. 55).

Hilfreich sind hier individuelle und kreative Interventionen unter Einbeziehung möglichst vieler Sinnesmodalitäten. Die Arbeit mit emotional bedeutsamen Metaphern, Bildern und Symbolen fördert mehr das Erleben statt rationaler Einsichten. Verhaltensweisen, die entsprechende Erfahrungen ermöglichen, sollten gezielt initiiert und eingeübt werden, entsprechend einem Motto aus der Positiven Psychologie »Change your activities, not your circumstances« (Lyubomirsky 2008).

5.5.5 Sinn finden – »Posttraumatisches Wachstum«

Durch den Schock einer lebensbedrohlichen Erkrankung, ebenso wie nach anderen traumatischen Erlebnissen, können die Selbst- und Weltsicht und die bisherigen Einstellungen und Verhaltensweisen tief erschüttert werden. Eingefahrene »Autobahnen« im Gehirn (Hüther 2014) sind plötzlich blockiert. Unter Extremstress werden etablierte synaptische Verbindungen aufgelöst und reorganisiert. Dieser Zustand tiefer Verunsicherung eröffnet aber auch die Chance, abseits der »Lebens-Autobahn« neue Wege und manchmal überraschende neue Landschaften zu entdecken, häufig auch noch kurz vor dem Lebensende.

Insgesamt ergeben sich aus den hier vorgestellten Ansätzen aus der Neurobiologie und Stressforschung und aus der Psychoneuroimmunologie vielfältige Impulse für die praktische Arbeit mit an Krebs erkrankten Menschen. Sie alle weisen auf die Notwendigkeit einer mehr ressourcenorientierten Sichtweise in der Psychoonkologie hin und einer verstärkten Einbeziehung dieser Ansätze. Die aktuell zu verzeichnende »Neugeburt der Neurowissenschaft« in der Psychosomatischen Medizin (Lane et al. 2009) wird auch die Psychoonkologie bereichern und verändern.

Literatur

Andersen BL, Yang HC, Farrar WB, Golden-Kreutz DM, Emery CF, Thorton LM, Young DC, Carson WE (2008) Psychologic intervention improves survival for breast cancer patients: A randomized clinical trial. Cancer 113:3450-3458.

Antoni MH (2013) Psychosocial intervention effects on adaptation, disease course and bio-behavioral processes in cancer. Brain Behav Immun. 30 (Suppl): S88-S98.

Antoni MH, Lutgendorf SK, Cole SW, Dhabhar FS, Sephton SE, McDonald PG, Stefanek M, Sood AK (2006) The Influence of bio-behavioral factors on tumor biology: pathways and mechanisms. Nature 6:240–248.

Bandura A (1997) Self-efficacy. The exercise of control. New York: Freeman.

Ben-Eliyahu S, Page GS, Schleifer SJ (2007) Stress, NK cells, and cancer: Still a promissory note. Brain, Behav Immunity 21:881-887.

Blake-Mortimer JS, Sephton SE, Carlson RW, Stites D, Spiegel D (2004) Cytotoxic T lymphocyte count and survival time in women with metastatic breast cancer. Breast J 10:195–199.

Buss KA, Schumacher JR, Dolski I, Kalin NH, Goldsmith HH, Davidson RJ (2003) Right frontal brain activity, cortisol, and withdrawal behavior in 6-month-old infants. Behav Neurosci 117:11-20

Cohen S, Tyrell DA, Smith AP (1991) Psychological stress and susceptibility to the common cold. N Engl J Med 325:606–612.

Costanzo ES, Lutgendorf SK, Sood AK, Anderson B, Sorosky J, Lubaroff DM (2005) Psychosocial factors and interleukin-6 among women with advanced ovarian cancer. Cancer 104:305–313.

Coyne JC, Stefanek M, Palmer SC (2007) Psychotherapy and survival in cancer: The conflict between hope and evidence. Psychological Bulletin 133:367–394.

Danner D, Snowdon D, Friesen W (2001) Positive emotions in early life and longevity. Findings from the nun study. J Personality Soc Psychol 80:804–813.

Davidson RJ, Jon Kabat-Zinn J, Schumacher J, Rosenkranz M, Muller D, Santorelli SF, Urbanowski F, Harrington A, Bonus K, Sheridan JF (2003) Alterations in Brain and Immune Function Produced by Mindfulness Meditation. Psychosomatic Med 65:564–570

Diegelmann C (2009) Trauma und Krise bewältigen. Psychotherapie mit TRUST. 2. Aufl. Stuttgart: Klett-Cotta.

Diegelmann C (Hrsg.) (2014) Trauma und Krise bewältigen. Hör-CD mit Texten, Übungen und Gedichten zur Ressourcenstärkung. 5. Aufl. Stuttgart: Klett-Cotta.

Diegelmann C , Isermann M (2015) Kraft in der Krise. Ressourcen gegen die Angst. 3. Aufl. Stuttgart: Klett-Cotta.

Fawzy FI, Canada AL, Fawzy NW (2003) Malignant melanoma: Effects of a brief, structured psychiatric intervention on survival and recurrence at 10-year follow-up. Arch Gen Psychiatry. 60:100-103.

Fredrickson BL (2003) The value of positive emotions. The emerging science of positive psychology is coming to understand why it's good to feel good. Americ Scientist 91:330–335.

Esch T (2014) Die Neurobiologie des Glücks. Wie die Positive Psychologie die Medizin verändert. 2. Aufl. Stuttgart: Thieme.

Faller H (2011) Evidenzbasierung psychoonkologischer Maßnahmen. Der Onkologe, online. doi: 10.1007/s00761-011-2144-3.

Gander M-L, Kohls N, Walach H (2008) Achtsamkeit und Krebs – eine Übersicht. Deutsche Zeitschrift für Onkologie 40:158–162.

Glaser R, Kiecolt-Glaser JK (2005) Stress-induced immune function: Implications for health. Nature Rev Immunol 5:243–251.

Grawe K (2004) Neuropsychotherapie. Göttingen: Hogrefe.

Greer S, Morris T, Pettingale KW, Haybittle JL (1990) Psychological response to breast cancer and 15-year-outcome. Lancet 335:49–50

Hefner J, Csef H (2007) Neue Ergebnisse der Psychoneuroimmunologie (PNI) zum Verlauf von Krebserkrankungen. Z f Med Psycholog 16:149–157.

Herschbach P, Heußner P (2008) Einführung in die psychoonkologische Behandlungspraxis. Stuttgart: Klett-Cotta.

Hoodin F, Uberti JP, Lynch TJ, Steele P, Ratanatharathorn V (2006) Do negative or positive emotions differentially impact mortality after adults stem cell transplant? Bone Marrow Transpl 38:255–264.

Hüther G (2014) Biologie der Angst – Wie aus Stress Gefühle werden. 12. Aufl. Göttingen: Vandenhoeck & Ruprecht.

Imai K, Matsuyama S, Miyake S, Suga K, Nakachi K (2000) Natural cytotoxic activity of peripheral blood lymphocytes and cancer incidence: an 11-year follow-up study of a general population. Lancet 356:1795–1799.

Irwin MR (1999) Immune correlates of depression. Adv Exp Med Biol 461:1–24.

Irwin MR (2007) Depression and Risk of Cancer Progression: An Elusive Link. J Clin Oncol 25(17):2343–2344.

Isermann M (2006) Brustkrebs als Psychotrauma In: Ditz S, Diegelmann C, Isermann M (Hrsg.) Psychoonkologie – Schwerpunkt Brustkrebs. Ein Handbuch für die ärztliche und psychotherapeutische Praxis. Stuttgart: Kohlhammer. S. 110–115.

Isermann M (2007) Das Gehirn als permanente Baustelle. In: Diegelmann C (Hrsg.) Trauma und Krise bewältigen. Psychotherapie mit TRUST. Stuttgart: Klett-Cotta. S. 23–33.

Isermann M, Diegelmann C (2015) Ressourcenorientierte Psychoonkologie. Ärztliche Psychotherapie 10, 207-212.

Isermann M, Diegelmann C (2016) Psychoonkologische Diagnostik und Therapie im Klinik- und Praxisalltag. In: Siedentopf F, Berberich H (Hrsg.) Psychosomatische Urologie und Gynäkologie. München: Ernst Reinhardt.

Isermann M, Diegelmann C, Ditz S (2008) Psychoonkologische Begleitung von Patientinnen mit gynäkologischen Malignomen. In: Wollmann-Wohlleben V, Nagel-Brotzler A, Kentenich H, Siedentopf F (Hrsg.) Psychosomatisches Kompendium der Frauenheilkunde und Geburtshilfe. München: Marseille. S. 159–170.

Kabat-Zinn J (1998) Im Alltag Ruhe finden. Das umfassende praktische Meditationsprogramm. Freiburg: Herder.

Kabat-Zinn J (2003) Mindfulness-based interventions in context: Past, present, future. Clinical Psychology: Science and Practice 10:144–156.

Kiecolt-Glaser JK, Glaser R, Strain EC, Stout JC, Tarr KL, Holliday JE, Speicher CE (1986) Modulation of cellular immunity in medical students. J Behav Med 9:5–21.

Kiecolt-Glaser JK, Glaser R, Gravenstein S, Marlakey WB, Sheridan J (1996) Chronic stress alters the immune response to influenza virus vaccine in older adults. Proc Natl Acad Sci USA 93:3043–3047.

Kiecolt-Glaser JK, Preacher KJ, MacCallum RC, Atkinson C, Malarkey WB, Glaser R (2003) Chronic stress and age-related increases in the proinflammatory cytokine IL-6. Proc Natl Acad Sci USA 100:9090–9095.

Krebsinformationsdienst (2015) www.krebsinformationsdienst.de [1.10.2015].

Lane RD, Waldstein SR, Chesney, Jennings JR, Lovallo WR, Kozel PJ, Rose RM, Drossman DA, Schneiderman N, Thayer JF, Cameron OG (2009) The Rebirth of Neuroscience in Psychosomatic Medicine, Part I: Historical Context, Methods, and Relevant Basic Science. Psychosomatic Med 71:117–134.

Lengacher CA, Bennett MP, Gonzales L, Gilvary D, Cox CE, Cantor A, Jacobsen PB, Yang C, Djeu J (2008) Immune Response to Guided Imagery During Breast Cancer Treatment. Biol Res Nurs 9:205–214.

Levy S, Herberman R, Lipman M, Dängelo T, Lee J (1991) Immunological and psychosocial predictors of disease recurrence in patients with early stage breast cancer Behav Med 17:67–75.

Lillberg K, Vekasalo PK, Kaprio J, Teppo L, Helenius H, Koskenvuo M (2003) Stressful life events and risk of breast cancer in 10 808 women: a cohort study. Am J Epidemiol 157:415–423.

Lyubomirsky S (2008) The How of Happiness. A scientific Approach for getting the life you want. New York: Penguin.

Lutgendorf SK, Sood AK (2011) Biobehavioral Factors and Cancer Progression: Physiological Pathways and Mechanisms. Invited review, Psychosomatic Medicine 73:724-730.

Lutgendorf SK, Sood AK, Anderson B, McGinn S, Maiseri H, Dao M, Sorosky JI, De Geest K, Ritchie J, Lubaroff DM (2005) Social support, psychological distress in natural killer cell activity in ovarian cancer. J Clin Oncol 23:7105–7113.

Maier SF (2003) Bi-directional immune-brain communication: implications for understanding stress, pain, and cognition. Brain Behav Immun 17:69–85.

Marucha PT, Kiecolt Glaser JK, Favagehi M (1998) Mucosal wound healing is impaired by examination stress. Psychosom Med 60:362–365.

McEwen BS (2004) Protection and damage from acute and chronic stress. Allostasis and allostatic overload and relevance to pathophysiology of psychiatric disorders. Ann NY Acad Sci 1032:1–7.

Naugler WE, Karin M (2008) The wolf in sheep's clothing: the role of interleukin-6 in immunity, inflammation and cancer. Trends in molecular medicine 14(3):109–119.

Park CL, Edmondson D, Fenster JR, Blank TO (2008) Positive and Negative Health Behaviour Changes in Cancer Survivors. J Health Psychol 13:1198–1206.

Penninx BW, Guralnik JM, Pahor M, Ferrucci L, Cerhan JR, Wallace RB, Havlik RJ (1998) Chronically depressed mood and cancer in older persons. J Natl Cancer Inst 90:1888–1893.

Price MA, Tennant CC, Smith RC, Butow PN, Kennedy SJ, Kossoff MB, Dunn SM (2001) The role of psychosocial factors in the development of breast carcinoma: part II. Life event stressors, social support, defensive style, and emotional control and their interactions. Cancer 91:686–697.

Raghavendra RM, Vadiraja HS, Nagarathna R, Nagendra HR, Rekha M, Vanitha N, Gopinath KS, Srinag BS et al. (2009) Effects of a yoga program on cortisol rhythm and mood states in erarly breast cancer patients undergoing radiotherapy: A randomized controlles trial. Integrat Cancer Ther 8:37–46.

Remmel A (2006) Handbuch Körper und Persönlichkeit. Entwicklungspsychologische und neurobiologische Grundlagen der Borderline-Störung. Stuttgart: Schattauer.

Reddemann L (2014) Imagination als heilsame Kraft. Zur Behandlung von Traumafolgen mit Ressourcenorientierten Verfahren. 18. Aufl. Stuttgart: Klett-Cotta.

Remmel A (2006) Stress und Immunität. Ein Update psychoneuroimmunologischer Forschung. Onkologe 12:7–17.

Rosenkranz MA, Jackson DC, Dalton KM, Dolski I, Ryff CD, Singer BH, Muller D, Kalin NH, Davidson RJ (2003) Affective style and in vivo immune response: neurobehavioral mechanisms. Proceed Nat Acad Sciences 100:11148–11152.

Rüegg JC (2014) Mind & Body: Wie unser Gehirn die Gesundheit beeinflusst. 2. Aufl. Stuttgart: Schattauer.

Rüegg JC (2011) Gehirn, Psyche und Körper. Neurobiologie von Psychosomatik und Psychotherapie. 5. Aufl. Stuttgart: Schattauer.

Rüegg JC (2009) Traumagedächtnis und Neurobiologie, Konsolidierung, Rekonsolidierung, Extinktion. Trauma & Gewalt 3(1):6-17).

Schubert C (2015) Psychoneuroimmunologie und Psychotherapie. 2. Aufl. Stuttgart: Schattauer.

Schubert C, Schüßler G (2009) Psychoneuroimmunologie: Ein Update. Z Psychosom Med Psychother 55:3–26.

Schulz KH, Gold S (2006) Psychische Belastung, Immunfunktionen und Krankheitsentwicklungen. Die psychoneurologische Perspektive. Bundesgesundheitsbl – Gesundheitsforsch – Gesundheitsschutz 49:759–772.

Sephton S, Spiegel D (2003) Circadian disruption in cancer: a neuroendocrine immune pathway from stress to disease? Brain Behav Immunity 17:321–328.

Servan-Schreiber D (2008) Das Antikrebs-Buch. Was uns schützt: Vorbeugen und Nachsorgen mit natürlichen Mitteln. München: Kunstmann.

Spiegel D, Bloom JR, Kreamer HC, Gottheil E (1989) Effect of psychosocial treatment on survival of patients with metastatic breast cancer. Lancet 338:888–891.

Turner-Cobb J, Koopman C, Rabinowitz J D, Terr A I, Sephton S E, Spiegel D (2004) The Interaction of social network size and stressful life events predict delayed-type hypersensitivity among women with metastatic breast cancer. Int J Psychophysiology 54:241–249.

van der Kolk BA, McFarlane A, Weisaeth (Hrsg.) (2000) Traumatic Stress: Grundlagen und Behandlungsansätze. Theorie, Praxis und Forschung zu posttraumatischem Stress sowie Traumatherapie. Paderborn: Junfermann.

Visintainer MA, Volpicelli JR, Seligman MEP (1982) Tumor rejection in rats after inescapable or escapable shock. Science 216:437–439.

Watson M, Haviland JS, Greer S, Davidson J, Bliss JM (1999) Influence of psychological response on survival in breast cancer: a population-based cohort study. Lancet 354:1331–1336.

Watson M, Homewood J, Haviland J, Bliss JM (2005) Influence of psychological response on breast cancer survival: 10-year follow-up of a population-based cohort. European Journal of Cancer 41(12):1710–1714.

Yakar I, Melamed R, Shakhar G, Shakhar K, Rosenne E, Abudarham N, Page GG, Ben-Eliyahu S (2003) Prostaglandin e(2) supresses NK activity in vivo and promotes postoperative tumor metastasis in rats. Ann Surg Oncol 10(4):469-479.

6 TRUST: Impulse für einen integrativen Behandlungsansatz – Salutogenese, Resilienz und Positive Psychologie als Fundament

Christa Diegelmann

Und ich weiß jetzt, es geht nicht nur um ein paar Stunden und Tage,
sondern es geht um ein ganzes Leben.
Und dieses Leben, sei es auch noch so kurz,
beinhaltet den Zweifel und das Glück, das Wissen und das Unwissen
(Christoph Schlingensief 2009, S. 255).

6.1 Behandlungsansätze aktivieren Ego-States

Krankheit ist verbunden mit Ich-Zuständen/Ego-States (Watkins & Watkins 2008), die Gefühle von Hilflosigkeit und Hoffnungslosigkeit aktivieren. Daher sollen TRUST-Interventionen darauf fokussieren, *Ego-States* zu aktivieren, die Resilienz, das Kohärenzgefühl und die Glücksfähigkeit stärken. Ziel ist, das Bewältigungspotential und die Lebensqualität zu verbessern. Für den Bereich der Psychoonkologie bieten die Konzepte der Salutogenese, der Resilienz und auch der neuen Fachrichtung der Positiven Psychologie ein Fundament für neue Perspektiven (▶ Abb. 6.1). Daraus lassen sich neue Interventionen, Behandlungsansätze und therapeutische Haltungen ableiten. Allen gemeinsam ist es, den Blick nicht auf die Pathologie zu richten, sondern auf die individuellen Stärken und Heilungspotentiale der Menschen. Sie konzentrieren sich darauf, zu erfassen, was dazu beiträgt, dass ein Mensch trotz vielfältiger Belastungen gesund bleibt bzw. falls er erkrankt, eher wieder gesund wird bzw. sich gesund fühlen kann.

Diese Konzepte haben meine Vorgehensweise, die ich Psychotherapie mit TRUST nenne, wesentlich geprägt. Meine klinischen Erfahrungen mit PatientInnen, die durch eine lebensbedrohliche körperliche Erkrankung traumatisiert sind, haben mich veranlasst, gängige Interventionen zu modifizieren. Das Trauma, oder besser gesagt die Lebensherausforderung ist bei dieser Klientel nicht »vorbei«, und durch oftmals monatelang andauernde medizinische Behandlungen sind diese PatientInnen noch zusätzlich belastet. Bereits am Anfang einer Therapie sind zudem häufig gezielte Kriseninterventionen notwendig.

Ich habe für mein psychotherapeutisches Vorgehen den Begriff TRUST gewählt. Zunächst entstand das Wort aus dem Wunsch, für die wesentlichen Elemente ein Akronym (Kurzwort, das aus den Anfangsbuchstaben mehrerer Wörter gebildet wird) zu finden: Techniken Ressourcenfokussierter Und Symbolhafter Traumabearbeitung. Doch mittlerweile empfinde ich allein das Wort TRUST/Vertrauen als passender und zutreffender.

Das Vorgehen mit TRUST

- ist schulenübergreifend und methodenintegrativ,
- aktiviert konsequent die Ressourcen,
- stärkt die Resilienz und
- ist an aktuellen neurobiologischen Erkenntnissen orientiert.

TRUST beinhaltet als Behandlungsansatz eine therapeutische Grundhaltung von Vertrauen in die therapeutische Beziehung, Vertrauen in die Selbstheilungspotentiale und die »innere Weisheit« im Behandlungsprozess. Es ist aber auch das Vertrauen darauf, dass grundlegende Veränderungsprozesse selbst bis ins hohe Alter möglich sind. Ressourcenorientierte Konzepte haben den Anspruch, die individuellen Selbstregulationsmöglichkeiten der Beteiligten zu achten und zu fördern. Konzepte sind jedoch immer kontextabhängig entstandene Konstrukte und damit veränderbare Bezugspunkte, die durch die Zeitgeschichte mit geprägt werden (Diegelmann & Isermann 2016).

6.2 Salutogenese – Warum bleiben Menschen trotz extremer Belastungen gesund

Das Salutogenese-Konzept des amerikanisch-israelischen Medizinsoziologen Aaron Antonovsky (1923–1994) ist inzwischen als gängige Sichtweise nicht nur im Gesundheitswesen etabliert. Es untersucht, welche Bedingungen dazu beitragen, dass Menschen trotz extremer Belastungen gesund bleiben können. Das zentrale Kernstück seines Salutogenese-Modells ist das Konstrukt des Kohärenzgefühls. Es geht darum, die Grundeinstellung des Menschen, das Vertrauen in das eigene Leben zu erfassen. Das Kohärenzgefühl (sense of coherence, SOC) setzt sich zusammen aus dem Gefühl der Verstehbarkeit (sense of comprehensibility), dem Gefühl von Handhabbarkeit bzw. Bewältigbarkeit (sense of manageability) und dem Gefühl von Sinnhaftigkeit bzw. Bedeutsamkeit (sense of meaningfulness). Die Forschungsarbeiten von Antonovsky (1997) zielten darauf, herauszufinden, unter welchen Bedingungen Menschen unkontrollierbaren Stress bewältigen konnten, ohne krank zu werden. Sein Konzept geht jedoch davon aus, dass das Kohärenzgefühl als Persönlichkeitsvariable eher wenig veränderbar sei. Entweder man hat ein stabiles Kohärenzgefühl von klein auf erworben oder hat es eben nicht. Nach meinen Erfahrungen ist es jedoch möglich, auch auf dieser Ebene der Grundeinstellungen Veränderungsprozesse durch psychotherapeutische Interventionen zu initiieren.

6.2.1 TRUST-Interventionen zur Förderung des Kohärenzerlebens

Interventionen im Sinne der Salutogenese sollen allgemein das Kohärenzerleben stärken. Hier einige praxisbezogene Gedanken dazu.

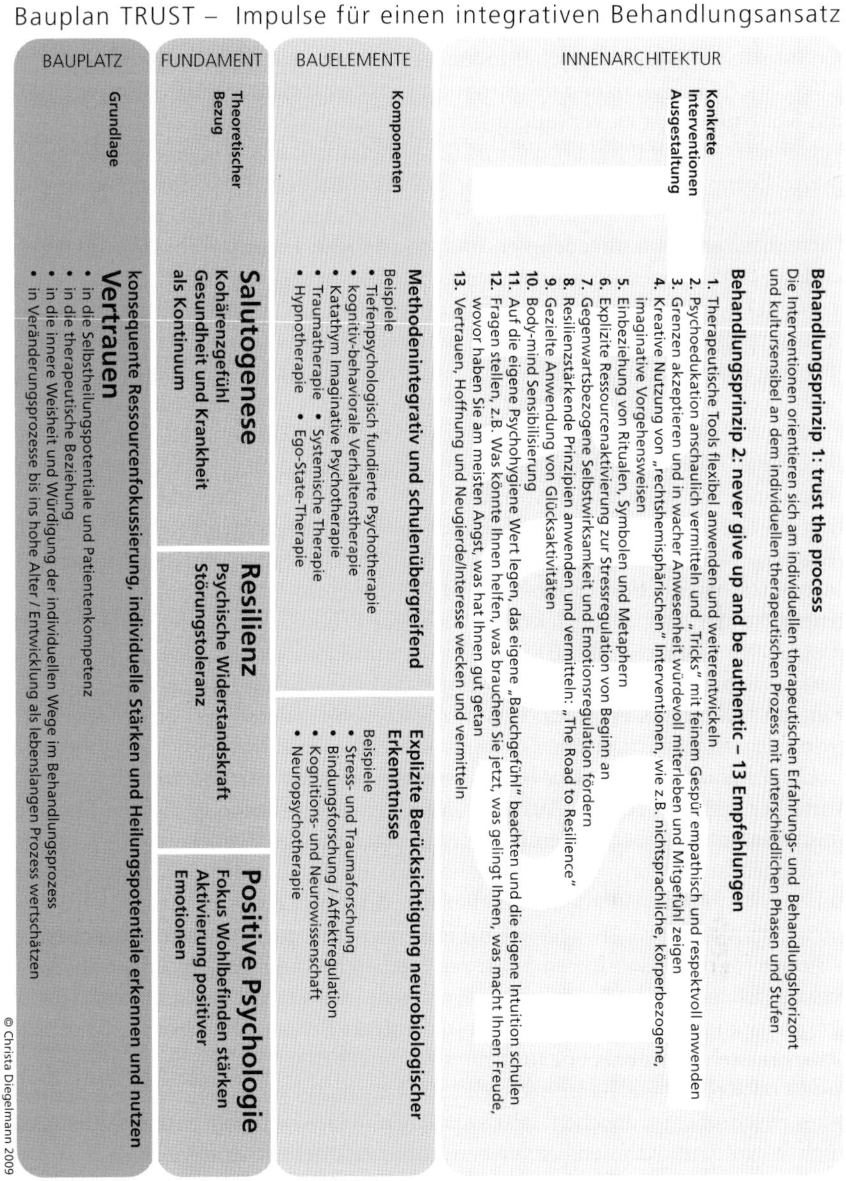

Bauplan TRUST – Impulse für einen integrativen Behandlungsansatz

BAUPLATZ

Grundlage

Vertrauen
- in die Selbstheilungspotentiale und Patientenkompetenz
- in die therapeutische Beziehung
- in die innere Weisheit und Würdigung der individuellen Wege im Behandlungsprozess
- in Veränderungsprozesse bis ins hohe Alter / Entwicklung als lebenslangen Prozess wertschätzen

konsequente Ressourcenfokussierung, individuelle Stärken und Heilungspotentiale erkennen und nutzen

FUNDAMENT

Theoretischer Bezug

Salutogenese
Kohärenzgefühl
Gesundheit und Krankheit als Kontinuum

Resilienz
Psychische Widerstandskraft
Störungstoleranz

Positive Psychologie
Fokus Wohlbefinden stärken
Aktivierung positiver Emotionen

Explizite Berücksichtigung neurobiologischer Erkenntnisse
Beispiele
- Stress- und Traumaforschung
- Bindungsforschung / Affektregulation
- Kognitions- und Neurowissenschaft
- Neuropsychotherapie

BAUELEMENTE

Komponenten

Methodenintegrativ und schulenübergreifend
Beispiele
- Tiefenpsychologisch fundierte Psychotherapie
- kognitiv-behaviorale Verhaltenstherapie
- Katathym Imaginative Psychotherapie
- Traumatherapie • Systemische Therapie
- Hypnotherapie • Ego-State-Therapie

INNENARCHITEKTUR

Konkrete Interventionen Ausgestaltung

Behandlungsprinzip 1: trust the process
Die Interventionen orientieren sich am individuellen therapeutischen Erfahrungs- und Behandlungshorizont und kultursensibel an dem individuellen therapeutischen Prozess mit unterschiedlichen Phasen und Stufen

Behandlungsprinzip 2: never give up and be authentic – 13 Empfehlungen
1. Therapeutische Tools flexibel anwenden und weiterentwickeln
2. Psychoedukation anschaulich vermitteln und „Tricks" mit feinem Gespür empathisch und respektvoll anwenden
3. Grenzen akzeptieren und in wacher Anwesenheit würdevoll miterleben und Mitgefühl zeigen
4. Kreative Nutzung von „rechtshemisphärischen" Interventionen, wie z.B. nichtsprachliche, körperbezogene, imaginative Vorgehensweisen
5. Einbeziehung von Ritualen, Symbolen und Metaphern
6. Explizite Ressourcenaktivierung zur Stressregulation von Beginn an
7. Gegenwartsbezogene Selbstwirksamkeit und Emotionsregulation fördern
8. Resilienzstärkende Prinzipien anwenden und vermitteln: „The Road to Resilience"
9. Gezielte Anwendung von Glücksaktivitäten
10. Body-mind Sensibilisierung
11. Auf die eigene Psychohygiene Wert legen, das eigene „Bauchgefühl" beachten und die eigene Intuition schulen
12. Fragen stellen, z.B. Was könnte Ihnen helfen, was brauchen Sie jetzt, was gelingt Ihnen, was macht Ihnen Freude, wovor haben Sie am meisten Angst, was hat Ihnen gut getan
13. Vertrauen, Hoffnung und Neugierde/Interesse wecken und vermitteln

© Christa Diegelmann 2009

Abb. 6.1: Bauplan TRUST: Impulse für einen integrativen Behandlungsansatz

87

Gefühl der Verstehbarkeit (sense of comprehensibility): Psychoonkologische Interventionen sollten die PatientInnen gezielt darin unterstützen, verstehen zu lernen, was die Krebserkrankung subjektiv und objektiv bedeuten kann. Das können beispielsweise Informationen über den medizinischen Behandlungsweg sein (global und spezifisch, z. B. die Information über spezielle Medikamente zur besseren Verträglichkeit der Chemotherapie). Auch die Psychoedukation bezüglich spezifischer Reaktionen der Stressverarbeitung und deren »Normalisierung« oder die Information über Besonderheiten der medizinischen Behandlung, einschließlich der Information über typische, mögliche, teils drastische Nebenwirkungen. Die differenzierte Einschätzung der Situation hilft den Patienten dabei, diffuse Gefühle von Kontrollverlust zu verändern.

Gefühl von Handhabbarkeit bzw. Bewältigbarkeit (sense of manageability): Die zweite Ebene betrifft das Thema der Handhabbarkeit. Diese Interventionsebene kann sehr vielseitig ausgestaltet werden. Bereits beim Erstkontakt kann die Thematisierung von angenehmen und belastenden Lebenserfahrungen dazu auffordern, hinzuspüren, was im bisherigen Leben bereits an Vielfalt »gehandhabt« wurde. Das Interesse an dem, was bisher im Leben dazu beigetragen hat, eine Belastungsbalance zu ermöglichen, unterstützt das Lösungsverhalten und die Flexibilität auch bezogen auf die gegenwärtige Situation. Das Gefühl der Handhabbarkeit wird auch angeregt und unterstützt durch tägliche systematische Rituale, die auf den Stress regulierend wirken und die Spannung reduzieren, z. B. die Übung »Atmen und Lächeln«, Feldenkrais, zapchen oder Qigong-Übungen, Imaginationen, individuelle Morgen- und Abendrituale, das »ABC des Wohlbefindens« (Diegelmann 2007a) oder auch die Beschäftigung mit Ressourcen mittels Fragebögen (▶ Kap. 8). Studien zu Achtsamkeit, Meditation und dem Mindfulness-Based-Stress-Reduction-Programm (MBSR-Programm) weisen auf deren salutogenetische Wirkung als Begleitmaßnahme zur Behandlung von Krebs hin (Gander et al. 2008; Gotink et al. 2015). »Es geht um dieses Gefühl, dass es in der Welt, direkt vor meiner Nase, so viele wunderschöne Sachen gibt. Das kann ein Baum sein, ein leckeres Essen, alles, was mir jetzt mehr bedeutet als jemals zuvor. Das Normalste ist das Schönste« (Schlingensief 2009, S. 103).

Gefühl von Sinnhaftigkeit bzw. Bedeutsamkeit (sense of meaningfulness): Der dritte Bezugspunkt für die Auswahl salutogener Interventionen ist die Ebene der Sinnfindung/Sinngebung. Bereits die Aussage, dass eine unerwartete Krankheit auch dazu auffordert, zu überdenken »was ist mir wirklich wichtig in meinem Leben«, kann dazu einladen, sich eher für neue Antworten zu öffnen. Ich möchte dazu ermutigen, Fragen nach dem Sinn, nach den persönlichen Wünschen und Visionen für das eigene Leben, nach den eigenen Kraftquellen, also den subjektiven Ressourcen explizit und regelhaft zu erfragen: »Good medical care should include sensitivity to the spiritual dimension of patients' lives« (Davidson 2008, S. 388). Dabei entstehen oftmals erstaunliche Ressourcenzugänge. Die regelhafte Aktivierung von Ressourcen kann bereits in Aufklärungsgesprächen, Visitengesprächen oder psychotherapeutischen Erstgesprächen dazu beitragen, dass PatientInnen auch kognitiv aufnahmefähig bleiben können. »Aktives Zuhören« im Sinne von vertieftem, wertfreiem Nachfragen und dem Aufgreifen von Emotionen reicht nicht aus. Es sollte durch die regelhafte Aktivierung von subjektiven und objektiven

Ressourcen sinnvoll erweitert werden. »Die Kommunikation von Ärzten und Pflegekräften mit onkologischen Patienten und deren Angehörigen ist von hoher Bedeutung für die Patientenzufriedenheit und vermutlich auch für das medizinische Behandlungsergebnis« (Lang et al. 2009).

6.3 Resilienz – Psychische Widerstandskraft, Störungstoleranz für Belastungen

Die psychische Widerstandkraft eines Menschen im Umgang mit Krisen und Belastungen wird als *Resilienz* bezeichnet. Jeder Mensch hat von Geburt an Resilienzpotentiale, die entsprechend seiner psychosozialen Lebenswelt zur Entfaltung kommen können oder eben verkümmern. Die Resilienzforschung bestätigt, dass sich Resilienzkompetenzen interaktiv zwischen dem Individuum und seiner psychosozialen Umwelt entwickeln (Bonanno 2004; Connor & Zhang 2006; Ong et al. 2006; Boss 2008). Die Forschungen über Resilienz (Walsh 2004; Bleich et al. 2006; Yehuda et al. 2006; BzGA 2012) bestätigen auch die klinischen Erfahrungen, dass Menschen, die zum Teil extremen Belastungen ausgesetzt sind oder waren, oft unglaubliche Bewältigungskompetenzen entwickeln. Dabei ist auffallend, dass die »Schwere« der traumatischen Erfahrungen oder Belastungen dabei nicht auf die Schwere der »Symptomatik« schließen lässt. Diese Erkenntnis gibt es ja auch immer wieder bei KrebspatientInnen, die trotz ungünstiger Prognose der eigenen Krebserkrankung zu einem erstaunlichen Zuwachs an psychischer Widerstandskraft finden können und umgekehrt, dass PatientInnen mit einer »guten« Prognose psychisch vollkommen »aus der Bahn geworfen« werden können. Dieses Wissen ist sehr bedeutsam für die Ausrichtung der therapeutischen Interventionen im Behandlungsverlauf.

Die Wurzeln des Resilienzkonzepts liegen wie bei der Salutogenese in dem Erkunden von Wirkprinzipien eines erfolgreichen Umgangs mit Defiziten und Belastungen. Der Ausgangspunkt ist die Frage, was dazu beiträgt, dass Menschen, vor allem Kinder, die unter schwierigen Umständen leben, im Umgang mit Krisen und Belastungen (trotzdem) psychische Widerstandskraft entwickeln. Die erste Längsschnittstudie über Resilienz wurde bereits 1955 von der in Deutschland geborenen Entwicklungspsychologin Emmy E. Werner auf der Insel Kauai (Hawaii) begonnen. Sie hat in jahrzehntelanger Forschung herausgefunden, wie wichtig stabile Bindungserfahrungen in der Kindheit für die psychische Gesundheit im Erwachsenenalter sind. Trotz Risikofaktoren (z. B. chronischer Armut, elterlicher Psychopathologie und dauerhafter Disharmonie in der Herkunftsfamilie) haben diejenigen Erwachsenen eine relativ normale Gesundheit entwickelt, die verlässliche Rollenmodelle/Bindungspersonen für eine konstruktive Lebensbewältigung innerhalb oder auch außerhalb der Primärfamilie hatten. Dieses früh erworbene Bewältigungspotential hatte sich im Laufe des Lebens weiterentwickelt und dazu beigetragen, dass sich auch die Kompetenz im Umgang mit verschiedenen Arten von

Stressoren verbesserte (Werner & Smith 1992). Zuverlässige Bindungserfahrungen in der Kindheit wirkten sich lebenslang als Schutzfaktoren gegenüber unkontrollierbarem Stress aus (Garmezy & Masten 1991; Richardson 2002). »To understand the plasticity of behavior in response to traumatic live events, it is necessary to recognize the multidimensional nature of traumatic experiences. Traumas are not equal in their impact to the psyche and vary greatly in their stressor dimensions« (Agaibi & Wilson 2005, S. 210). Im Bereich der Traumaforschung bestätigt sich als grobe Regel, dass hohe Resilienz einhergeht mit geringeren PTSD-Symptomen und einem allgemein besseren Gesundheitsstatus, obwohl die Wechselwirkungen zwischen Trauma und psychologischem Distress selbstverständlich komplex sind. So zeigte sich beispielsweise in einer Studie mit Studierenden, deren Resilienzstatus bereits vor dem Attentat der Terroristen auf das World-Trade-Center am 11. September 2001 erhoben worden war, dass diejenigen mit hoher »Prä 9/11 Resilienz« auch nach dem Attentat weniger Depressionen und weniger emotionale Stressbelastungen aufwiesen. Auch eine Studie mit Opfern von Gewaltverbrechen belegt, dass Resilienz einhergeht mit weniger PTSD-Symptomen, besserer Affektregulation und einer besseren allgemeinen Gesundheit (Connor et al. 2003).

Resilienz, also die psychische Widerstandskraft, ist sicherlich auch bei dem einschneidenden Erleben einer lebensbedrohlichen Erkrankung als Schutzfaktor gegenüber psychischem Distress bedeutsam. Für den Bereich der Psychoonkologie können die Resilienz fördernden Interventionen unmittelbar auf eine Verbesserung der Affektregulation zielen und die Mobilisierung von Bewältigungsressourcen unterstützen. In Kapitel 8 werden Verfahren zur Einschätzung von Resilienz und Ressourcen vorgestellt. Für die konkrete psychoonkologische Arbeit hilft das Modell der Resilienz als nicht pathologisierendes Konstrukt sowohl den PatientInnen als auch den Angehörigen dabei, darauf zu vertrauen, dass psychische Widerstandskraft erlernbar bzw. abrufbar ist, um bei extremer Belastung die psychische und physische Gesundheit zu erhalten bzw. wiederherzustellen.

Der Begriff der Resilienz kommt von dem lateinischen Wort »resilire«, was soviel bedeutet wie »zurückspringen, abprallen«. Er wird in verschiedenen Wissenschaftsdisziplinen ganz unterschiedlich angewandt. In der Physik wird der Begriff der Resilienz z. B. dazu benutzt, die Eigenschaft eines elastischen Materials zu beschreiben, welches nach einer Deformierung, bedingt durch einen äußeren Einfluss, wieder seine ursprüngliche Form annehmen kann. Es geht also um eine gewisse Störungstoleranz von Systemen. Im psychologischen Bereich könnte man Resilienz auch als selbstregulatives Potential jedes Menschen beschreiben. »Da der Blick des Therapeuten jedoch meistens darauf gerichtet ist, sofort nach dem Pathologischen zu suchen, ist die Vorstellung, den Klienten auf seine natürliche Resilienz hin zu erkunden, relativ neu« (Boss 2008, S. 70).

6.3.1 Das Resilienz-Stressbewältigungs-Modell (RSB-Modell)

Das Resilienz-Stressbewältigungs-Modell (Diegelmann 2007a) nutze ich bereits zu Beginn der Behandlung, um belasteten Menschen ein plausibles Behandlungskonzept vermitteln zu können. Es zeigt in nicht-pathologisierender Weise den Zusammenhang zwischen dem als unkontrollierbar erlebten Stress und dem Ausmaß an Bewältigungserleben auf. Gleichzeitig lässt sich damit der Nutzen von Interventionen zur Stressregulation plausibel machen, die einerseits der Stressbewältigung und andererseits der Ressourcen- und Resilienzstärkung dienen sollen. Die umgekehrt U-förmige Stress-Bewältigungskurve zeigt, dass bei mittlerem Stressniveau (Balancebereich) das Bewältigungspotential am höchsten ist. Geringer Stress (z. B. geringe Anforderungen, depressiver Rückzug, Dissoziation) führt ebenso wenig zu langfristig entlastenden Lösungen bzw. neuen Bewältigungserfahrungen wie zu hoher Stress bzw. Extremstress. Ein traumatisches Geschehen oder auch eine Krisensituation erhöhen das Stresserleben und entsprechend kann die Kurve der Bewältigungskompetenz verlaufen. Zur Veranschaulichung ist auch die »window of tolerance«-Metapher hilfreich, die von einem optimalen Arousal-Level ausgeht, in dem eine emotionale Verarbeitung stattfinden kann, ohne die Funktionsfähigkeit des Systems zu überfordern (van der Kolk 1987; Siegel 1999).

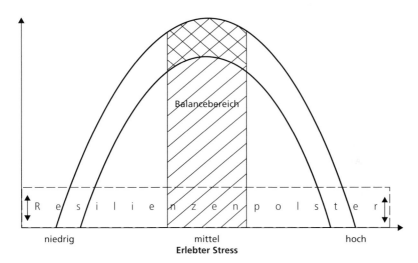

Abb. 6.2: Das Resilienz-Stressbewältigungs-Modell (RSB-Modell) (Diegelmann 2007; Abdruck mit freundlicher Erlaubnis des Klett-Cotta Verlages)

Die tragende Basis des RSB-Modells bildet der individuelle, aktuelle Resilienzstatus, das »Resilienzpolster«. Ein höheres »Resilienzpolster« verschiebt die Stress-Bewältigungskurve nach oben und erhöht dadurch das Bewältigungspotential. Bei Extremstress nimmt die Bewältigungskompetenz auch bei Personen mit einem hohen Resilienzpolster extrem ab, wenn diese nicht in der Lage sind, das Stressniveau herunterzuregulieren. Das bedeutet, die therapeutischen Interventionen sollten sowohl direkt auf die Stressregulation (Entspannung, Bewegung, Gedankenmanagement etc.) einwirken als auch darauf ausgerichtet sein, Ressourcen zu aktivieren und zu stärken, um das Basispotential, das persönliche Fundament, das

»Resilienzpolster« zu stabilisieren bzw. zu erhöhen (z. B. emotionale Stabilität, Lebensfreude, Energie, Offenheit für Neues, Fähigkeit zum Perspektivwechsel). Dadurch ist selbst bei einem erhöhten Stressniveau ein höheres Bewältigungspotential gegeben.

6.3.2 TRUST-Interventionen zur Stärkung der Resilienz

Eine psychoonkologische Grundhaltung sollte bereits vom Erstkontakt an eine Ressourcenperspektive vermitteln. Wesentliche Elemente davon sind:

- Wertschätzung, Anerkennung der »Ausnahmesituation«
- Ambivalenzgefühle thematisieren und ausdrücklich »erlauben«
- Interventionen zur Stressregulation anbieten
- Risiko- und Schutzfaktoren explorieren
- psychoedukative Interventionen anschaulich vermitteln
- PatientInnen als kompetente »ExpertInnen« für ihre Lebenssituation wahrnehmen
- Schuldgefühle als normale Reaktion einordnen lernen
- Probleme und Ängste benennen, dadurch werden sie externalisiert und können schrittweise geordnet und weiter bearbeitet werden
- das individuelle »window of tolerance« für den Umgang mit Gefühlen thematisieren
- Psychohygiene auf der BehandlerInnenseite zur Stärkung der eigenen Resilienz

TRUST-Interventionen zur Resilienzstärkung berücksichtigen unter Bezugnahme auf das RSB-Modell bereits vom Erstkontakt an folgende Prinzipien:

1. Stressabbau und Vermeidung von Überflutung,
2. Benennen und »Normalisieren« der posttraumatischen/kriseninduzierten Stress-Symptome,
3. Stabilität und Kontrollgefühl erhöhen.

Besonders die explizite Aufmerksamkeitslenkung auf Ressourcen im therapeutischen Prozess kann dazu beitragen, gewohnte Wahrnehmungs- und Bewertungsprozesse zu verändern. Dazu sind besonders auch Symbole und Metaphern hilfreich (Dorst 2007). Für die meisten Menschen steht die Belastung durch die Erkrankung oder der (drohende) Verlust der bisherigen gewohnten Normalität als Thema an erster Stelle, wenn sie psychoonkologische Unterstützungsangebote wahrnehmen. Um aber den »präfrontalen Kortex« zur Handlungsplanung und Neuorganisation überhaupt »erreichen« zu können, ist ja, wie oben beschrieben, zunächst eine gewisse Stress-Balance erforderlich (Hüther 2006; Isermann 2006).

Zur Veranschaulichung meines ressourcenorientierten psychoonkologischen Vorgehens, das zunächst den Schwerpunkt auf Interventionen der Stabilisierung, Krisenintervention und Ressourcenstärkung setzt, benutze ich oft Metaphern (Diegelmann 2006a; Diegelmann & Isermann 2011). Überzeugend wirkt beispielsweise der Vergleich mit der Anpassung der Baukonstruktion von Häusern in erdbebengefährdeten Gebieten (z. B. in Japan oder Kalifornien): Dort wird durch eine Verstärkung des Untergrunds – der Stabilisierung der Bodenplatte – das Gebäude auf eine erdbebensicherere Grundlage gestellt und außerdem werden die einzelnen Gebäudeteile nicht starr, sondern mit einer gewissen Elastizität miteinander verbunden. Sehr gerne verwende ich auch ein Beispiel von Hüther, der für den Umgang mit schwierigen Bedingungen, mit Angst und Ohnmacht, den Vergleich mit einem Menschen anregt, der über das Eis geht: »Da hängt es nicht so sehr davon ab, ob er nun einstürzt oder nicht, wie viel Gepäck er auf dem Rücken hat, das heißt wie viel er tragen muss, sondern es hängt ganz entscheidend davon ab, wie dick das Eis ist, wie dick der Untergrund ist auf dem er steht – und es kann sein, dass es wichtig für uns ist, diesen Untergrund zu verstärken, damit wir resistenter gegenüber diesen Belastungen sind, die im Leben ohnehin unvermeidlich sind« (Hüther 2007, Track 1). Pauline Boss verwendet zur Veranschaulichung des Resilienzprinzips das Bild einer Brücke, sie sagt: »Da ich Resilienz unter dem Stressaspekt betrachte, definiere ich sie als Fähigkeit, sich mit den Belastungen und Spannungen des Lebens (wie ein Gummiband) zu dehnen und sich (wie eine Hängebrücke) diesen anzupassen. […] Stress bedeutet, dass die Brücke unter einem gewissen Druck steht; Spannung bedeutet, dass die Brücke schwankt, aber hält; Krise bedeutet, dass die Brücke einstürzt; und Resilienz bedeutet, dass sich die Brücke unter dem auf sie ausgeübten Druck biegt, diesen Druck aber absorbieren kann, ohne dadurch Schaden zu nehmen« (Boss 2008, S. 71). Neuerdings benutze ich das Brückenmotiv auch, um damit zu veranschaulichen, wie umfassend und differenziert Brückenkonstruktionen sein müssen, wenn es darum geht, schwieriges Terrain zu überbrücken. Ich beschreibe dann, wie viele Konstruktionselemente für einen sicheren Stand erforderlich waren, um die längste Meeresbrücke der Welt über die 36 km lange Bucht von Hangzhou, südlich von Shanghai zu spannen. Und eine Krebserkrankung erfordert eben auch oft keine »einfachen« Lösungen, sondern individuelle psychische Anpassungskonstruktionen, um von einem Ufer zu einem anderen kommen zu können. Oft verwende ich auch die von Anke Ehlers beschriebene »Schrankmetapher« (Ehlers 1999). Ich nutze diese in etwa folgendermaßen: »Stellen Sie sich vor, Ihre aktuelle Lebenssituation ist durch die Krebserkrankung vollkommen durcheinandergeraten, in etwa so wie in einem Kleiderschrank, in dem alles durcheinander liegt. Die Tür geht kaum noch zu, aber gewissermaßen wie durch irgendeine neue Anforderung soll noch etwas in den Schrank, und Sie haben keine Ahnung, wohin damit, oder ob Sie das überhaupt gebrauchen können etc. Hier in der Therapie nehmen wir uns Zeit dazu, wieder Ordnung in Ihren ›Kleiderschrank‹ zu bekommen. Sie sortieren mit meiner Unterstützung, was wohin gehört, wie Socken zu Socken, T-Shirts, Blusen, Hemden, Hosen etc. und achten darauf, ob Sie das alles überhaupt noch haben wollen. Sie können dann auch entscheiden, was eventuell in die Altkleidersammlung kann, an einen anderen oder bestimmten Platz im Schrank soll. Oder Sie merken: Da ist Freiraum entstanden und Sie entdecken eine gewisse Lust daran, sich etwas Neues anschaffen zu wollen.«

»In allen Disziplinen ist man sich inzwischen einig, dass Resilienz mehr ist als Bewältigung oder Überwindung. Resilient sein heißt gedeihen trotz widriger Lebensbedingungen beziehungsweise seine körperliche und seelische Gesundheit erhalten und Freude am Leben finden« (Boss 2008, S. 76). Das Konzept der Resilienz unterstützt das Bestreben, dass die PatientInnen bei der Bewältigung ihrer Krebserkrankung so wenig wie möglich von unkontrollierbarem Stress überflutet werden. Es geht darum, das Erleben einer lebensbedrohlichen Erkrankung durch schrittweise Verarbeitungsprozesse zu ordnen, zu rekonstruieren und mit gefühlter Sinnhaftigkeit und gestärkter Resilienz anders erleben zu können. Die Resilienz stärkenden Interventionen tragen dazu bei, die Toleranz gegenüber den Unwägbarkeiten des Lebens zu erweitern.

The Road to Resilience: Besonders anschaulich werden zehn Wege zur Stärkung von Resilienz in einer Broschüre vorgestellt, die von der APA (American Psychological Association 2009) herausgegeben wurde (www.helping.apa.org).

Hier eine Liste der »zehn Wege zum Aufbau von Resilienz« in Stichworten:

1. Soziale Beziehungen pflegen
2. Krisen nicht als unüberwindbar ansehen
3. Veränderungen als Teil des Lebens akzeptieren
4. Eigene Ziele anstreben
5. Aktiv werden
6. Belastungen als Gelegenheit zum Wachstum ansehen
7. Ein positives Selbstbild pflegen
8. Eine breitere Perspektive behalten
9. Optimistisch und hoffnungsvoll bleiben
10. Für sich sorgen

6.4 Positive Psychologie – Die Wissenschaft vom sinnerfüllten Leben

Der amerikanische Psychologe Martin Seligman ist einer der bekanntesten Depressionsforscher, der u. a. in den 1980er-Jahren das Konzept der »Erlernten Hilflosigkeit« entwickelt hat. In dem Buch »Der Glücksfaktor. Warum Optimisten länger leben« (2003) veranschaulicht er die neue Fachrichtung der »Positiven Psychologie«, die er 1998 gemeinsam mit Mihaly Csikszentmihalyi und Ray Fowler gegründet hat. Die Positive Psychologie zielt auf eine Stärkung von Glück und Wohlbefinden und geht davon aus, dass jeder Mensch die positiven Seiten der eigenen Persönlichkeit aktiv unterstützen und fördern kann. Die Positive Psychologie beschäftigt sich schwerpunktmäßig mit den positiven Seiten der menschlichen Existenz und wendet sich der Erforschung dessen zu, was Menschen allgemein stärkt und das Leben lebenswerter macht. Der erste Weltkongress für Positive Psychologie fand 2009 in Philadelphia/USA statt (www.ippanetwork.org). Aufgrund der noch sehr neuen Entwicklung der Positiven Psychologie gibt es erst sehr wenige Studien, die sich speziell auf die Arbeit mit KrebspatientInnen beziehen.

Erste Untersuchungen zeigen jedoch das Potential dieser Herangehensweise für den Bereich der Psychoonkologie auf, beispielsweise den Nutzen eines entsprechenden multimodalen psychotherapeutischen Ansatzes bei Brustkrebspatientinnen während der Strahlentherapie (Schnur et al. 2009). In einer Meta-Analyse, die Studien mit über 4000 Probanden einschloss, zeigte sich, dass Interventionen im Sinne der Positiven Psychologie, die auf Gefühle, Verhalten und Kognitionen zielen, sowohl das Wohlbefinden als auch depressive Symptome signifikant verbesserten. Es wird empfohlen, dass TherapeutInnen die Techniken der Positiven Psychologie in ihre klinische Arbeit integrieren sollten. Speziell depressive, ältere und hoch motivierte PatientInnen profitierten besonders von diesen Interventionen. Befürwortet wird auch, diese Interventionen eher in der Einzel- statt Gruppentherapie anzuwenden (Jennings 2009). Diese Ergebnisse bestätigen auch meine klinischen Erfahrungen in der Arbeit mit KrebspatientInnen.

Trotzdem Ja zum Leben sagen: »Tricks« sind hilfreich: Historisch gesehen könnte man die Arbeit von Viktor Frankl bereits als Beginn der späteren Fachrichtung Positive Psychologie ansehen. Er hat, ausgelöst durch seine Konfrontation mit dem Krieg und seine persönlichen Erfahrungen mit der Entmenschlichung im Konzentrationslager, eine Theorie entwickelt, die herleitet, wie wichtig die Einstellung, » … trotzdem Ja zum Leben sagen« (Frankl 1982, 2008, 29. Aufl.), sein kann. Es ist nicht leicht, PatientInnen, die durch die Diagnose Krebs die Konfrontation mit der eigenen Endlichkeit erleben, zu erklären, dass sie gewissermaßen »Tricks« zur Selbstberuhigung und Affektregulation für sich nutzen können. Das Wort »Trick« hat schnell einen negativen Beigeschmack. Eine gewisse Rückenstärkung haben mir die Schilderungen von Viktor Frankl gegeben, der seine psychologischen Überlebensstrategien im Konzentrationslager ebenfalls als »Tricks« bezeichnete. Zur Veranschaulichung möchte ich hier Frankl selbst zu Wort kommen lassen: »So wird es klar, dass jeder Versuch, den psychopathologischen Erscheinungen, die das Lagerleben beim Häftling herbeiführt, im Sinne einer Psychotherapie oder gar einer Psychohygiene entgegenzuarbeiten, darauf angewiesen ist, den Menschen im Konzentrationslager und trotz dem Konzentrationslager dadurch innerlich aufzurichten, dass man sich bemüht, ihn wieder auf die Zukunft hin, auf ein Ziel in der Zukunft auszurichten« (Frankl 2008, S. 118). Er veranschaulicht diese Vorgehensweise anhand einer eigenen Erfahrung. »Was mich selbst anlangt, erinnere ich mich an folgendes Erlebnis: Fast weinend vor Schmerzen in den wunden Füßen, die in offenen Schuhen staken, im grimmigen Frost und eisigen Gegenwind, humpelte ich in langer Kolonne die paar Kilometer vom Lager zum Arbeitsplatz. Mein Geist beschäftigte sich unablässig mit den tausendfältigen kleinen Problemen unseres Lagerlebens: Was wird es heute Abend zu essen geben? Soll ich die Scheibe Wurst, die es vielleicht als Zubuße geben wird, nicht lieber für eine Stück Brot eintauschen? […] Schon ekelt mich dieser grausame Zwang an, unter dem all mein Denken sich täglich und stündlich nur mit solchen Fragen abplagen muß. Da gebrauche ich einen Trick: plötzlich sehe ich mich selber in einem hell erleuchteten, schönen und warmen, großen Vortragssaal am Rednerpult stehen, vor mir ein interessiert lauschendes Publikum in gemütlichen Polstersitzen – und ich spreche; spreche und halte einen Vortrag über die Psychologie des Konzentrationslagers! Und all das, was mich so quält und bedrückt, all das wird objektiviert und von einer höheren Warte der Wissenschaft-lichkeit aus gesehen und geschildert [...]. Und mit diesem Trick gelingt es mir, mich irgendwie über die Situation, über die Gegenwart und über ihr Leid zu stellen, und sie so zu schauen, als ob sie schon Vergangenheit darstellte [...]. Wie sagt doch Spinoza in seiner ›Ethik‹? ›Affectus, qui passio est, desinit esse passio simulatque eius claram et distinctam formamus ideam‹ (Eine Gemütsregung, die ein Leiden ist, hört auf ein Leiden zu sein, sobald wir uns von ihr eine klare und deutliche Vorstellung bilden. – Ethik, 5.Teil, ›Über die Macht des Geistes oder die menschliche Freiheit‹, Satz III.)« (Frankl 2008, S. 119–120).

Die Kraft der Vorstellung wird hier sehr anschaulich beschrieben. Über diesen Weg der bewussten Ablenkung und Vertiefung in eine andere Situation gelang Frankl das mutige Überleben dieser widrigsten Lebensumstände. In der psycho-onkologischen Arbeit geht es häufig auch um existentielle Erfahrungen, z. B. Pro-gredienzangst, Ängste vor dem Sterben, vor unerträglichen Schmerzen, Scham, Todesangst, Ohnmachtsgefühle, Verzweiflung, Trauer um die verlorene Zukunft oder nicht erfüllte Vergangenheit. Das sind auch intensive Herausforderungen an die TherapeutInnen. Glaubhafte, empathische und würdige Interventionswege sind da notwendig – und die Offenheit für eine wirkliche Begegnung. »In der Imagi-nation kann man sich Räume erschließen, in denen wir unsere Identität stabilisieren können, wir können Probleme darstellen und uns mit ihnen auseinandersetzen – und man kann diesen Raum der Imagination auch miteinander teilen, und mitei-nander Erfahrenes, auch Schreckliches, verarbeiten und den verschwiegensten Wünschen erstmals Raum geben« (Kast 2000, S. 154).

Aus der Haltung der Positiven Psychologie heraus ist es besonders wichtig, mit feinem Gespür und Anteilnahme gezielte »Tricks« anzuwenden, die vor allem auch dazu beitragen, das Stressniveau zu senken, um die höheren kognitiven Funktionen überhaupt nutzen zu können. Welcher »Trick« findet authentische Antworten auf folgende Fragen im Erstgespräch mit einem 46-jährigen Patienten mit metastasier-tem Bronchialkarzinom: »Soll ich mir denn immer noch die Zähne putzen, wenn ich spätestens in fünf Monaten sowieso in der Kiste lande, ist doch egal, ob du mit Zahnstein ins Loch steigst, oder bleibe ich lieber morgens im Bett liegen, weil ich keinen Bock habe aufzustehen, warum soll ich mich denn quälen und mich der Mühsal stellen, wenn ich sowieso nicht mehr lange lebe?« Meine Reaktion: »Ich würde Sie gerne darin unterstützen, zu authentischen Antworten zu finden und das bedeutet, dass Sie nicht nur kurzfristig ›bequeme‹ Verhaltensalternativen auswäh-len, um diese Fragen für sich lösen zu können, sondern Antworten zu finden, die zu Ihrem Leben passen und da bin ich mir nicht so sicher, wenn ich mir beispielsweise Ihre besonderen Schuhe ansehe, ob das Aufgeben von Achtsamkeit im Umgang mit sich selbst wirklich so ein passendes Verhalten ist«. Mit dieser Intervention spreche ich einen anderen Ego-State in ihm an, der seinen Blickwinkel wieder erweitert. Er: »Da haben Sie Recht, es soll schon alles ästhetisch zugehen in meinem Leben, ich weiß nur gar nicht, ob ich wirklich weiter leben will, ob ich nicht ein heimliches Selbsttötungsprogramm laufen habe«. Zur Klärung dieser Frage biete ich ihm be-reits in dieser ersten Stunde die Arbeit mit CIPBS zur Krisenintervention an, was dazu führt, dass er mit deutlich spürbarer Entspannung, innerer Klarheit und beginnender Zuversicht diese Sitzung abschließen konnte (Anwendungsbeispiel ▶ Kap. 12).

6.4.1 Positive Gefühle und Posttraumatisches Wachstum

Inzwischen gibt es zahlreiche Studien, die aufzeigen, wie bedeutsam die Aktivierung positiver Emotionen und Kognitionen für ein gesundes und erfülltes Leben sein kann. In der Diskussion um die Wirksamkeit psychologischer Interventionen bei Krebskranken erzielen Interventionsstudien, die die Selbstwirksamkeit fördern, tendenziell die höchsten Effektstärken (Faller 2009). Wir wissen bisher nicht, welche spezifischen Faktoren individuelle Unterschiede in der subjektiv erlebten Belastung von KrebspatientInnen bedingen. Die Anwendung psychosozialer Interventionen bei KrebspatientInnen wird allgemein gefordert und für sinnvoll erachtet (Koch et al. 2009; Reavley et al. 2009), doch auch hier sind die spezifischen Wirkkomponenten noch unklar.

Studien zum Posttraumatischen Wachstum (Posttraumatic Growth, PTG) zeigen ebenfalls, dass es noch zu wenig Wissen darüber gibt, welchen spezifischen Einfluss die Erfahrung einer lebensbedrohlichen Erkrankung auf den Zuwachs an PTG haben kann (Carboon et al. 2005; Cordova 2008). Langzeitüberlebende nach einer Krebserkrankung geben in Selbstbeschreibungen an, authentischer leben zu können, im Sinne von »ich habe gelernt, darauf zu achten, was mir wirklich wichtig ist in meinem Leben« und von einem Zuwachs an persönlichen Freiheiten, im Sinne von »ich fühle mich mutiger und freier, mein eigenes Leben zu leben und bin weniger eingeschränkt durch die Erwartungen anderer« (Cunningham & Watson 2004). Irmhild Harbach-Dietz, als Psychotherapeutin selbst von einer Krebsdiagnose betroffen, hat in halboffenen Interviews verschiedene Frauen zu Wort kommen lassen, die ihren individuell wahrgenommenen Weg im Umgang mit der Krebserkrankung schildern. »Am Beginn ihrer Erkrankung setzten einige der Befragten ihre ganze Hoffnung in die Medizin. Im Laufe der Auseinandersetzung mit ihrer Krankheit haben alle die Verantwortung für sich und ihre Heilung übernommen. Sie sind von Behandelten zu Handelnden geworden: ›Es ist mein Körper, Ich entscheide!‹ Bei allen führte ein intensiver, längerer Prozess zur Reifung und neuer Selbsterkenntnis« (Harbach-Dietz 2006, S. 131). Elmar Reuter beschreibt, dass eine identitätsstärkende psychoonkologische Psychotherapie, orientiert am Konzept der Selbstmanagementtherapie nach Kanfer, die darauf zielt, Ressourcen zu stärken und Stressoren zu verringern, bei den PatientInnen dazu führt, weniger Beschwerdedruck durch Symptome zu erleben. Dennoch fasst er zusammen: »Identisch werden und sich authentisch fühlen, erweist sich als schwer operationalisierbar und ist als Copingmechanismus oder protektiver Faktor bei der Bewältigung von Krebs wissenschaftlich kaum untersucht« (Reuter 2007, S. 200). Lechner et al. (2008) weisen darauf hin, dass bezogen auf die Zielvariable *benefit finding* (BF) die psychotherapeutische Einzeltherapie nach derzeitiger Evidenz der beste Ansatz ist.

6.4.2 TRUST-Interventionen und Positive Psychologie

Bedenkt man, dass Gesundheit für die meisten Menschen eine der wichtigsten Repräsentanten für ihr Wohlbefinden darstellt, wird deutlich, wie groß das

Potential einer Krebserkrankung sein kann, das innere Gleichgewicht zu irritieren. In einer 2008 von Emnid durchgeführten repräsentativen Umfrage, initiiert von der Bertelsmann Stiftung, gaben 87 % der Befragten als wichtigsten Faktor für Glück die eigene Gesundheit und die der Familie an. Als weitere Faktoren für Glück wurden genannt: Aufwachsen in intaktem Elternhaus (74 %), Freude über kleine Dinge (69 %), Arbeitsplatz haben (56 %), Freunde (64 %), Partnerschaft (63 %), Neues lernen können (40 %). Andererseits gibt es auch den Effekt, dass KrebspatientInnen eine höhere subjektive Lebensqualität als die Durchschnittsbevölkerung und teilweise auch als ihre behandelnden ÄrztInnen haben und dass das Ausmaß der Lebensqualität eher von subjektiven als von objektiven Faktoren beeinflusst wird (Herschbach & Heußner 2008). Die Humanistische Psychologie, vor allem aber die Gründung der Fachrichtung Positive Psychologie und die Erkenntnisse der neurobiologischen Forschung waren wichtige Voraussetzungen für zahlreiche Forschungsansätze der Glücksforschung. Sonja Lyubomirsky, eine der bekanntesten GlücksforscherInnen empfiehlt folgende zwölf »Glücksaktivitäten« (Lyubomirsky 2008):

1. Entwickeln Sie Ihre Fähigkeit zur Dankbarkeit
2. Seien Sie optimistisch
3. Vermeiden Sie Grübeleien und soziale Vergleiche
4. Seien Sie hilfsbereit
5. Pflegen Sie Ihre sozialen Beziehungen
6. Entwickeln Sie Bewältigungsstrategien
7. Lernen Sie zu vergeben
8. Schaffen Sie Flow-Erfahrungen
9. Genießen Sie die Freuden des Lebens
10. Verwirklichen Sie Ihre Lebensträume
11. Beschäftigen Sie sich mit Religion und Spiritualität
12. Sorgen Sie für Ihren Körper: Meditation, Sport, Vorwegnahme des Glücks

Ganz allgemein empfiehlt Lyubomirsky: Verändere absichtlich ganz alltägliche Aktivitäten, Denk- und Verhaltensweisen, nicht deine Lebensumstände (»Change your activities, not your circumstances.«). Diese Aktivitäten-Empfehlungen passen nach meinen klinischen Erfahrungen sehr gut in den Kontext der Psychoonkologie. Auch das sogenannte Flow-Konzept (Csikszentmihalyi 2004) kann im Rahmen der psychoonkologischen Arbeit Anwendung finden. *Flow* beschreibt ein Lebensgefühl des völligen Einsseins mit dem eigenen Tun. Dabei muss es sich nicht nur um angenehme Erfahrungen handeln. Das Leben überrascht immer wieder, und begegnet man diesen »Überraschungen« mit Respekt, dann kann jeder Augenblick als Gelegenheit zum *Flow*, als Möglichkeit des vollkommenen Präsent-Seins genutzt werden. »Es ist niemals leicht, Kontrolle über das Leben zu gewinnen, und manchmal ist es sogar eindeutig schmerzhaft. Doch auf längere Sicht geben optimale Erfahrungen einem ein Gefühl von Kontrolle über sich selbst – vielleicht besser ein Gefühl, *teilzuhaben* an der Festlegung dessen, was den Sinn des Lebens ausmacht – und das ist dem, was wir gewöhnlich unter Glück verstehen, so nahe, wie man ihm jemals gelangen kann« (Csikszentmihalyi 2004, S. 16). Die Beschäftigung mit positiven Gefühlen erweitern das individuelle »thought-action repertoire«. Dadurch werden intellektuelle, physische, soziale und psychologische Ressourcen auch für die Zukunft erweitert (Fredrickson 2001, 2003). Barbara L. Fredrickson hat mit ihrem theoretischen Modell, der »broaden-and-build theory of positive emotions« aufgezeigt, dass durch die bewusste Beschäftigung mit positiven Emotionen eine Zunahme von Wohlbefinden und eine Stärkung der Resilienz erfolgt (Fredrickson 1998, 2001).

6.5 TRUST: Vertrauen als Haltung und Ermutigung zu ressourcenorientierten Interventionen

»Die drei Säulen menschlicher Beziehungen sind
Vertrauen, Würde und Unabhängigkeit«
Charlotte Wolff (1962–1966; zitiert in: Rappolt 2005, S. 11)

Als Psychotherapeutin sind für mich Vertrauen, Authentizität und Offenheit tragende Prinzipien in der Arbeit mit Menschen in existentiellen Lebenssituationen. Ich habe hier exemplarisch Zitate von Leitfiguren der Psychotherapie ausgewählt, die anschaulich machen, welche weiteren Grundhaltungen dabei hilfreich sein können.

Arno Gruen (2006, 2009) setzt sich in seinem Werk für das Erleben des menschlichen Mitfühlens ein. Der unmittelbare Austausch mit den Unsicherheiten des Lebens solle sich dabei an individuellen, inneren Prozessen orientieren, um überhaupt Identität zu ermöglichen. »Kriege können verhindert werden, und ich glaube, es ist einfacher, als wir denken. Denn viele von uns haben noch Träume, die mit unserer Sehnsucht nach Verbundenheit zu tun haben. Diese Träume, die tief aus unserem Inneren kommen, können uns eine Hilfe sein, denn sie tragen dazu bei, die Wahrheit zu erkennen und stärken den Mut, unser Mitgefühl zum Maßstab unseres Handelns zu machen. Denn darum geht es: an dem Glauben an das Gute im Menschen festzuhalten« (Gruen 2006, S. 105). Luise Reddemann äußert sich zu dem Märchen »Das Wasser des Lebens«: »Ich verstehe dieses Märchen als eines, das sich in vielen Facetten mit dem Thema Würde auseinandersetzt und – noch genauer – mit der Würde von Menschen, die anderen helfen wollen. Das Wasser des Lebens kann auf Dauer und für alle nur heilsam sein, wenn es würdevoll verabreicht wird, das heißt, wenn sowohl derjenige, der es bekommt, wie derjenige, der es gibt, ganz in seiner Würde bleiben kann« (Reddemann 2008, S. 33). Yalom empfiehlt: »Seinen eigenen Ängsten ins Auge blicken und sich mit seinem gegenüber auf gemeinsamen Grund begeben […] Man kann jemandem, der dem Tod gegenübersteht, keinen größeren Dienst erweisen (und ab diesem Punkt spreche ich von jenen, die an einer tödlichen Krankheit leiden, oder von körperlich gesunden Personen mit Todesangst), als ihm die reine Anwesenheit anzubieten« (Yalom 2008, S. 123–124).

TRUST-TherapeutInnen sollten den Mut haben und sich frei fühlen, bewährte »Tricks« empathisch und respektvoll zu nutzen und eigene »Tricks« zu erfinden, um die Entfaltungsmöglichkeiten von Menschen in Extremsituationen würdevoll zu unterstützen. Dabei helfen neben der therapeutischen Ausbildung vor allem vielfältige eigene Ressourcen, Kreativität, therapeutische Intuition und Erfahrung. »Augenblicke verändern uns mehr als die Zeit« – dieser wunderbare Gedanke und Buchtitel von Charlotte Wolff beschreibt sehr gut, wie wichtig das Vertrauen auf den Moment, auf die Begegnung auf das Potential jeden Atemzuges sein kann. Dazu fällt mir aus dem Gedicht »Stufen« von Hermann Hesse ein: »Es wird vielleicht auch noch die Todesstunde uns neuen Räumen jung entgegen senden, des Lebens Ruf an uns wird niemals enden ... wohlan denn, Herz, nimm Abschied und gesunde!«

PsychotherapeutInnen sollten immer auch die eigenen Ressourcen pflegen und gezielt Einfluss auf die eigene Resilienz nehmen, besonders wenn sie mit Menschen arbeiten, die in existentiell bedrohlichen Lebenssituationen sind. Aus neurobiologischen Forschungen zu »Spiegelneuronen« (Bauer 2006) wissen wir, wie das Miterleben von Erfahrungen anderer Menschen unmittelbar das eigene Erleben und Handeln beeinflusst. Dieses Prinzip wirkt auch umgekehrt: Wenn TherapeutInnen eine ausgeprägte Resilienz »ausstrahlen« und eine zuversichtliche Grundhaltung verkörpern, dann löst das auch unmittelbar eine *Resilienz-Resonanz* bei den PatientInnen aus.

Literatur

Antonovsky A (1997) Salutogenese: Zur Entmystifizierung der Gesundheit. Tübingen: dgvt.

APA, The American Psychological Association (APA) (2009) The Road to Resilience brochure (http://www.helping.apa.org; Zugriff am 13.05.2009).

Bauer J (2006) Warum ich fühle, was du fühlst. Intuitive Kommunikation und das Geheimnis der Spiegelneurone. 11. Aufl. Hamburg: Hoffmann und Campe.

Bonanno G A (2004) Loss, Trauma, and human resilience: Have we underestimated the human capacity to thrive after extremely aversive events? American Psychologist 59:20–28.

BZgA/Bundeszentrale für gesundheitliche Aufklärung (Hrsg.) (2012) Bengel J. und Lyssenko L. Band 43: Resilienz und psychologische Schutzfaktoren im Erwachsenenalter/Stand der Forschung zu psychologischen Schutzfaktoren von Gesundheit im Erwachsenenalter. BZgA, Köln

Carboon I, Anderson VA, Pollard A, Szer J, Seymour JF (2005) Posttraumatic Growth Following a Cancer Diagnosis: Do World Assumptions Contribute? Traumatology 11:269–283.

Connor KM, Davidson JRT, Lee L (2003) Spirituality, resilience and anger in survivors of violent trauma: A comminuty survey. Journal of Traumatic Stress 16:487–494.

Cordova MJ (2008) Facilitating Posttraumatic Growth Following Cancer. In: Joseph S, Linley PA (Hrsg.) Trauma, Recovery, and Growth. Positive Psychological Perspectives on Posttraumatic Stress. Hoboken, New Jersey: Wiley & Sons. S. 185–205.

Coyne JC, Stefanek M, Palmer SC (2007) Psychotherapy and Survival in Cancer: The Conflict Between Hope and Evidence. Psychological Bulletin 133:367–394.

Csikszentmihalyi M (2004) Flow. Das Geheimnis des Glücks. Sonderausgabe. Stuttgart: Klett-Cotta.

Cunningham AJ, Watson K (2004) How psychological therapy may prolong survival in cancer patients: New evidence and a simple theory. Integr Cancer Ther 3:214–229.

Davidson RJ (2008) Spirituality and Medicine: Science and Practice. Ann Fam Med 6:388–389.

Diegelmann C (2006a) Ressourcenorientierte psychoonkologische Psychotherapie. In: Ditz S, Diegelmann C, Isermann M (Hrsg.) Psychoonkologie – Schwerpunkt Brustkrebs. Ein Handbuch für die ärztliche und psychotherapeutische Praxis. Stuttgart: Kohlhammer. S. 187–197.

Diegelmann C (2006b) Ressourcenorientierte imaginative und kreative Techniken in der Psychoonkologie. In: Ditz S, Diegelmann C, Isermann M (Hrsg.) Psychoonkologie – Schwerpunkt Brustkrebs. Ein Handbuch für die ärztliche und psychotherapeutische Praxis. Stuttgart: Kohlhammer. S. 289–304.

Diegelmann C (2007a) Trauma und Krise bewältigen. Psychotherapie mit TRUST. Stuttgart: Klett-Cotta.

Diegelmann C (2007b) Trauma und Krise bewältigen. Hör-CD mit Texten, Übungen und Gedichten zur Ressourcenstärkung. Stuttgart: Klett-Cotta.

Diegelmann C & Isermann M (2011) Kraft in der Krise. Ressourcen gegen die Angst. Stuttgart: Klett-Cotta.

Diegelmann C & Isermann M (2016) TRUST – Das Manual. Berlin: Deutscher Psychologen Verlag.

Dorst B (2007) Therapeutisches Arbeiten mit Symbolen. Wege in die innere Bilderwelt. Stuttgart: Kohlhammer.

Faller H (2009) Erfolg psychologischer Interventionen – ein Review. In: Koch U, Weis J (Hrsg.) Psychoonkologie. Eine Disziplin in der Entwicklung. Göttingen: Hogrefe. S. 189–198.

Frankl VE (2008) … trotzdem Ja zum Leben sagen. Ein Psychologe erlebt das Konzentrationslager. 29. Aufl. München: dtv.

Gander ML, Kohls N, Walach H (2008) Achtsamkeit und Krebs – eine Übersicht. Deutsche Zeitschrift für Onkologie 40:158–162.

Garmezy N, Masten AS (1991) The protective role of competence indicators in children at risk. In: Cummings EM et al. (Hrsg.) Lifespan developmental psychology: Perspectives on stress and coping. Hillsdale N J: Lawrence Erlbaum. S. 151–174.

Gotink RA, Chu P, Busschbach JJ, Benson H, Fricchione GL, Hunink MG (2015) Standardised Mindfulness-Based Interventions in Healthcare: An Overview of Systematic Reviews and Meta-Analyses of RCTs. PLoS One.10 (4): e0124344.

Harbach-Dietz I (2006) »Ich bin sehr dankbar für mein Leben«. Frauen berichten über Alternativen im Umgang mit Krebs. Berlin: Orlanda.

Hüther G (2006) Ursachen und Auswirkungen von Angst und Stress und Möglichkeiten der Bewältigung seelischer Belastungen aus neurobiologischer Sicht. In: Ditz S, Diegelmann C, Isermann M (Hrsg.) Psychoonkologie – Schwerpunkt Brustkrebs. Ein Handbuch für die ärztliche und psychotherapeutische Praxis. Stuttgart: Kohlhammer. S. 93–102.

Hüther G (2007) Ressourcen gegen die Angst. In: Diegelmann C (Hrsg.) Trauma und Krise bewältigen. Hör-CD mit Texten, Übungen und Gedichten zur Ressourcenstärkung. Stuttgart: Klett-Cotta.

Isermann M (2006) Brustkrebs als Psychotrauma. In: Ditz S, Diegelmann C, Isermann M (Hrsg.) Psychoonkologie – Schwerpunkt Brustkrebs. Ein Handbuch für die ärztliche und psychotherapeutische Praxis. Stuttgart: Kohlhammer. S. 110–115.

Jennings S (2009) Positive Psychology Techniques – To enhance well-being – Meta Analysis. J Clin Psychol, Online early view 2009.

Kast V (2000) Lebenskrisen werden Lebenschancen. Wendepunkte des Lebens aktiv gestalten. Freiburg: Herder.

Koch U, Weis J (Hrsg.) (2009) Psychoonkologie. Eine Disziplin in der Entwicklung. Göttingen: Hogrefe.

Koch U, Ullrich A, Mehnert A (2009) Psychosoziale Versorgung von Krebspatienten aus der Perspektive der Versorgungsforschung. In: Koch U, Weis J (Hrsg.) Psychoonkologie. Eine Disziplin in der Entwicklung. Göttingen: Hogrefe. S. 254–260.

Lang K, Schmeling-Kludas C, Schölermann C, Kunkel F, Koch U (2009) Das Hamburger Kursprogramm zum Unterrichten von Gesprächsführungskompetenzen in Onkologie und Palliativversorgung. In: Koch U, Weis J (Hrsg.) Psychoonkologie. Eine Disziplin in der Entwicklung. Göttingen: Hogrefe, S. 238–250.

Lechner SC, Stoelb BL, Antoni MH (2008) Group-Based Therapies for Benefit Finding in Cancer. In: Joseph S, Linley PA (Hrsg.) Trauma, Recovery, and Growth. Positive Psychological Perspectives on Posttraumatic Stress. Hoboken, New Jersey: Wiley & Sons. S. 207–231.

Lyubomirsky S (2008) Glücklich sein: Warum Sie es in der Hand haben, zufrieden zu leben. Frankfurt: Campus.

Reavely N, Pallant JF, Sali A (2009) Evaluation of the Effects of a Psychosocial Intervention on Mood, Coping, and Quality of Life in Cancer Patients, Integr Cancer Ther 8:47–55.

Rappolt C (2005) Charlotte Wolff (1897–1986), Ärztin, Psychotherapeutin, Wissenschaftlerin, Jüdische Miniaturen. Band 34. Teetz, Berlin: Hentrich & Hentrich.

Reddemann L (2008) Würde – Annäherung an einen vergessenen Wert in der Psychotherapie. Stuttgart: Klett-Cotta.

Reuter E (2007) Identitätsstärkung – Fördert Authentizität das Gesundwerden nach Krebs? In: Frank R (Hrsg.) Therapieziel Wohlbefinden. Ressourcen aktivieren in der Psychotherapie. Heidelberg: Springer. S. 190–202.

Richardson G E (2002) The metatheory of resilience and resiliency. J Clin Psychol 58:307–321.

Romer G, Möller B, Haagen M, Quitmann J, Riedesser P (2009) Psychische Belastungen und ihre Bewältigung bei Kindern krebskranker Eltern. In: Koch U, Weis J (Hrsg.) Psychoonkologie. Eine Disziplin in der Entwicklung. Hogrefe: Göttingen.

Schlingensief C (2009) So schön wie hier kanns im Himmel gar nicht sein! Tagebuch einer Krebserkrankung. Köln: Kiepenheuer & Witsch.

Schnur JB, David D, Kangas M, Green S, Bovbjerg DH, Montgomery GH (2009) A Randomized trial of a cognitive-behavioral therapy and hypnosis intervention on positive and negative affect during breast cancer radiotherapy. J Clin Psychol 65:1–13.

Schroevers MJ, Helgeson VS, Sanderman R, Ranchor AV (2009) Type of social support matters for prediction of posttraumatic growth among cancer survivors. New Jersey: Wiley & Sons.

Seligman M (2003) Der Glücksfaktor. Warum Optimisten länger leben. Bergisch Gladbach: Ehrenwirth.

Siegel D (1999) The developing mind: toward a neurobiology of interpersonal experience. New York: Guilford.

Walsh F (2004) Spirituality, death and loss. In: Walsh F, McGoldrick M (Hrsg.) Living beyond loss: Death in the family. 2. Aufl. New York: Norton. S. 182–210.

Watkins JG, Watkins HH (2008) Ego-States – Theorie und Therapie. Ein Handbuch. 2. Aufl. Heidelberg: Auer.

Weis J (2009) Schaden und Nutzen der zunehmenden Normierung der Psychoonkologie. Leitlinienbasierte vs. Individualisierte Therapie. Leitlinien als Behandlungs- und Orientierungshilfe in der Psychoonkologie. In: Schumacher A, Determann G, Ratsak E, Reinert P, Weyland P (Hrsg.) Psychoonkologie zwischen Ethik und Ökonomie- Zerreißprobe oder Chance? Lengerich: Pabst. S. 32–41.

Werner EE, Smith RS (1992) Overcoming the odds: High-risk children from birth to adulthood. New York: Cornell University Press.

Wright HN (1997) Resilience. Rebounding When Life's Upsets Knock You Down. Michigan: Servant Publications.

Yalom I (2008) In die Sonne schauen. Wie man die Angst vor dem Tod überwindet. München: btb.

7 Integration psychosomatischer Aspekte in die medizinische Behandlung

Friederike Siedentopf

7.1 Zum Stellenwert psychoonkologischer Betreuung in einem Brustzentrum

Brustkrebs ist heute die häufigste Krebserkrankung von Frauen (Ries et al. 2005). In Deutschland erkranken jährlich über 70 000 Frauen daran (RKI 2012). Wir wissen, dass ein hoher Prozentsatz von Krebspatientinnen während des Verlaufs ihrer Erkrankung und vor allem im Rahmen der durchgeführten Therapie unter starken psychischen Belastungen leidet. Dies führt häufig zu einer Abnahme der Lebensqualität. Die Intensität der psychologischen Reaktion auf die Krebsdiagnose variiert sehr (Koch & Weis 1998) und sie kann von normalen Gefühlen der Verletzbarkeit, Angst und Trauer zu großen Problemen anwachsen, wie Depressionen, Panikattacken, Angststörungen und einer existenziellen Krise (Koopman et al. 1998). Es gibt Schätzungen, dass 20–40 % der betroffenen Frauen unter Angst und Depressionen leiden, wobei angemerkt werden muss, dass Frauen bei Angst und Depression in der Regel allgemein höhere Werte erreichen. Vor allem in der frühen Behandlungsphase berichtet eine große Anzahl von PatientInnen über emotionalen Stress (Söllner et al. 2004).

Im Rahmen der Entwicklung von Brustzentren wurde eingeführt, dass der psychoonkologischen und psychosomatischen Betreuung ein hoher Stellenwert beigemessen wird. In der täglichen Arbeit ist es nun einerseits nicht immer leicht, diejenigen Patientinnen zu identifizieren, die einen erhöhten Bedarf an psychosozialer Unterstützung haben und ihnen dann im weiteren Verlauf Angebote der Unterstützung zu unterbreiten. Andererseits müssen in den Zentren Strukturen geschaffen werden, die den Bedürfnissen der Patientinnen entgegenkommen und niedrigschwellige Angebote im psychosozialen Bereich enthalten. Obwohl eine Vielzahl von Studien die psychische Belastung aufgrund einer Brustkrebserkrankung belegt, wird in der Literatur immer wieder betont, dass trotz der hohen Belastung nur wenige Patientinnen den Weg in eine weiterführende psychosomatische Betreuung oder eine Psychotherapie finden. Dies ist nicht verwunderlich. Die Patientinnen sind im Rahmen der Primärtherapie in hohem Maße mit der somatischen Therapie befasst, sie leiden unter den Nebenwirkungen von Chemo- und Strahlentherapie oder den Auswirkungen der operativen Therapie, die sich in den Vordergrund schieben. Die seelischen Belastungen sind den Frauen in dieser Phase oft gar nicht bewusst, umso notwendiger ist es, dafür Sorge zu tragen, die psychosomatischen und psychosozialen Aspekte in dieser Erkrankungsphase oder auch in der palliativen Situation im Routinealltag zu berücksichtigen.

In dem folgenden Beitrag sollen Möglichkeiten der Integration psychosomatischer Aspekte in der Betreuung in einem Brustzentrum dargestellt werden. Eine gute Versorgung unter Berücksichtigung psychosomatischer Aspekte setzt voraus, dass eine vertrauensvolle Atmosphäre gewährleistet ist und eng kommuniziert wird.

7.2 Die Diagnosemitteilung

Mit der Diagnosestellung gerät die Patientin in eine Krisensituation. Vom Zeitpunkt der Diagnosemitteilung an beginnen Bewältigungsmechanismen zu wirken. Schon allein in welchem Rahmen die Diagnose mitgeteilt wird, kann Einfluss auf die weitere Verarbeitung haben. Die Nachricht sollte möglichst der Arzt übermitteln, der auch die in der Regel erfolgte Stanzbiopsie durchgeführt hat, sodass beim ersten Gespräch schon eine Vertrauensbasis für die weitere Behandlung geschaffen werden kann. Eine Abweichung von diesem Prinzip sollte für die Patientin transparent und durchschaubar sein.

Im ersten Gespräch sollten auch die Möglichkeiten der Mitbetreuung durch die Psychoonkologin schon mit der Patientin thematisiert werden. Auch wenn das Angebot nicht immer angenommen wird, erfährt die Patientin dadurch, dass unser Selbstverständnis als Team der psychischen Versorgung einen hohen Stellenwert beimisst. Es gibt wenige Patientinnen, die zu diesem Zeitpunkt schon ein Gespräch im Sinne einer Krisenintervention wünschen. Im Gespräch mit der Patientin sollte von vorneherein der Aspekt thematisiert werden, dass es sich bei der in der Regel anschließenden Operation nicht um eine »notfallmäßige« Indikation handelt. Nicht selten ist es so, dass die Patientin, herausgerissen aus ihrem Alltag, vor der Aufnahme in die Klinik und Durchführung der Operation den Wunsch äußert, geplante Termine wahrzunehmen. Für das Einholen einer Zweitmeinung ist eigentlich immer ausreichend Zeit vorhanden und die Auseinandersetzung mit ggf. unterschiedlichen therapeutischen Vorgehensweisen erfordert dies auch. Im Gespräch erlebt man, wie entlastend es für die Patientin sein kann, hier auch den notwendigen Rahmen zur Verfügung stellen zu können.

7.3 Der stationäre Aufenthalt

Der Aufnahmetag in die Klinik ist von einer Vielzahl von Terminen und der Auseinandersetzung mit der Institution Krankenhaus geprägt. Im Rahmen des Aufnahmegesprächs erfolgt routinemäßig ein psychoonkologisches Screening, das in der aktuellen S3-Leitlinie Psychoonkologie (Leitlinienprogramm Onkologie 2014) und nach den Zertifizierungsrichtlinien für Brustzentren mittlerweile gefordert wird. Als verwendete Instrumente sind grundsätzlich verschiedene Fragebögen

einsetzbar. Gute Erfahrung haben wir mit der psychoonkologischen Basisdokumentation (PO-Bado) (Herschbach et al. 2004) und dem NCCN Distress-Ther-
mometer (Mehnert et al. 2006) gemacht. Beide Fragebögen eignen sich gut, um im
Rahmen des stationären Aufenthalts und eines mit weiteren Terminen vollge-
packten Ablaufplans einen Eindruck über die psychosoziale Situation der Patientin
zu gewinnen, individuelle Foci der Belastung zu erfassen und den Bedarf an in-
tensivierter psychosozialer Versorgung zu eruieren.

Wir bemühen uns, während des stationären Aufenthalts eine kontinuierliche
Betreuung durch das Team des Brustzentrums zu gewährleisten, sodass auch im
Rahmen der weiteren Versorgung das Vertrauen der Patientin in uns als ihr Be-
handlungsteam wachsen kann. Die Kontinuität der Betreuung wird idealerweise
unterstützt durch die breast care nurse (Brustschwester), die sowohl im ambulanten
Bereich als auch im stationären Bereich als nicht-ärztliche Ansprechpartnerin den
Frauen zur Verfügung steht. Sie hat im Team die wichtige Aufgabe, mit den Pa-
tientinnen den Ablauf weiterer Untersuchungen zu koordinieren sowie durch die
Weitergabe von Informationsmaterial und die Veranstaltung von Videovorfüh-
rungen zum Thema Brustkrebs die Kompetenz der Patientin als Fachfrau für ihre
Erkrankung zu etablieren und zu sichern.

Die Visite findet täglich statt. Natürlich werden einerseits die medizinischen
Fakten und der Verlauf der Wundheilung sowie die weiteren Befunde thematisiert,
andererseits nehmen wir aber auch immer wieder Bezug auf die soziale Situation
und die psychische Verfassung der individuellen Patientin. Vor der Operation findet
oft kein Gespräch mit der Psychoonkologin statt, da es zu dem Zeitpunkt explizit
nicht gewünscht wird. Nach der Operation nimmt diese jedoch regelmäßig an der
Visite teil. Dieses direkte Kennenlernen und die Face-to-Face-Situation erleichtert
die Kontaktaufnahme. Im Vordergrund dieser ersten Phase im Krankenhaus steht
meist die Auseinandersetzung mit dem Ergebnis der Operation und der sich daraus
ergebenden adjuvanten Therapie. Ein großes Thema ist das Warten auf das end-
gültige histologische Ergebnis, was als besonderes Damoklesschwert erlebt wird.
Die wenigsten Patientinnen können zu diesem Zeitpunkt abschätzen, welche
Auswirkungen die Erkrankung auf ihre gesamte Lebenssituation hat.

7.4 Zusätzliche Versorgungsangebote im stationären Setting

Als weiteres Angebot der Versorgung im stationären Setting eignen sich künstlerische Therapien und angeleitete Gruppen mit körperlich orientierten Therapie-
ansätzen wie Yoga und Entspannungsverfahren. Gerade nonverbale Therapiean-
gebote stellen für die Patientinnen eine gute Möglichkeit dar, sich auch auf
Versorgungsangebote einzulassen, die über die medizinische Betreuung hinausgehen. Zudem bieten wir seit vielen Jahren regelmäßig den sogenannten »Gesprächskreis Brustkrebs« an, ein niederschwelliges, psychoedukatives Gruppen-

angebot. Aus einem Themenkanon wählen die Frauen gemeinsam diejenigen Themen aus, die für sie in ihrer Situation relevant erscheinen. Die in einer Ko-Leitung (Ärztin und Psychoonkologin) stattfindenden Gruppen finden einmal wöchentlich statt. Bei Bedarf stellen weitere verschiedene Referenten Brustkrebs-relevante Themen vor. Der sich im Laufe der Jahre entwickelte Kanon ist in Kasten 1 dargestellt und wurde immer wieder durch Themen, die unter anderem aus den Reihen unserer Patientinnen stammten, ergänzt.

Kasten 1: Themenauswahl des »Gesprächskreis Brustkrebs«

1. Warum bin ich krank geworden? Welche eigenen Theorien habe ich zu diesem Thema?
2. Stressbewältigung – Verbesserung der Lebensqualität
3. Gesunde Ernährung nach Krebserkrankung
4. Strahlentherapie bei Brustkrebs
5. Alternativtherapien bei Krebserkrankungen – Ist ein Nebeneinander von schulmedizinischen Nachbehandlungsverfahren und ergänzenden Alternativtherapien möglich?
6. Wie sieht die Nachsorge bei Brustkrebs aus?
7. Chemotherapie, Hormontherapie, Immuntherapie – Warum und wann werden sie jeweils eingesetzt?
8. Neben- und Wechselwirkungen während einer Chemotherapie
9. Psyche und Krebs
10. Wie sinnvoll ist Sport nach einer Brustkrebsoperation?
11. Welche Sozialleistungen kann ich nach Brustkrebs beantragen?
12. Körperbild im Zusammenhang mit einer Krebserkrankung
13. Qi Gong – Theorie und Praxis
14. Umgang mit Kindern krebskranker Eltern
15. Überblick über Entspannungstechniken mit praktischen Übungen

Nach Abschluss des Gesprächskreises stellt sich dieser oft als Kristallisationspunkt einer neuen Selbsthilfegruppe heraus. Es haben sich schon mehrere Gruppen aus diesem Modell heraus gebildet, die weiter in Kontakt zum Brustzentrum bleiben. Diese psychosoziale Anbindung und Aktivierung der Eigeninitiative der Frauen halten wir für einen wichtigen Beitrag zur Genesung. Das Gefühl, alleingelassen zu sein in der Erkrankung und sich verloren zu fühlen, kann deutlich gemindert werden.

7.5 Entlassung und adjuvante Therapie

Die Inanspruchnahme der psychoonkologischen Betreuung wird beim Entlassungsgespräch erneut mit der Patientin thematisiert und es besteht auch die Möglichkeit, ambulante Gesprächstermine in der Klinik wahrzunehmen. Dies wird immer wichtiger, da die stationäre Aufenthaltsdauer nach einer Brustkrebsoperation insgesamt sehr kurz ist. Vor Beginn der adjuvanten Therapie ist eine pharmakologische Beratung vorgesehen, die über die Aufklärung hinsichtlich der Nebenwirkungen anstehender Therapien hinausreicht und in unserem Konzept inzwischen einen festen Stellenwert hat. Dabei wird dem Bedürfnis der Frauen Rechnung getragen, selbst gegen erwartete Nebenwirkungen tätig werden zu können und eine aktive Rolle zu übernehmen, im Gegensatz zum passiven Sich-ausgeliefert-Fühlen einer »verordneten« Therapie.

Durch die intensive Anbindung und Verzahnung der verschiedenen Berufsgruppen steigt die Zahl der Inanspruchnahme der psychoonkologischen und psychosomatischen Angebote stetig. 2014 hatten 70 % der primär an Brustkrebs erkrankten Frauen Kontakt zur Psychoonkologin. Die Gesprächskontakte fanden bedarfsadaptiert oft auch mehrfach statt.

Auch während der adjuvanten Therapie, die teilweise extern durchgeführt wird, finden immer wieder Gespräche im Brustzentrum statt. Aus medizinischer Sicht sind diese Gespräche vielleicht nicht erforderlich, aus unserer Erfahrung aber wichtig, um die individuelle Belastung während der Therapie einschätzen zu können. Diese kann sich im weiteren Verlauf sehr variabel gestalten, abhängig von der Verträglichkeit der Therapie, von Verdrängungsmechanismen und der psychosozialen Gesamtsituation.

7.6 Was tun wir für uns? – Die Bedeutung des Teams

Und was tun wir für uns? Die Belastung der Helfer im onkologischen Bereich ist oft beträchtlich. Einmal wöchentlich führen wir interdisziplinäre Fallbesprechungen im Team durch. Hier ist die besondere Bedeutung der Mitarbeiterinnen aus dem Pflegebereich sowie die der Physiotherapie zu betonen. Die Teamsitzungen dienen dem Austausch von Informationen unter den Berufsgruppen und der Artikulierung besonderer Belastungssituationen im Team. Es ist erstaunlich und beeindruckend zu erleben, wie unterschiedlich die Patientinnen sich den verschiedenen Berufsgruppen mitteilen und von ihnen wahrgenommen werden. Wir sind sehr froh, diese Interdisziplinarität nutzen zu können. Im Bedarfsfall nimmt an diesen Teamsitzungen auch die Schmerztherapeutin teil, die vor allem in der Betreuung der palliativen Patientinnen einen wichtigen Stellenwert hat. Die Klinik ist als schmerzfreies Krankenhaus zertifiziert und auf das Erheben des Schmerzstatus wird von den Schwestern und Pflegern besonders geachtet. Die palliative Versorgung soll weiter ausgebaut werden, darüber ist sich das Team einig. Je länger ein Brustzentrum besteht, umso häufiger haben wir mit Frauen in palliativen Situationen zu tun. Auch wenn wir keine Palliativstation im Haus haben, erleben wir, dass die Patientinnen durch die enge Anbindung an das Brustzentrum und die Frauenklinik mit dem Wunsch zu uns kommen, auf der Station zu sterben. Bei manchen Patientinnen können wir die Rückverlegung nach Hause oder auch die Verlegung auf Palliativstationen oder in Hospize organisieren, aber dies ist durchaus nicht immer gewünscht. Für viele Frauen scheint es letztlich nicht erstrebenswert, sich am Ende ihres Lebens in neue Strukturen zu begeben. Sie möchten dort bleiben, wo sie vertraute Menschen um sich wissen. Wir versuchen in der finalen Phase immer – wenn es gewünscht ist – die Unterbringung von engen Familienangehörigen oder Freunden zu verwirklichen.

Selber kommen wir im Umgang mit Tod und Sterben und dem damit verbundenen Leid oft an unsere Grenzen und haben das Gefühl, der komplexen palliativen Situation nicht gerecht werden zu können. Diese potentielle Überforderungssituation zu thematisieren, ist eine weitere Funktion der Teamsitzungen.

Wenn es darum geht, abschließend darüber zu reflektieren, inwieweit Psychosomatik in den verschiedenen Phasen der Brustkrebserkrankung integrierbar ist, so denke ich, dass es für die Patientinnen vor allen Dingen die Präsentation als interdisziplinäres Team leicht macht, sich auf Betreuungsangebote einzulassen. Für sie ist klar, dass wir zusammengehören und uns gemeinsam von den unterschiedlichsten Ausgangspunkten her für ihre Genesung stark machen und unterstützend wirksam werden. Im Rahmen der Zertifizierung von Brustzentren wird die Implementierung psychoonkologischer Betreuungsangebote gefordert. Wir bemühen uns, diesen Forderungen in einer Weise gerecht zu werden, in der die Kooperation und Zusammenarbeit aktiv gelebt wird, was letztlich auch zu unserer Arbeitszufriedenheit beiträgt. Die Belastungen des Personals in der Onkologie sind hoch und können in der Folge zu einer großen Fluktuation im Team führen. Wir bemühen uns um die eigene Psychohygiene, nicht nur zum Benefit unserer Patientinnen.

Literatur

Herschbach P, Brandl T, Knight L, Keller M (2004) Das subjektive Befinden von Krebskranken einheitlich beschreiben – Vorstellung der psychoonkologischen Basisdokumentation (PO-Bado). Dtsch Ärztebl 101:799–802.

Koch U, Weis J (1998) Krankheitsbewältigung bei Krebs und Möglichkeiten der Unterstützung. Stuttgart: Schattauer.

Koopman C, Hermanson K, Diamond S, Angell K, Spiegel D (1998) Social support, life stress, pain, and emotional adjustment to advanced breast cancer. Psycho-Oncology 7:101–111.

Krebs in Deutschland 2007/2008. http://www.rki.de/Krebs/DE/Content/Publikationen/¬Krebs_in_Deutschland/kid_2012/krebs_in_deutschland_2012.pdf?__blob=publication¬File. 4. Bericht

Leitlinienprogramm Onkologie (Deutsche Krebsgesellschaft, Deutsche Krebshilfe, AWMF): Psychoonkologische Diagnostik, Beratung und Behandlung von erwachsenen Krebspatienten, Langversion 1.1, 2014, AWMF-Registernummer: 032/051OL, http://leitlinien¬programm-onkologie.de/Leitlinien.7.0.html, [Stand: 27.07.2015].

Mehnert A, Müller D, Lehmann C, Koch U (2006) Die deutsche Version des NCCN Distress-Thermometers - Empirische Prüfung eines Screening-Instruments zur Erfassung psychosozialer Belastung bei Krebspatienten. Zeitschrift für Psychiatrie, Psychologie und Psychotherapie 54:213–23.

Ries L A G, Eisner M P, Kosary C L et al. (2005) SEER Cancer Statistics Review 1975–2002. Bethesda: National Cancer Institute.

Söllner W, Maislinger S, König A, De Vries A, Lukas P (2004) Providing psychosocial support for breast cancer patients based on screening for distress within a consultation liaison service. Psychooncology 13:893–897.

8 Auf dem Weg zu einer Ressourcen- und Resilienzdiagnostik

Christa Diegelmann und Margarete Isermann

Die traditionelle psychiatrische und klinisch-psychologische Diagnostik fokussiert überwiegend darauf, Symptome und pathologische Verhaltens- und Erlebensweisen zu erfassen. In der Psychoonkologie wird bereits in Abweichung von psychiatrischen Diagnosekriterien »ein eigenständiges, psychopathologisches‹ Kategoriensystem« gefordert (Herschbach 2006, S. 75). Aber auch hier liegt der Fokus noch fast ausschließlich auf der Erfassung von Belastungen und pathologischen Reaktionen. In der psychoonkologischen Praxis werden nur wenige Instrumente eingesetzt, die sowohl psychische Belastungen als auch Ressourcen erfassen wie z. B. der BC-PASS (Breast Cancer-Psychosocial Assessment Screening Scale, Isermann et al. 2006). Neue Konzepte und Sichtweisen verändern jedoch auch die Perspektiven der Diagnostik (Seligman 2003; Auhagen 2004; Grawe 2004). Es sind hier neue »Diagnostik-Tools« notwendig, die explizit den Blick auf die Ressourcen und die Aktivierung positiver Gefühle richten.

8.1 Ressourcen und Positive Psychologie

Das Aufspüren von Ressourcenbereichen kann sich an sehr verschiedenen Konstrukten ausrichten. Eine sehr breite Definition stammt von Nestmann (1996, S. 362): »Letztlich alles, was von einer bestimmten Person in einer bestimmten Situation wertgeschätzt wird oder als hilfreich erlebt wird, kann als eine Ressource betrachtet werden.« Diese Definition von Ressourcen kann man auch auf pathologische Ressourcen, wie z. B. auf selbstverletzendes Verhalten anwenden. In unserem Beitrag wollen wir Ressourcen unter dem Gesichtspunkt von stärkenden Lebenserfahrungen, Wohlbefinden, positiven Emotionen und Resilienz im Kontext von Belastungsbewältigung und Störungstoleranz betrachten.

Die gezielte Anwendung von positiven Emotionen erweitert das »thought-action repertoire« eines Menschen in mehreren Dimensionen (Broaden-and-Built-Theorie der Positiven Psychologie: Fredrickson 2003; Fredrickson et al. 2008):

- Intellektuelle Ressourcen (z. B. bessere Problembewältigung, Neues lernen)
- Physiologische Ressourcen (z. B. kardiovaskuläre Gesundheit, Koordination)
- Soziale Ressourcen (z. B. neue Kontakte)
- Psychologische Ressourcen (Zunahme von Optimismus und Resilienz, Zielorientierung).

110

Unsere klinischen Erfahrungen bestätigen, dass durch eine gezielte Ressourcenaktivierung und -stärkung auch im psychoonkologischen Bereich multidimensionale Effekte im Sinne der Broaden-and-Built-Theorie bei den PatientInnen, den Angehörigen und auch bei den BehandlerInnen zu beobachten sind.

Forstmeier und Mearcker (2008) weisen auf die Wichtigkeit einer Ressourcendiagnostik in der Alterspsychotherapie hin. Dies ist besonders bedeutsam, da Krebs in der Regel eine Krankheit des höheren Lebensalters ist. Alters-, geschlechts- und kulturspezifische Instrumente zur Ressourcen- und Resilienzdiagnostik sollten auch für die Psychoonkologie entwickelt werden.

Die Publikation von Brähler und Fydrich beschäftigt sich speziell mit dem Thema »Ressourcenorientierte Diagnostik« (2008). Es werden darin u. a. diagnostische Instrumente zur multidimensionalen Erfassung von Ressourcen im Überblick vorgestellt (Willutzki 2008). In ihren Schlussbemerkungen fordert Willutzki: »Die Diagnostik von Ressourcen stellt kein ›Alternativprogramm‹, sondern eine Ergänzung zur störungs- oder problembezogenen Analyse dar (Wright und Lopez 2002). Leitend für einen integrativen, über die Ressourcendiagnostik hinausweisenden Ansatz sind die folgenden vier Blickrichtungen:

- Identifikation von beeinträchtigenden bzw. problemverschärfenden Charakteristika des Klienten,
- Identifikation von persönlichen Stärken und Möglichkeiten,
- Identifikation von Mängeln und destruktiven Faktoren in der Umwelt,
- Identifikation von Ressourcen und Möglichkeiten in der Umwelt. Allerdings sind wir von den von Wright und Lopez (2002, S. 40) geforderten ›equal space and equal time‹ für die positive gegenüber der negativen Seite noch weit entfernt« (Willutzki 2008, S. 140).

Grawe (2004) zeigt auf, dass »Ressourcenaktivierung« ein zentraler Wirkmechanismus jeder Psychotherapie ist. »Offenbar ist es in der Psychotherapie sehr wichtig, dass die Belastung durch die Behandlung der Probleme immer ausgeglichen wird durch genügend intensive positive bedürfnisbefriedigende Erfahrungen, die der Patient gleichzeitig macht. Diese Erfahrungen kommen nicht von selbst, sondern müssen vom Therapeuten aktiv herbeigeführt, unterstützt und gefördert werden« (Grawe 2004, S. 401).

8.2 Resilienz, Lebensqualität, PatientInnenkompetenz und Wohlbefinden

Zur Einschätzung der Resilienz gibt es verschiedene Instrumente: die *Connor-Davidson Resilience Scale* ist besonders geeignet zur Einschätzung von Behandlungsverläufen bei PatientInnen mit PTBS (Connor & Davidson 2003). Eine deutsche Übersetzung der sog. *Resilienzskala (RS)* von Wagnild und Young gibt es seit einigen Jahren. Sie liegt als Langform mit 25 Items (Leppert et al. 2002) und in einer ökonomischeren Kurzform (11 Items) vor (Schumacher et al. 2005). Die Kurzform der RS kann als ein valides Messinstrument angesehen werden (Röhrig et al. 2006). Seit 2008 gibt es eine überarbeitete Kurzform mit 13 Items (RS-13), die Resilienz im Sinne von emotionaler Stabilität mithilfe eines Fragebogens ökonomisch abbildet (Leppert et al. 2008). Die RS-13 erfasst wesentliche Aspekte des Resilienzkonzeptes, wie z. B. Optimismus, emotionale Stabilität, Lebensfreude, Energie, Offenheit für Neues und die Fähigkeit zum Perspektivwechsel.

Schumacher et al. (2003) haben eine umfassende Zusammenstellung geeigneter Verfahren zur Psychodiagnostik von Wohlbefinden und zur Messung der Lebensqualität vorgelegt. Bernhard (2006) diskutiert kritisch den »normativen Anspruch« vieler Instrumente zur Erfassung der Lebensqualität in der Onkologie. Isermann (2006) macht darauf aufmerksam, dass bei der gängigen Erhebung der Lebensqualität in der Onkologie der Schwerpunkt auf funktionalen Einschränkungen und krankheitsbedingten körperlichen Symptomen liegt. Dadurch entsteht ein quasi »objektiver« Wert, der auch als Maß für das psychische Befinden gewertet wird, der aber die psychischen Faktoren zu wenig und zu undifferenziert berücksichtigt. Bei vielen Krebserkrankungen spielen auch die objektiven Einschränkungen und körperlichen Symptome durch die Erkrankung eine eher geringe Rolle. In anderen Forschungsbereichen wird die Lebensqualität dagegen häufig im Sinne von »Lebenszufriedenheit« erhoben.

Gleiser und Weis stellen ein Selbsteinschätzungsverfahren vor, »das empirisch fünf problem- und drei emotionszentrierte Kompetenzen in Bezug auf den Umgang mit einer Krebserkrankung differenziert. Damit ist erstmals eine methodische Grundlage dafür geschaffen, Bewältigungspotenziale und ihre (›natürliche‹ oder interventionsabhängige) Veränderung im Kontext einer Krebserkrankung hinreichend zuverlässig erfassen und potenzielle Einflussfaktoren sowie vermutete gesundheitsbezogene Auswirkungen von Patientenkompetenz empirisch analysieren zu können« (Giesler & Weis 2009, S. 169).

Eine handlungsorientierte Übersicht zur Psychotherapie des Wohlbefindens ist in dem Buch von Renate Frank zusammengestellt (Frank 2007). Es werden verschiedene Therapieansätze vorgestellt, die ganz spezifisch auf das Wohlbefinden fokussieren und damit den störungsorientierten Blick auch hinsichtlich diagnostischer Fragestellungen erweitern. Im Internet besteht die Möglichkeit, verschiedene Fragebögen aus dem Bereich der Positiven Psychologie im Selbsttest online auszufüllen: http://www.charakterstaerken. focus.de/fragebogen und englischsprachig www.PositivityRatio.com).

8.3 Neue Tools zur Ressourcen- und Resilienzanalyse

Wir stellen hier drei neue Instrumente vor, die wir aus der Praxis heraus entwickelt haben. Diese Tools können, ebenso wie der BC-PASS von unserer Homepage (www.idinstitut.de) als pdf-Datei heruntergeladen werden.

1. REGEDA-Fragebogen (Ressourcen-Gegen-Die Angst)
zur Aktivierung und Analyse individueller Ressourcen-Erfahrungen auf drei Ebenen (Hüther 2007). Die Fragen sollen aus der Perspektive der Gegenwart, der Vergangenheit und der Zukunft beantwortet werden (▶ **Abb. 8.1**).

2. TRUST-Thermometer
zur Einschätzung des gegenwärtigen Wohlbefindens. Diese 1-Item Skala gibt einen unmittelbaren Eindruck vom Grad des aktuellen Wohlbefindens. Erste Erfahrungen damit zeigen eine hohe Korrelation mit dem TRUST-Fragebogen und der Resilienz-Skala (▶ **Abb. 8.2**).

3. TRUST-Resilienz-Fragebogen
zur Aufmerksamkeitslenkung auf die resilienzfördernden Aspekte im Alltag. Der TRUST-Resilienz-Fragebogen dient der Erfassung der aktuellen Resilienz. Gleichzeitig sensibilisiert er für die Wahrnehmung eigener, die Resilienz stärkende Erfahrungen, Ressourcen und Kompetenzen und aktiviert Möglichkeiten der Emotionsregulation. Der theoretische Bezug zu Salutogenese, Resilienz und Positiver Psychologie hat die Zusammenstellung der Items geprägt. Die Auswahl orientiert sich an den Konstrukten der jeweiligen Ansätze (▶ **Abb. 8.3**):

- *Resilienz:* Zehn Wege zum Aufbau von Resilienz (APA 2009) (▶ **Kap. 6**)
- *Positive Psychologie:* Positive Emotionen, »broaden-and-build« (Fredrickson 2001), Menschliche Stärken und Tugenden (Seligman 2003), Glücksaktivitäten (Lyubomirsky 2008)

Inzwischen gibt es eine 15-Item-Version des TRUST-Resilienzfragebogens (TRUST-RF-15) (▶ **Abb. 8.4**).

Der Weg zu einer Ressourcen- und Resilienzdiagnostik ist unübersehbar angelegt. Im neuen DSM-V sind zwar noch keine Dimensionen enthalten, die individuelle Ressourcen-Potentiale abbilden und dokumentieren, dennoch: Wege entstehen bekanntlich dadurch, dass man sie geht.

Mit dem Essener-Ressourcen-Inventar (ERI) wird eine mehrdimensionale Erfassung der Ressourcenausstattung einer Person ermöglicht und es ist auch für die Forschung geeignet (Tagay et al. 2014).

REGEDA-Fragebogen
RESSOURCEN-GEGEN-DIE-ANGST

© Christa Diegelmann 2009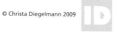

Vertrauen ist das beste Mittel gegen die Angst. Dieser Fragebogen gibt Ihnen Gelegenheit sich mit ganz persönlichen Erfahrungen in den Bereichen Vertrauen in eigene Fähigkeiten, Vertrauen in soziale Beziehungen und Vertrauen in die Welt / Spiritualität zu beschäftigen. Und zwar jeweils aus der Perspektive der Gegenwart, der weit zurückliegenden Vergangenheit und der fernen Zukunft. Bitte füllen Sie die Fragenbereiche nacheinander, möglichst spontan, ohne langes Nachdenken aus (Sie können dazu auch die Rückseite benutzen).

Diese Fragen fördern die Selbstreflexion und sollen Sie darin unterstützen, die Verbindung zu sich selbst einmal aus unterschiedlichen Blickwinkeln zu erleben. Vielleicht inspirieren und motivieren Sie die Fragen auch dazu, sich mehr mit Ihren vertrauensbildenden Ressourcen zu beschäftigen.

Vertrauen in eigene Fähigkeiten

Was kann ich gut, in welchen Situationen fühle ich mich kompetent, was macht mir Freude ?
(Beruf, soziales Umfeld, Freizeit, Urlaub, Hobbys…)

1. bezogen auf die Gegenwart

2. bezogen auf einen Zeitpunkt in der Vergangenheit, z.B. vor ca. 20 Jahren

3. bezogen auf einen zukünftigen Zeitpunkt: wie würden Sie „REGEDA" gerne in z.B. 20 Jahren ausfüllen wollen

Vertrauen in soziale Beziehungen

Auf wen kann ich mich verlassen, wem kann ich vertrauen?
(Freundschaften, Familie, Nachbarschaft, KollegInnen, Vereinsmitglieder, HausärztIn…)

1. bezogen auf die Gegenwart

2. bezogen auf einen Zeitpunkt in der Vergangenheit, z.B. vor ca. 20 Jahren

3. bezogen auf einen zukünftigen Zeitpunkt: wie würden Sie „REGEDA" gerne in z.B. 20 Jahren ausfüllen wollen

Vertrauen in die Welt /Spiritualität

An was glaube ich, was ist mir wirklich wichtig in meinem Leben, was gibt mir Kraft?
(Religion, moralisch-ethische Werte, Natur….)

1. bezogen auf die Gegenwart

2. bezogen auf einen Zeitpunkt in der Vergangenheit, z.B. vor ca. 20 Jahren

3. bezogen auf einen zukünftigen Zeitpunkt: wie würden Sie „REGEDA" gerne in z.B. 20 Jahren ausfüllen wollen

Abb. 8.1: REGEDA-Fragebogen (»Ressourcen-gegen-die-Angst«)

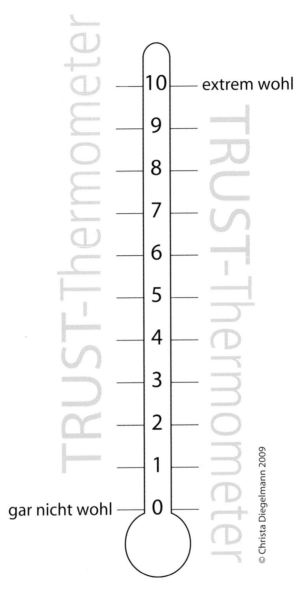

Abb. 8.2: TRUST-Thermometer

TRUST-Fragebogen

© Diegelmann und Isermann 2009

In diesem Fragebogen geht es um die psychische Widerstandskraft (Resilienz) im Alltag. Ihre Aufmerksamkeit soll damit auf resilienzfördernde Aspekte gelenkt werden. Wir wünschen Ihnen interessante Erfahrungen damit. **Instruktion:** Bitte geben Sie an, wie Ihr momentanes Wohlbefinden in den nachfolgend genannten Bereichen ist (von 0 = gar nicht bis 10 = sehr). Stellen Sie sich dabei in etwa den Zeitraum der letzten Woche, einschließlich heute vor. Kreuzen Sie bitte spontan für jeden Bereich die am ehesten zutreffende Zahl an.

	gar nicht										sehr
1. Ich akzeptiere mich so, wie ich bin	0	1	2	3	4	5	6	7	8	9	10
2. Ich fühle mich mit Anderen verbunden	0	1	2	3	4	5	6	7	8	9	10
3. Ich fühle mich mit der Natur verbunden	0	1	2	3	4	5	6	7	8	9	10
4. Ich vertraue auf „etwas Höheres"	0	1	2	3	4	5	6	7	8	9	10
5. Ich fühle mich wohl in meiner Haut	0	1	2	3	4	5	6	7	8	9	10
6. In habe Energie	0	1	2	3	4	5	6	7	8	9	10
7. Ich bin voller Optimismus	0	1	2	3	4	5	6	7	8	9	10
8. Ich kann mich freuen	0	1	2	3	4	5	6	7	8	9	10
9. Ich kann verschiedene Perspektiven einnehmen	0	1	2	3	4	5	6	7	8	9	10
10. Ich kann mein Leben genießen	0	1	2	3	4	5	6	7	8	9	10
11. Ich habe das Gefühl, frei zu atmen	0	1	2	3	4	5	6	7	8	9	10
12. Ich kann auf Anforderungen flexibel reagieren	0	1	2	3	4	5	6	7	8	9	10
13. Ich bin entschlussfreudig	0	1	2	3	4	5	6	7	8	9	10
14. Ich bewege mich ausreichend	0	1	2	3	4	5	6	7	8	9	10
15. Ich ernähre mich gut	0	1	2	3	4	5	6	7	8	9	10
16. Ich entwickle mich weiter	0	1	2	3	4	5	6	7	8	9	10
17. Ich kann achtsam spüren, was mir wichtig ist	0	1	2	3	4	5	6	7	8	9	10
18. Ich fühle mich in guter Balance	0	1	2	3	4	5	6	7	8	9	10
19. Ich bin offen für neue Erfahrungen	0	1	2	3	4	5	6	7	8	9	10
20. Ich fühle mich von Anderen verstanden	0	1	2	3	4	5	6	7	8	9	10
21. Ich erlebe mein Leben als interessant	0	1	2	3	4	5	6	7	8	9	10
22. Ich erlebe meinen Alltag als sinnvoll	0	1	2	3	4	5	6	7	8	9	10
23. Ich kann auf mein Leben Einfluss nehmen	0	1	2	3	4	5	6	7	8	9	10
24. Ich kann um Hilfe bitten	0	1	2	3	4	5	6	7	8	9	10
25. Ich blicke hoffnungsvoll in meine Zukunft	0	1	2	3	4	5	6	7	8	9	10
26. Ich habe Vertrauen in das Leben	0	1	2	3	4	5	6	7	8	9	10
27. Ich nehme mir Zeit für mich	0	1	2	3	4	5	6	7	8	9	10
28. Ich kann mich entfalten	0	1	2	3	4	5	6	7	8	9	10
29. Ich bin neugierig auf jeden neuen Tag	0	1	2	3	4	5	6	7	8	9	10
30. Ich beschäftige mich damit, was mir gut tut	0	1	2	3	4	5	6	7	8	9	10
31 Ich achte auf meine Grenzen	0	1	2	3	4	5	6	7	8	9	10

Bitte summieren Sie alle angekreuzten Zahlen zum TRUST-Resilienz Gesamtwert:

Nach dem Ausfüllen des TRUST- Resilienzfragebogens ist meine Stimmung (bitte ankreuzen):	gar nicht besser	0 1 2 3 4 5 6 7	sehr viel besser

Bitte beantworten Sie die folgende Frage ebenfalls aus der Sicht der letzten Woche

Wie zufrieden sind Sie zur Zeit mit Ihrem Leben allgemein	völlig unzufrieden	0 1 2 3 4 5 6 7	völlig zufrieden

Wenn Sie möchten, geben Sie auf der Rückseite an, was Ihnen für Ihr Wohlbefinden sonst noch wichtig ist.

Abb. 8.3: TRUST-Resilienz-Fragebogen *Salutogenese:* Kohärenzgefühl (Verstehbarkeit, Handhabbarkeit, Sinnhaftigkeit) (Antonovsky 1997)

TRUST-Resilienz-Fragebogen (RF15)

© Diegelmann und Isermann 2010

In diesem Fragebogen geht es um die psychische Widerstandskraft (Resilienz) im Alltag. Ihre Aufmerksamkeit soll damit auf resilienzfördernde Aspekte gelenkt werden. Wir wünschen Ihnen interessante Erfahrungen damit.

Instruktion: Bitte geben Sie an, wie Ihr momentanes Wohlbefinden in den nachfolgend genannten Bereichen ist (von 0 = gar nicht bis 10 = sehr). Stellen Sie sich dabei in etwa den Zeitraum der letzten Woche, einschließlich heute vor. Kreuzen Sie bitte spontan für jeden Bereich die am ehesten zutreffende Zahl an.

	gar nicht										sehr
1. Ich kann mich freuen	0	1	2	3	4	5	6	7	8	9	10
2. Ich fühle mich mit Anderen verbunden	0	1	2	3	4	5	6	7	8	9	10
3. Ich vertraue auf „etwas Höheres"	0	1	2	3	4	5	6	7	8	9	10
4. Ich kann verschiedene Perspektiven einnehmen	0	1	2	3	4	5	6	7	8	9	10
5. Ich kann mein Leben genießen	0	1	2	3	4	5	6	7	8	9	10
6. Ich kann auf Anforderungen flexibel reagieren	0	1	2	3	4	5	6	7	8	9	10
7. Ich bin entschlussfreudig	0	1	2	3	4	5	6	7	8	9	10
8. Ich bewege mich ausreichend	0	1	2	3	4	5	6	7	8	9	10
9. Ich ernähre mich gut	0	1	2	3	4	5	6	7	8	9	10
10. Ich kann auf mein Leben Einfluss nehmen	0	1	2	3	4	5	6	7	8	9	10
11. Ich blicke hoffnungsvoll in meine Zukunft	0	1	2	3	4	5	6	7	8	9	10
12. Ich habe Vertrauen in das Leben	0	1	2	3	4	5	6	7	8	9	10
13. Ich nehme mir Zeit für mich	0	1	2	3	4	5	6	7	8	9	10
14. Ich beschäftige mich damit, was mir gut tut	0	1	2	3	4	5	6	7	8	9	10
15. Ich kann mich gut abgrenzen	0	1	2	3	4	5	6	7	8	9	10

Bitte summieren Sie alle angekreuzten Zahlen zum TRUST-Resilienz Gesamtwert:

Bitte beantworten Sie die folgende Frage ebenfalls aus der Sicht der letzten Woche

Wie zufrieden sind Sie zur Zeit mit Ihrem Leben allgemein	völlig unzufrieden	0	1	2	3	4	5	6	7	völlig zufrieden

Abb. 8.4: TRUST-RF 15

Literatur

Antonovsky A (1997) Salutogenese: Zur Entmystifizierung der Gesundheit. Tübingen: dgvt.

APA, The American Psychological Association (APA) (2009) The Road to Resilience brochure. (http://www.helping.apa.org; Zugriff am 13.05 2009)

Auhagen AE (Hrsg.) (2004) Positive Psychologie. Anleitung zum »besseren« Leben. Weinheim: BeltzPVU.

Bernhard J (2006) Zum Stand der Lebensqualitätforschung in der Onkologie. In: Herschbach P, Heußner P, Sellschopp A (Hrsg.) Psycho-Onkologie. Perspektiven Heute. Lengerich: Pabst. S. 79–90.

Brähler E, Fydrich T (Hrsg.) (2008) Ressourcenorientierte Diagnostik. Klinische Diagnostik und Evaluation. Göttingen: Vandenhoeck & Ruprecht.

Connor K, Davidson J (2003) Development of a new Resilience Scale: The Connor-Davidson Resilience scale (CD-RISC). Depression and Anxiety 18:76–82.

Forstmeier S, Maercker A (2008) Ressourcenorientierte Diagnostik im Alter. In: Brähler E, Fydrich T (Hrsg.) Ressourcenorientierte Diagnostik. Klinische Diagnostik und Evaluation. Göttingen: Vandenhoeck & Ruprecht. S. 186–204.

Frank R (Hrsg.) (2007) Therapieziel Wohlbefinden. Ressourcen aktivieren in der Psychotherapie. Heidelberg: Springer.

Fredrickson BL (2001) The Role of Positive Emotions in Positive Psychology. The Broaden-and-Built Theory of Positive Psychology. American Psychologist 56:218–226.

Fredrickson BL (2003) The Value of Positive Emotions. The emerging science of positive psychology is coming to understand why it's good to feel good. American Scientist 91:330–335.

Fredrickson BL, Cohn MA, Coffey KA, Pek J, Finkel SM (2008). Open hearts build lives: Positive emotions, induced through loving-kindness meditation, build consequential personal resources. J Personality and Social Psychology 95:1045–1062.

Giesler JM, Weis J (2009) Patientenkompetenz im onkologischen Kontext: Konzeptionelle Grundlagen und Messung. In: Koch U, Weis J (Hrsg.) Psychoonkologie. Eine Disziplin in der Entwicklung. Göttingen: Hogrefe. S. 158–170.

Grawe K (2004) Neuropsychotherapie. Göttingen: Hogrefe.

Herschbach P (2006) Psycho-Onkologie – Zwischen Psychiatrischer Klassifikation und krankheitsspezifischer Belastung. In: Herschbach P, Heußner P, Sellschopp A (Hrsg.) Psycho-Onkologie. Perspektiven Heute. Lengerich: Pabst. S. 65–78.

Hüther G (2007) Ressourcen gegen die Angst. In: Diegelmann C (Hrsg.) Trauma und Krise bewältigen. Hör-CD mit Texten, Übungen und Gedichten zur Ressourcenstärkung. Stuttgart: Klett-Cotta.

Isermann M (2006) Coping und Lebensqualität. In: Ditz S, Diegelmann C, Isermann M (Hrsg.) Psychoonkologie – Schwerpunkt Brustkrebs. Ein Handbuch für die ärztliche und psychotherapeutische Praxis. Stuttgart: Kohlhammer. S. 136–142.

Isermann M, Diegelmann C, Kaiser W, Priebe S (2006) Der BC-PASS (Breast Cancer Psychosocial Assessment Screening Scale). Ein Kurzfragebogen zur Erfassung der subjektiven Befindlichkeit von Brustkrebspatientinnen. In: Ditz S, Diegelmann C, Isermann M (Hrsg.) Psychoonkologie – Schwerpunkt Brustkrebs. Ein Handbuch für die ärztliche und psychotherapeutische Praxis. Stuttgart: Kohlhammer. S. 122–135.

Leppert K, Dye L, Strauß B (2002) RS – Resilienzskala. In: Brähler E, Schumacher J, Strauß B (Hrsg.) Psychodiagnostische Verfahren in der Psychotherapie. Göttingen: Hogrefe. S. 295–298.

Leppert K, Koch B, Brähler E, Strauß B (2008) Die Resilienzskala (RS) Überprüfung der Langform RS-25 und einer Kurzform RS-13. In: Brähler E, Fydrich T (Hrsg.) Ressourcenorientierte Diagnostik. Klinische Diagnostik und Evaluation. Göttingen: Vandenhoeck & Ruprecht. S. 226–243.

Lyubomirsky S (2008) Glücklich sein: Warum Sie es in der Hand haben, zufrieden zu leben. Frankfurt: Campus.

Nestmann F (1996) Psychosoziale Beratung – ein ressourcentheoretischer Entwurf. Verhaltenstherapie und Psychosoziale Praxis 28:359–376.

Röhrig B, Schleußner C, Brix C, Strauß B (2006) Die Resilienzskala (RS): Ein statistischer Vergleich der Kurz- und der Langform anhand einer onkologischen Patientenstichprobe. Psychotherapie, Psychosomatik, Medizinische Psychologie 56:285–290.

Seligman M (2003) Der Glücksfaktor. Warum Optimisten länger leben. Bergisch Gladbach: Ehrenwirth.

Schumacher J, Klaiberg A, Brähler E (Hrsg) (2003) Diagnostische Verfahren zu Lebensqualität und Wohlbefinden. Göttingen: Hogrefe.

Schumacher J, Leppert K, Gunzelmann T, Strauß B, Brähler E (2005) Die Resilienzskala – Ein Fragebogen zur Erfassung der psychischen Widerstandsfähigkeit als Personmerkmal. Z Klin Psychiatr u Psychother 53:16–39.

Tagay S, Düllmann S, Repic N, Schlottbohm E, Fünfgeld F, Senf W (2014) Das Essener Ressourcen-Inventar (ERI) – Entwicklung und Validierung. Trauma – Zeitschrift für Psychotraumatologie und ihre Anwendungen. 1(12):78.

Willutzki U (2008) Ressourcendiagnostik in der Klinischen Psychologie und Psychotherapie. In: Brähler E, Fydrich T (Hrsg.) Ressourcenorientierte Diagnostik. Klinische Diagnostik und Evaluation. Göttingen: Vandenhoeck & Ruprecht. S. 126–145.

9 Krebs und Migration: Transkulturelle Sensibilisierung für die psychoonkologische Arbeit

Ibrahim Özkan und Maria Belz

In unserem Zeitalter hat die Migration noch nie da gewesene Ausmaße erreicht (Bürgerkriege, Naturkatastrophen, politische und wirtschaftliche Umstände). Die UN (2013) berichtet von über 230 Millionen Migranten weltweit.

Diese Veränderungen bedeuten für alle Beteiligten eine Auseinandersetzung mit dem Fremden, aber auch eine Auseinandersetzung mit der eigenen Kultur. Im Folgenden soll aufgezeigt werden, wie Kultur und Sprache bezogen auf das Verständnis von Krankheit ein gemeinsames Leben in einer (interkulturellen) Gesellschaft beeinflussen können.

Kultur (lat. *cultura*, Landbau) ist die Gesamtheit des vom Menschen Geschaffenen. Dies schließt einerseits physische Dinge wie Werkzeuge ein, aber auch die durch den Menschen hervorgerufene Veränderung der Natur, die geistigen Hervorbringungen der Menschheit wie Schrift und Kunst sowie die sozialen Organisationsformen, in denen die Menschen zusammenleben. Der Begriff der Kultur ist insofern eng mit dem Begriff der Zivilisation verwandt. Er wird einerseits generell auf die Menschheit als Ganzes bezogen, andererseits aber auch als Zusammenfassung der Lebensumstände einer bestimmten Ethnie oder Region (z. B. die amerikanische Kultur) oder historischen Phase (z. B. die minoische Kultur).

Im engeren Sinne versteht man unter der Kultur eines Volkes auch folgende Bereiche: Sprache, Literatur, Geschichte, Religion und Ethik, Kunst, Wirtschaft, Wissenschaft, Rechtsprechung.

Die Interkulturelle Kommunikation versteht unter Kultur ein gültiges Sinnsystem oder die Gesamtheit der miteinander geteilten verhaltensbestimmenden Bedeutungen für eine größere Gruppe von Menschen. Wissenssoziologisch könnte man eine Kultur auch als das einem Kollektiv gemeinsame »Wissen« kennzeichnen, d. h. als die im Bewusstsein seiner Mitglieder verankerten Erwartungen hinsichtlich üblicher Verhaltensweisen, Werthaltungen, sozialer Deutungsmuster und Weltbilder.

Verschiedene Definitionen des Begriffs spiegeln verschiedene Theorien der Bewertung und des Verständnisses menschlichen Tuns wider. Im Jahr 1952 haben Alfred Kroeber und Clyde Kluckhohn eine Liste von über 200 verschiedenen Definitionen in ihrem Buch *Culture: A Critical Review of Concepts and Definitions* zusammengetragen.

Eine Kenntnis aller Kulturen ist nicht möglich und die Definitionen von Kultur sind vielfältig. Nach Pfeiffer (1994) ist mit Kultur ein Komplex gemeint, der überlieferte Erfahrungen, Vorstellungen und Werte sowie gesellschaftliche Ordnungen und Verhaltensregeln umfasst. »Es geht um die Kategorien und Regeln, mit denen die Menschen ihre Welt interpretieren und woran sie ihr Handeln ausrichten. Kultur ist zwar auf den naturgegebenen Eigenschaften des Menschen und auf den natürlichen Umweltbedingungen gegründet; der/die Einzelne erwirbt sie aber, wächst hinein, indem er/sie Mitglied einer Gesellschaft ist.«

Als ein wichtiges Mittel der Auseinandersetzung mit der Umwelt und der umgebenden Gesellschaft kann in erster Linie die Sprache gesehen werden. Mithilfe der verbalen und ebenso der nonverbalen Kommunikation wird Kultur geprägt, weitergegeben und gelebt. Besonders im sensiblen interkulturellen Kontext kann es dabei zu Störungen und Problemen kommen.

9.1 Besondere Probleme und Missverständnisse – Sprachbarrieren

Ausdrucksmodelle zwischenmenschlicher Kommunikation gehen von den einzelnen Beteiligten, ihren Handlungen bzw. ihrem Ausdrucksverhalten und ihren Mitteilungen und Botschaften als Betrachtungsgrundlage aus und versuchen zu erklären, wie zwischen diesen Beteiligten Kommunikation oder Verstehen zustandekommt.

Demgegenüber stellen Modelle zwischenmenschlicher Kommunikation als soziales System die Sozialbeziehung und die Wechselwirkung zwischen Handlungen in den Mittelpunkt der Betrachtung. Es geht nicht um den Ausdruck innerer Zustände, sondern um die Ermöglichung von Kooperation. Kommunikatives Handeln erfolgt in sozialen Situationen, in denen aufgrund eines Problems oder Konfliktes ein Verständigungsbedarf entsteht. Die soziale Situation ist ein Ausschnitt aus der Lebenswelt der Beteiligten.

Den Hintergrund kommunikativer Äußerungen (»Sprechakte«) bilden die lebensweltlichen Situationsdefinitionen der Beteiligten, die sich genügend überlappen müssen, wenn die Verständigung gelingen soll. Andernfalls muss versucht werden, zunächst im Prozess der Verständigung, eine gemeinsame Situationsdefinition auszuhandeln.

Um auf allen Ebenen der verbalen Kommunikation (Schulz v. Thun 1981, 1989) kultursensitiv Botschaften austauschen zu können, ist es somit notwendig, den kulturellen Kontext mit einzubeziehen.

Der soziokulturelle und geschichtliche Kontext von Sprache ist von besonderer Wichtigkeit. Die sprachliche und soziale Entwicklung im Herkunftsland wird zum Beispiel bei türkischen MigrantInnen in Deutschland in den meisten Fällen nicht berücksichtigt. Die in Deutschland lebenden türkischstämmigen MigrantInnen sind zum größten Teil vor ca. 30 Jahren als ArbeitsmigrantInnen aus ländlichen Regionen eingereist. Während dieser Zeit lebten rund 70 % der EinwohnerInnen der Türkei in ländlichen Regionen mit einem entsprechenden Sozial- und Bildungsstand. Seitdem hat sich die Zahl der EinwohnerInnen dahingehend verändert, dass der überwiegende Teil der Bevölkerung in größeren Städten lebt. Dieser soziodemographische – und so auch der sprachliche – Wandel hat bei den MigrantInnen in Deutschland nicht stattfinden können. Durch Migrationsphänomene, wie sie von Koptagel-Ilal (2001) beschrieben werden (»[...] ein Lebenswandel mit Änderung des sozialen Status oder bisheriger Ideologien kann ebenfalls Identitätskonflikte veranlassen und als ein Stressfaktor wirken [...]«), wurde hier in Deutschland versucht, Identität durch kulturelle (räumliche) Bindungen aufrechtzuerhalten (vgl. Koptagel-Ilal 2000; Sluzki 2001; Hartkamp 2003).

Neben Kultur und Traditionen konservierte dies auch die Sprache und konnte über die Zeit mit Verlusten an nachfolgende Generationen weitergegeben werden. Ein zeitlicher Aspekt der Sprachentwicklung spielt insbesondere im psychiatrisch-psychotherapeutischen Rahmen eine wesentliche Rolle. Für eine therapeutische Beziehung ist nicht nur die Sprache wichtig, sondern auch die Kenntnis des Migrationshintergrundes. Somit sind zum Beispiel auch psychometrische Verfahren und Informationsbroschüren aus der Türkei bei der türkischen Population in Deutschland nur bedingt und nur adaptiert nutzbar. Der Einsatz von DolmetscherInnen aus dem Familienkreis birgt hiermit eine große zusätzliche Fehlerquelle.

Hier gewinnt zusätzlich zur Sprache auch der Migrationshintergrund zum Krankheitsverständnis der einzelnen Person an Wichtigkeit.

Nach der Definition der Vereinten Nationen umfasst Migration alle Personen, die ihren Wohnsitz in andere Länder verlegen. Unter Migration (auch Binnenmigration, z. B. ein Bayer in Hamburg) ist aber auch eine Wanderung von Kultur A nach Kultur B zu verstehen. Die Migrationsgründe sind unterschiedlich: Arbeitssuche, Flucht, Heimatsuche, Familienzusammenführung, Geburt usw. MigrantIn ist nicht gleich MigrantIn. Allen gemeinsam ist der Migrationsprozess und damit auch der Migrationsstress (Integration, Akkulturation, Assimilation usw.), wobei einige AutorInnen auch von »Kulturschock« sprechen. Je nach der individuellen Geschichte wird Migration für den/die Einzelne(n) zum »Traum« oder zum »Trauma« (Salman 1995).

Je nach Motiv der Migration, Migrationsstadium in eine fremde Gesellschaft und Herkunft variieren Krankheitskonzepte. Sluzki (2001) beschreibt den Verlauf eines Migrationsprozesses in folgenden Stadien:

1. die Vorbereitungsphase,
2. den Migrationsakt,
3. die Phase der Überkompensierung,
4. die Phase der Dekompensation,
5. die Phase der generationsübergreifenden Anpassungsprozesse.

Jedes dieser Stadien zeichnet sich durch charakteristische Abläufe und typische familiäre Bewältigungsmuster aus. Sie lösen aber ebenso typische Konfliktsituationen mit entsprechenden Symptomkomplexen aus.

9.2 Besondere Probleme und Missverständnisse – Krankheitskonzepte

Kausale Krankheitskonzepte bei in Deutschland lebenden MigrantInnen können entsprechend der bekannten Konzepte wie folgt beschrieben und eingeteilt werden:

- *Magisch religiöse Kausalität:* Strafe Gottes, Verhexung, »böser Blick«,
- *Naturgebundene Kausalität:* Krankheitsursachen sind z. B. Wetter, Luft, .
- *Organmedizinische Kausalität:* Symptome erleben (Schmerzen)
- *Verhältnisbezogene Kausalität:* Umweltprobleme und Belastungen am Arbeitsplatz
- *Emotive Kausalität:* Gefühlszustände (Einsamkeit, Trauer, keine Freude, …)
- *Somatische Kausalität:* meist für seelische Zustände, z. B. »Mein Herz ist stehen geblieben«.

Die Symptomrepräsentation und Darbietung ist, wie oben genannt, abhängig von verschiedenen Faktoren und der individuellen Wahrnehmung. Bei der Begegnung von Menschen unterschiedlicher kultureller Prägung ergeben sich in diesem Zusammenhang dadurch häufig Missverständnisse und Barrieren.

Mögliche Problembereiche im medizinischen Kontext auf der BehandlerInnenseite können sein:

- Kommunikationsprobleme durch die Sprache (als besonders sensibel ist hierbei der psychotherapeutische Fachbereich zu benennen)
- Schmerzsymptomatik und dessen Repräsentation
- Multimorbidität
- Somatisierungsneigung
- Erwartungshaltungen der PatientInnen (begründet auf eigenen Krankheitskonzepten, die eventuell zu stark von denen der BehandlerInnen abweichen)
- Compliance

Auf der PatientInnenseite können beispielhaft folgende Problembereiche genannt werden:

Ernährung, z. B. das Nicht-vermitteln-Können von Fastenzeiten, Umstellung auf andere Ernährungsgewohnheiten, andere als die in der eigenen Kultur, Lebensweise, z. B. Umsetzung von gesundheitsfördernden Maßnahmen, Familienstrukturen.

Wechselseitige Anpassungs- und Lernprozesse stellen oft unüberwindbare Schwellen dar, da eine Umstellung der eigenen Lebensart und -gewohnheit als Aufgabe der Identität im Migrationsprozess gedeutet wird. Durch interkulturelle Sensibilität, die oft als interkulturelle Kompetenz Erwähnung findet, kann man den oben genannten Schwierigkeiten beikommen. Dies erfordert eine regelmäßige Motivation, Interesse an fremden Lebensarten und Kulturen zu zeigen, sich damit zu beschäftigen. Ebenso ist es auch erforderlich, sich mit der eigenen Kultur auseinanderzusetzen, um eine Begegnung zwischen dem Fremden und dem Eigenen ermöglichen zu können. In Form von Schulungen und Trainings wird dieses bereits angeboten. Zur Überwindung sprachlicher Barrieren wird empfohlen, mit qualifizierten DolmetscherInnen zu arbeiten. Mithilfe von geschulten und qualifizierten DolmetscherInnen kann gewährleistet werden, dass der kultursensitive Aspekt seine Berücksichtigung findet. Das Ethnomedizinische Zentrum in Hannover (EMZ) beschäftigt sich zur Lösung solcher Probleme mit der Qualifizierung von ÜbersetzerInnen und Qualitätsaspekten der kultursensiblen Übersetzung (Salman 2003).

Der Einbezug muttersprachlichen Personals in verschiedenen Instanzen und der Gesundheitsversorgung dienenden Einrichtungen in der expliziten Rolle der »KulturmittlerIn« wird diese Problematiken ebenso erleichtern können.

Ziel sollte es sein, Lösungen zu finden, die den langfristigen Bedürfnissen aller gerecht werden, wie sie z. B. für die psychiatrisch-psychotherapeutische Versorgung von MigrantInnen unter Mitarbeit des Autors in den »Sonnenberger Leitlinien« des Referats für Transkulturelle Psychiatrie der DGPPN formuliert wurden (Machleidt 2002, 2003; Machleidt et al., 2006). Diese Leitlinien lassen sich für die ressourcenorientierte Behandlung im onkologischen Kontext übertragen und sollten ebenso regelmäßig Umsetzung finden wie die Bereitschaft, dem Fremden mit seinem kulturellen Hintergrund zu begegnen und ihn in diesem Rahmen zu unterstützen.

Literatur

Bekkum DHJ v. et al. (1996) Migratie als transitie: de liminele kwetsbaarheid van migranten en implicaties voor de hulpverlening. In: De Jong JVTM, Berg M v.d. (Hrsg.) Transculturele psychiatrie en psychotherapie. Amsterdam: Lisse. S. 35–59.

Collatz J (1996) Die Welt im Umbruch. Pro Familia Magazin: 2–6.

Hartkamp N (2003) Interkulturalität und Kultur, Kognition und Bewusstsein. Rundbrief der Deutsch-Türkischen Gesellschaft für Psychiatrie. Psychotherapie und Psychosoziale Gesundheit 1: 9–13.

Koptagel-Ilal G (2000) Kreative und destruktive Aspekte der Migration und der Begegnung mit dem Fremden. Curare 23(2):105–109.

Kroeber AL, Kluckholn C (1952) Culture: A critical review of concepts and definitions. New York: Vintage Books.

Machleidt W (2002) Die 12 Sonnenberger Leitlinien zur psychiatrisch-psychotherapeutischen Versorgung von MigrantInnen in Deutschland. Der Nervenarzt 73:1208–1209.

Machleidt W (2003) Sonnenberger Leitlinien. Zur psychiatrisch-psychotherapeutischen Versorgung von MigrantInnen. Soziale Psychiatrie 27(2):40–41.

Machleidt W, Salman R, Calliess IT (2006) Sonnenberger Leitlinien: Integration von Migranten in Psychiatrie und Psychotherapie. Erfahrungen und Konzepte in Deutschland und Europa. Berlin: VWB.

Özkan I (2004) Praxisansätze und Grenzen der traumazentrierten Arbeit mit ethnischen Minoritäten. In: Sachsse U (Hrsg.) Traumazentrierte Psychotherapie – Theorie, Klinik und Praxis. Stuttgart: Schattauer. S. 394–401.

Pfeiffer WM (1994) Transkulturelle Psychiatrie: Ergebnisse und Probleme. Stuttgart: Thieme.

Salman R (1995) Hintergründe gelungener Migration. In: Koch E, Özek M, Pfeiffer WM (Hrsg.) Psychologie und Pathologie der Migration. Freiburg i.B.: Lambertus. S. 90–100.

Salman R (2003) Sprachprobleme. Niedersächsisches Ärzteblatt 4:25–27.

Schulz v. Thun F (1981) Miteinander reden. Psychologie der zwischenmenschlichen Interaktion. Bd. 1: Störungen und Klärungen. Allgemeine Psychologie der Kommunikation. Reinbek: Rowohlt.

Schulz v. Thun F (1989) Miteinander reden. Psychologie der zwischenmenschlichen Interaktion. Bd. 2: Stile, Werte und Persönlichkeitsentwicklung. Differentielle Psychologie der Kommunikation. Reinbek: Rowohlt.

Sluzki CE (2001) Psychologische Phasen der Migration und ihre Auswirkungen. In: Hegemann Th, Salman R (Hrsg.) Transkulturelle Psychiatrie, Konzepte für die Arbeit mit Menschen aus anderen Kulturen. Bonn: Psychiatrie Verlag. S. 101–129.

United Nations (2013) International Migration 2013: http://www.un.org/en/development/desa/population/migration/publications/wallchart/docs/wallchart2013.pdf (l.v. 04.08.2015)

IV   Psyche ermutigen

10 Vom Umgang mit eigenem Schmerz in der Begleitung von schwerkranken Menschen

Luise Reddemann

Bitte

Wir werden eingetaucht
und mit dem Wasser der Sintflut gewaschen,
wir werden durchnäßt
bis auf die Herzhaut.

Der Wunsch nach der Landschaft
diesseits der Tränengrenze
taugt nicht,
der Wunsch, den Blütenfrühling zu halten,
der Wunsch, verschont zu bleiben,
taugt nicht.

Es taugt die Bitte,
dass bei Sonnenaufgang die Taube
den Zweig vom Ölbaum bringe.
Daß die Frucht so bunt wie die Blüte sei,
daß noch die Blätter der Rose am Boden
eine leuchtende Krone bilden.

Und daß wir aus der Flut,
daß wir aus der Löwengrube und dem feurigen Ofen
immer versehrter und immer heiler
stets von neuem
zu uns selbst
entlassen werden.
(Hilde Domin, Bitte)[1]

Als meine Mutter nach einer eineinhalbjährigen Krebserkrankung starb, war sie 87. Darf man mit 87 sterben? Natürlich, denken wir, das ist doch ein gesegnetes Alter. Nein, nicht so, dachte ich. Ich konnte es nicht fassen, dass dieser Mensch, den ich ein Leben lang so kraftvoll wahrgenommen hatte, elend an Krebs gestorben war. Ich wollte es nicht, dass es so sein könne.

So geht es ÄrztInnen und PsychotherapeutInnen nicht nur beim Sterben und Tod naher Angehöriger, ähnliche Gefühle drängen sich uns auch in der Arbeit mit

---

1 Aus: Hilde Domin, Gesammelte Gedichte. © S. Fischer Verlag GmbH, Frankfurt am Main 1987. Abdruck mit freundlicher Genehmigung des S. Fischer Verlags.

Schwerkranken auf. Wir begehren dagegen auf, dass die Dinge sind, wie sie sind, und wir sind weit davon entfernt, wie Erich Fried sagen zu können: »Es ist, was es ist, sagt die Liebe.« Liebe zu was? Sollen wir das Leben mit all seinen Schrecken wirklich lieben? Wäre das nicht absurd?

Mit diesem Text möchte ich die Erfahrungen im Umgang mit Leid und Leiden mit den LeserInnen teilen, wie ich sie in meiner Arbeit erfahren habe, immer dann, wenn die Erkrankungen meiner Patientinnen »hoffnungslos« erschienen, wenn das Leid überwältigend erschien, wenn ich nicht mehr weiter wusste. Ich habe bewusst mit einer sehr persönlichen Erfahrung begonnen, weil ich heute meine, dass wir auch in der Begleitung von PatientInnen immer dann, wenn es um menschliche Grenzerfahrungen geht, mehr als professionell gefordert sind, dass wir als ganze Menschen reagieren. Ja, ich glaube, dass wir uns das auch gestatten sollten, um wahrhaftig professionell handeln zu können. Daher werde ich noch mehr von meinen Reaktionen auf den Sterbeprozess meiner Mutter im Verlauf dieses Textes erzählen.

Ich bin seit 39 Jahren Ärztin und ein paar Jahre weniger Psychotherapeutin. In jungen Jahren dachte ich, es sei meine Aufgabe, PatientInnen zu helfen, von denen ich grundsätzlich annahm, dass sie sich selbst nicht helfen könnten. Es erschien mir ausgemacht, dass ich den Schlüssel hatte, nicht die PatientInnen. Da haben mich meine PatientInnen allerdings vieles gelehrt, von dem ich auf der Universität nichts gehört hatte, wie auch der alte internistische Chefarzt, von dem ich als junge Medizinalassistentin ausgebildet wurde, und in späteren Jahren viele ärztliche sowie auch andere LehrerInnen. Es begannen über die Jahre Lektionen, die mir manchmal unerbittlich erschienen. Ich hatte zu lernen, dass nicht ich diejenige bin, die heilt, sondern dass meine PatientInnen das letztlich selbst machen. Oder wie es Paracelsus sagt: »Der Arzt kuriert, Gott heilt.«

Ich lernte, dass es darum geht, mit den PatientInnen zu *sein* und nicht mit ihnen unter allen Umständen etwas *machen* zu wollen. Wie im Märchen vom Gevatter Tod dürfen wir selbstverständlich heilsame Kräuter verabreichen – und vieles andere mehr – aber wir sollten wissen, dass auf eine gewisse Weise all unsere Kunst nur geliehen ist. Im Märchen ist der Arzt nur deshalb groß, weil der Tod ihm das heilsame Kraut gibt, und er verliert in dem Moment, wo er größer sein will als der Tod, wo er versucht, den Tod auszutricksen.

Der Tod im Märchen, das ist nach meinem Verständnis das im Menschen, was sich nach einer anderen als der irdischen Heimat sehnt, das uns hineinwachsen lässt in andere Wirklichkeiten. Das uns erzählt, Du bist Teil von etwas Größerem. Mit diesem Größeren in Einklang zu sein, macht uns stark. Aber wie im Märchen der Arzt, so möchten wir lieber mit unserem Wissen und Können groß sein und nichts spüren müssen von einer wie auch immer gearteten Abhängigkeit.

Im Märchen erlischt das Lebenslicht des Arztes, als er über den Tod bestimmen will. Viele Male habe ich erfahren, dass meine Kräfte schwinden, wenn ich mich gegen »das Größere« auflehne. In der Fachsprache nennen wir das Burn-out oder sekundäre Traumatisierung. Wir sind müde, ausgebrannt, ohne den Funken der Begeisterung, ohne Freude auf unsere PatientInnen. Sekundär traumatisiert beginnen wir, nichts mehr vom Leiden wissen zu wollen, oder beinahe Tag und Nacht an all das Schlimme zu denken, was uns im Beruf begegnet. Zwei Seiten einer Medaille.

10.1   Würde, Mitgefühl und Respekt

Ich begann mich mit der Frage der Würde zu beschäftigen, meiner eigenen und der der PatientInnen. Was bedeutet denn Würde im Fall von schwerer Erkrankung? Dürfen wir ÄrztInnen entscheiden, was für den anderen Menschen richtig ist – so hatte ich das einmal gelernt, und es holte mich immer wieder ein – oder ging es um etwas anderes? Um Vertrauen in die Selbstregulation, in Salutogenese, in Resilienz, in das Wissen, was gebraucht wird von denen, die es brauchen und auch, was nicht gebraucht wird? Um Respekt also vor der Autonomie der anderen. Eine Haltung des Respekts vor der Autonomie des anderen Menschen halte ich heute für unabdingbar.

Vieles, was gemacht wird, scheint aus Angst zu geschehen, weil wir uns, wenn wir uns dem größeren Wollen anheimstellen, auch ohnmächtig fühlen. Es lässt sich nicht mehr alles kontrollieren, und das bedeutet uns doch so viel. Wir verbrämen diese Angst und nennen sie Fürsorge oder gar Fürsorgepflicht (ausführlich Reddemann 2008).

> Meine Mutter zeigt mir den Bericht der Uniklinik. Der Text scheint zu verschwimmen, inoperables ... Ca. Ich bin wie gelähmt. Sie möchte meinen Rat, ich bin doch die Ärztin. Was genau steht da? Ich habe Angst, ihr das, was da steht, genau zu erklären. Nur noch palliative Maßnahmen. »Was soll als Nächstes gemacht werden?« Sie möchte, dass etwas geschieht, dass ihre Symptome verschwinden. Bestrahlung. Wochenlang jeden Tag 40 km zur Uni-Klinik zur Bestrahlung. Sie will es so. Ich denke, es ist doch sinnlos, sie müsste sich damit beschäftigen, dass Heilung nicht möglich ist. Aber sie will ihre Bestrahlungen, sie will nicht übers Sterbenmüssen sprechen, sie will leben.
>
> Meine Geschwister und ich entscheiden, dass wir sie bei dem begleiten wollen, was sie will. Nichts besser wissen wollen. Manchmal fällt mir das sehr schwer. Viele Konzepte taugen nicht mehr. Ich bin zutiefst verunsichert.

Ich bin mir nicht sicher, wer mehr Angst hat, der schwerkranke Mensch oder die BegleiterInnen. Wir sind oft gefangen in Rollenvorstellungen, ja Verpflichtungen diesen Rollen gegenüber. Aber häufig werden wir auch »angesteckt« von den Ängsten der Schwerkranken, dies z. B. ist Teil der sekundären Traumatisierung. Immer mehr scheint es so, als wären wir selbst schwer krank. Teilweise erscheint mir das ein sinnvoller Vorgang, denn wie sonst könnten wir mitfühlen, teilweise lassen wir uns davon zu viel gefangen nehmen, als ob wir nicht mehr wüssten, dass nicht wir selbst die Betroffenen sind. Mitgefühl entsteht aber nicht aus Mitleid, sondern aus einer vorübergehenden Identifikation und einer darauf folgenden Distanzierung.

Meditative Übungen scheinen mir viel zu bewirken. Das Betrachten dessen, was ist, liebevoll annehmend, und wissend, dass da immer viel mehr ist als das Eine, das gerade unser Fühlen und Denken besetzt. »Ich bin mehr als meine Angst, denn ich kann sie betrachten.« Das macht ruhiger, hilft, zu erkennen, wo ich stehe, wo die andere Person.

Und, wie sollen wir handeln? Ich führe Gespräche mit einer Instanz in mir, die ich »innere Weisheit« nenne. Manche sprechen auch von »innerem Heiler«, vielleicht ist es auch das, was als »Buddha-Natur« oder göttlicher Kern angesehen wird. Meine innere Weisheit rät mir oft zum Stillsein, zum »Wu-Wei«, Handeln durch Nichthandeln, wie es in einem meiner Lieblingsbücher, dem »Tao Te King« des Laotse heißt. »Möchtest du die Welt verbessern?/Ich denke nicht, dass das getan werden kann./... Die Meisterin sieht die Dinge wie sie sind,/ohne zu versuchen sie zu kontrollieren./Sie lässt sie ihren eigenen Weg gehen,/und bleibt in ihrer Mitte.« So steht es im Tao Te King Vers 29. Das meinte vielleicht auch Erich Fried mit seinem »Es ist, was es ist, sagt die Liebe«.

Ich versuche, dieser Weisheit nachzuspüren. Was heißt das denn? Soll man jemanden leiden lassen? Nein, das kann nicht gemeint sein. Es geht um eine Haltung. Dass man Dinge um ihrer selbst willen tut, nicht um etwas zu erreichen. Dass wir Dinge im Respekt vor der Autonomie der anderen tun, nicht um den Tod zu besiegen oder die Krankheit. »Die Welt ist aus der Leere gemacht,/wie Werkzeuge aus einem Holzblock./Die Meisterin kennt die Werkzeuge,/und hält sich doch an den Holzblock:/so kann sie alle Dinge nutzen« (Tao Te King, Vers 28).

Unser Fachwissen ist Werkzeug, auch unsere Überzeugungen, unsere Erfahrungen. Das alles kann uns in solchen leidvollen Momenten dienen. Und doch wissen wir, dass der »Holzblock« etwas Größeres ist, als unser jeweiliges Werkzeug. Mir helfen solche Betrachtungen zu mehr innerem Frieden, zu mehr Einverstandensein mit dem, was ist. Ich muss es nicht ändern, kann damit sein. Das von der Schulmedizin geprägte Handeln möchte Ergebnisse, Verbesserungen. Das ist keineswegs falsch, aber es ist nicht alles.

10.2 Was geschieht mit dem Schmerz?

Aber mein Schmerz? Was geschieht mit dem Schmerz, den mir das Leid zufügt, dem ich begegne? Ich kann ihn nicht mehr ertragen. Es ist zu viel, schreit es. Ich höre Bach. Sein »Et exspecto« aus der h-Moll-Messe, seine Passionen. Das »Et exspecto« gibt es zweimal. Es heißt auf Deutsch »ich erwarte die Auferstehung«. Ich warte darauf, voller Sehnsucht und Schmerz, fast unerträglich bringt Bach das zum Ausdruck, Note für Note scheint es immer noch grauenhafter zu werden. Und dann die andere Auslegung – ich erwarte die Auferstehung im Sinn einer Gewissheit, ich weiß, dass ich auferstehen werde, ein Glanz und ein Strahlen! Das alles ist jetzt, nicht irgendwann, jetzt, das Eine wie das Andere; wenn ich Bachs Musik höre, kann ich es augenblicklich spüren, dass beides da ist.

Es hilft mir also sowohl die Annahme des Leides wie auch die Vorstellung, dass es sich wandelt in Freude und Licht, und dass ich diesen Wandel zulasse. Und was ist, wenn ich nicht mehr glauben kann, dass es eine »Auferstehung« gibt? Wenn ich mich ganz verlassen fühle? Wenn es in mir schreit, ähnlich wie Jesus in der Matthäus-Passion. Man muss die Bach'sche Erzählung »Eli, Eli lama asabthani?«

(Gott, mein Gott, warum hast du mich verlassen) hören, um zu verstehen, dass es in diesem Moment nichts mehr gibt, was trösten könnte. Es gibt Situationen, da besteht der Trost in der Hingabe an die Ungetröstetheit und Untröstlichkeit.

Für mich ist die Erzählung der Passion eine über uns Menschen und unseren Mut, uns auf das Leben, so wie es nun einmal ist, einzulassen und dazu gehört auch »das Kreuz«, all dies unbegreifliche Leiden, das jedem Menschen in der einen oder anderen Form begegnet. Frieden entsteht durch die Akzeptanz dessen, was ist. Das nennt Fried »Liebe«, und ich stimme ihm zu. Eine Liebe zum Leben als Ganzem, nicht nur eine Liebe zu den Dingen, die uns erstrebenswert erscheinen. Diese Art von Frieden kann ich im Schlusschor der Matthäus-Passion spüren, weniger im Text, der eine zeitbedingte Aussage darstellt, als in der Musik.

Andere finden Frieden durch anderes. Es muss ja nicht Bach sein. Sicher bin ich mir, dass wir gut daran tun, für unseren inneren Frieden immer wieder einzustehen, ihm Raum zu geben und dafür Unterstützung zuzulassen.

> Meine Mutter ist in Frieden gestorben. Ich habe dennoch lange damit gehadert, dass sie es so schwer hatte, ja, dass ihr Sterben ein Elend war. Ich konnte es nicht verstehen. Es erschien mir dieses unendliche Leiden sinnlos. Es hat lange gedauert, bis ich einsah, dass es nicht ums Verstehen ging, sondern ums Annehmen. Dass es unmöglich ist, dass ich wissen kann, was das Leben von meiner Mutter wollte, dass sie so gestorben ist. Ich erinnere mich an sie in tausend Momenten und bin dankbar für Vieles. Vor allem, dass sie mir am Ende ihres Lebens weich erschien, viel weicher als ich sie kannte. Aber ich weine dennoch, es könnte sein, dass der Schmerz nie ganz aufhört.

Es erscheint mir wichtig, dass wir nicht von uns fordern, mit unserem Schmerz allein fertig zu werden. Es ist wohltuend, ihn mit anderen teilen zu dürfen. Aber ich glaube nicht, dass es hilft, sich in ihn hineinzusteigern. Annehmen heißt nicht dramatisieren. Alles, was uns ein Gefühl von Geborgenheit vermittelt, hilft gegen das Dramatisieren. Mir also zum Beispiel – Bach hören. Wichtig erscheint mir auch, ein inneres Pendeln zuzulassen, wenn die Zeit dafür reif ist. Offen zu sein für beglückende Erfahrungen, für Entzücken, für Freude. Heute denke ich, man kann nicht viel *gegen* seelischen Schmerz tun, aber man kann sich öffnen für innere Pendelbewegungen, die dazu führen, dass wir ein Empfinden für die Fülle des Lebens entwickeln können, mit allem, was dazugehört.

So werden wir auch als TherapeutInnen und ÄrztInnen bei unseren PatientInnen sein, ihren Schmerz teilen und selbst voller Schmerz sein, und wir werden uns nicht dagegenstellen, sondern wir können ihn umarmen, wie Thich Nath Hanh das nennt. Dann kann er von selbst gehen, und wir können die Freude und das Entzücken ebenfalls umarmen, wenn wir wollen.

11 Sinnbasierte Interventionen

Anja Mehnert

11.1 Existentielle Belastungen bei einer Krebserkrankung

Nicht selten sind PsychotherapeutInnen und psychosoziale BehandlerInnen im Rahmen der Versorgung und Begleitung schwer körperlich kranker PatientInnen mit grundlegenden Fragen unserer Existenz nach Sinnhaftigkeit, Freiheit, Ungewissheit, Akzeptanz, Verlust und Würde konfrontiert. Trotz zahlreicher Fortschritte in der Früherkennung, Diagnostik, Behandlung und Rehabilitation von Krebserkrankungen, die hoffnungsvoll stimmen können, ist die Diagnose und Behandlung von Krebs für den einzelnen Menschen häufig mit einem bedeutsamen Ausmaß an Belastungen verbunden, die alle Lebensbereiche betreffen. Das Spektrum der Belastungsfaktoren und psychosozialen Belastungen umfasst jene durch die Tumorerkrankung und deren Behandlung, familiäre, partnerschaftliche wie auch soziale, berufliche und finanzielle Belastungen sowie Probleme innerhalb des medizinischen Versorgungssystems. Ein besonderer Stellenwert kommt dabei existentiellen und spirituellen Fragen zu. Viele PatientInnen befassen sich aufgrund der krankheitsbedingt stärkeren Konfrontation mit der Endlichkeit des eigenen Lebens mit Fragen nach dem Sinn des Lebens, nach Lebenszielen sowie mit Fragen nach spirituellen, religiösen oder philosophischen Erklärungen für die Erkrankung und den weiteren Lebensweg. Ziel der Verarbeitung der existentiellen Bedrohung und Ängste, die durch eine derart einschneidende Situation hervorgerufen werden können, ist es, das Leben mit der Krebserkrankung so authentisch wie möglich zu leben, und – bei einer fortgeschrittenen Erkrankung – in Frieden, Würde und dem Gefühl eines erfüllten Lebens zu sterben. Die psychosoziale Versorgung schwerkranker PatientInnen beinhaltet für die professionellen BehandlerInnen stets auch die Rolle der Lernenden angesichts des Respekts gegenüber den individuellen Erfahrungen der PatientInnen, deren Umgang mit Ungewissheit und Abschied sowie auch angesichts der eigenen Hilflosigkeit.

135

11.2 Sinnfindung im Kontext der Belastungsverarbeitung

Definitionen und Konzeptionen, die darauf zielen, das individuelle Gefühl von Sinnhaftigkeit und Lebenssinn näher zu beschreiben, basieren überwiegend auf Viktor Frankls Theorie, die den Willen zum Sinn als ein universelles menschliches Motiv beschreibt. Sie ist Grundlage der von ihm begründeten Logotherapie (Frankl 2005). Dabei wird Lebenssinn beschrieben als das Vorhandensein von Gefühlen der Kohärenz und Kontinuität, von Wertschätzung dem Leben gegenüber und der eigenen Person, zufriedenstellenden Aufgaben und Zielen im Leben sowie der Wahrnehmung individueller Verantwortung und Entscheidungsmöglichkeiten (Breitbart 2002).

Park und Folkman (1997) beschreiben Sinn- und Sinnfindung im Kontext der Stress- und Copingforschung als eine allgemeine Lebensorientierung, bei der persönliche Bedeutsamkeit und Kausalität eine wichtige Rolle spielen. Die Autorinnen unterscheiden dabei zwischen *globaler Sinnhaftigkeit,* die grundlegende Annahmen und Überzeugungen einer Person umfasst sowie grundlegende Ziele, die daraus abgeleitet werden, und zwischen *situationsbezogener Sinnhaftigkeit,* die sich primär auf die Interaktion zwischen einer Person und der Umwelt bezieht. Entsprechend finden sinnorientierte Copingstrategien wie die positive Neubewertung einer Situation, die Revision bisheriger Zielsetzungen, religiöse Glaubensvorstellungen und Spiritualität als sinngebende adaptive Bewältigungsstrategien in der von Folkman (1997) modifizierten transaktionalen Stress- und Copingtheorie von Lazarus und Folkman (1987) Berücksichtigung. Diesem ergänzten Konzept folgend kann Sinnfindung sowohl eine Strategie zur Belastungsbewältigung sein als auch das Ergebnis einer erfolgreichen Anpassung an die Belastung (► **Abb. 11.1**).

Kissane et al. (2001) sowie Clarke und Kissane (2002) beschreiben unter dem Begriff *Demoralisierung* eine besondere Form des Erlebens von Verlust an Sinnhaftigkeit bei PatientInnen mit schweren körperlichen Erkrankungen. Eine lebensbedrohliche Erkrankung wie Krebs kann grundlegende Annahmen und Wertesysteme, nach denen Menschen ihr Leben aufgebaut haben, sowie das Gefühl einer autobiographischen Kontinuität und Kohärenz erschüttern. Krankheitsbedingte Veränderungen, z. B. begrenzte Möglichkeiten zur Aktivität, können einen Verlust an Lebenssinn und Lebenszielen verursachen. Demoralisierung beschreibt einen Zustand, der mit einem Verlust an Hoffnung, einem Anstieg an Dysphorie und Desillusionierung bis hin zur Verzweiflung und dem Wunsch zu sterben einhergehen kann. Vehling et al. zeigten, dass bei knapp einem Viertel der KrebspatientInnen in kurativer oder palliativer Behandlung Demoralisierung in einem moderaten bis hohen Ausmaß vorlag (Vehling et al. 2013).

Deshalb erfordert die Auseinandersetzung mit krankheitsspezifischen Belastungen auch die Auseinandersetzung damit, wie Menschen ihren Lebenshintergrund und ihre Autobiographie verstehen, und an welche Werte sie glauben. Brewer (1996) wie auch Baltes und Staudinger (1996) weisen darauf hin, dass die Organisation von Erinnerungen und Erfahrungen in einem schlüssigen, d. h.

kohärenten Zusammenhang grundlegend für die individuelle Konstruktion einer als authentisch erlebten Autobiographie ist. In einem Prozess der Selbstreflexion und/oder des Erzählens werden Bezüge zwischen den Ereignissen der Vergangenheit und der Gegenwart in Relation zum Selbst hergestellt (Barsalou 1988). Die Integration von Erfahrungen und Ereignissen in eine kohärente Lebensgeschichte ist eine wesentliche Voraussetzung dafür, das Leben als sinnvoll zu erfahren (Baumeister & Newman 1994).

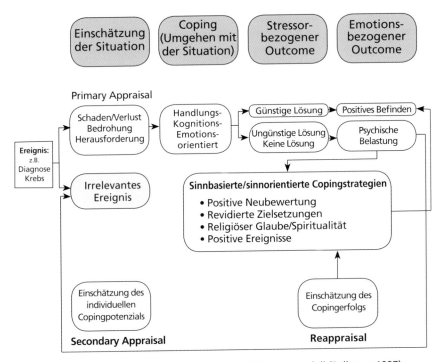

Abb. 11.1: Modifiziertes transaktionales Stress- und Copingmodell (Folkman 1997)

11.3   Interventionen mit dem Fokus auf Lebenssinn

In den letzten Jahren wurde eine wachsende Zahl von Forschungsarbeiten durchgeführt, die sich mit der Entwicklung von Interventionen zu Sinnfindung, Spiritualität, und Würde beschäftigen. Die psychotherapeutischen Interventionen konzentrieren sich in einigen Bereichen verstärkt auf die palliative Versorgung, da diese Themen für viele PatientInnen in den letzten Monaten und Wochen des Lebens an Bedeutung gewinnen.

11.3.1 Existentielle Psychotherapie

Die Existentielle Psychotherapie hat ihre Wurzeln in philosophischen und hier vor allem in existenzphilosophischen Theorien. Die existenzphilosophischen Theorien bieten für das Verstehen der Art der Belastungen im Rahmen der Behandlung von schwer körperlich kranken PatientInnen wichtige inhaltliche Konzeptionen und Modelle. Die Existentielle Psychotherapie unterscheidet sich von behavioralen und psychodynamischen Therapien weniger durch die angewandten Techniken, sondern vor allem durch ihre Fokussierung und Inhalte. Sie basiert auf der Grundannahme, dass Belastungen durch universelle menschliche Belange entstehen können. Solche Themen, die typischerweise Gegenstand einer existentiellen Psychotherapie sind, sind u. a. Fragen nach dem Tod, nach Freiheit und Sinnhaftigkeit, Ängste, eine Belastung für andere zu sein, Verlust an Würde und Verlust der körperlichen Integrität, Demoralisierung, Hilf- und Hoffnungslosigkeit sowie Gefühle der Ungerechtigkeit, Einsamkeit und Ausgrenzung. Die Existentielle Psychotherapie wurde für KrebspatientInnen erstmals von Irvin Yalom (Yalom & Greaves 1977; Yalom 1980) entwickelt.

11.3.2 Supportiv-Expressive Gruppentherapie (SEGT)

Die Supportiv-Expressive Gruppentherapie (Supportive-Expressive Group Therapy, SEGT) wurde von David Spiegel auf der Grundlage der Arbeiten von Irvin Yalom entwickelt (Spiegel et al. 1981). Diese Gruppentherapie basiert auf Yaloms interpersonellem Therapiekonzept, dessen grundlegende Überzeugung darin begründet ist, dass die zwischenmenschlichen Begegnungen der GruppenteilnehmerInnen wesentlich zum Gelingen der Therapie beitragen. Die emotionale Unterstützung der GruppenteilnehmerInnen wird durch die ausgebildeten Gruppenleiterinnen (PsychotherapeutInnen) gefördert, während potentielle negative Einflüsse bearbeitet und dadurch abgemildert werden. Zielsetzungen der Intervention sind die Bildung von Vertrauen und tragfähigen sozialen Beziehungen zwischen den GruppenteilnehmerInnen, die Förderung des Ausdrucks von Emotionen, die Auseinandersetzung mit dem Tod, die Neudefinition von Lebenszielen und -prioritäten, die Verbesserung der Kommunikation mit der Familie und Freunden, die Verbesserung der Arzt-Patient-Beziehung sowie die Verbesserung von Krankheitsbewältigungsstrategien im Umgang mit der Krebserkrankung.

Die erste Publikation der randomisiert kontrollierten Studie bei Brustkrebspatientinnen zeigte, dass die Teilnehmerinnen der Gruppe in verschiedenen Dimensionen – einschließlich der Lebenszeit – von der Therapie profitierten (Spiegel et al. 1981). Diese Studie hat deshalb zu zahlreichen weiteren Studien und Publikationen geführt, die in der Mehrzahl die Überlegenheit von strukturierten gruppentherapeutischen Interventionen bei Krebspatienten bezüglich der Reduktion psychischer Belastungen und der Verbesserung der gesundheitsbezogenen Lebensqualität zeigen. Die Frage der Verlängerung der Lebenszeit durch psychotherapeutische

Interventionen wird nach wie vor kritisch diskutiert (Boesen & Johansen 2008; Kissane 2009), obwohl die Arbeitsgruppe um Spiegel in Sekundäranalysen ihrer neueren Studie zeigten, dass die Abnahme depressiver Symptome mit einem längeren Überleben der Patientinnen mit metastasiertem Brustkrebs in Zusammenhang stand (Butler et al. 2009; Giese-Davis et al. 2011).

11.3.3 Sinnzentrierte Gruppentherapie (MCGT)

Die Sinnzentrierte Gruppentherapie (Meaning-Centered Group Therapy, MCGT) wurde von William Breitbart (Breitbart et al. 2004, 2015) im Rahmen der palliativen Versorgung von schwer- und terminal kranken PatientInnen entwickelt und konzentriert sich auf die Therapie von PatientInnen in einem weit fortgeschrittenen Krankheitsstadium. Sie basiert auf den theoretischen Arbeiten von Viktor Frankl und Erik Erikson (Frankl 2005; Erikson 1973). Bei der Sinnzentrierten Gruppentherapie handelt es sich um eine strukturierte Intervention mit einer Dauer von acht Wochen, in der verschiedene didaktische Methoden zum Einsatz kommen wie Diskussionen, experimentelle Übungen und Hausaufgaben, die sich auf die Sinnfindung bei einer fortgeschrittenen Krebserkrankung konzentrieren. Spezifische Themen beinhalten:

- Individuelle Konzepte und Quellen von Sinn und Sinnhaftigkeit
- Individuelle Bedeutung der Krebserkrankung
- Sinn und individueller Lebenskontext
- Individuelle Lebensgeschichte(n) und Sinnhaftigkeit
- Begrenzungen und Endlichkeit des Lebens
- Verantwortung, Kreativität und individuelle Rollen in Familie, Arbeit und Gesellschaft
- Erfahrungen, Natur, Kunst und Humor und deren Bezug zu individuellem Lebenssinn
- Abschied, Ende und Hoffnung für die Zukunft

Insbesondere der Umgang mit Hoffnungslosigkeit und Hoffnung ist ein wichtiger Aspekt der Sinnzentrierten Gruppentherapie. Dem Verlust der Hoffnung auf Heilung werden Alternativen entgegengestellt wie u. a. die Hoffnung auf Symptomkontrolle, auf Lebensqualität bis zum Tod, auf einen würdevollen Tod, auf Sinnfindung und inneren Frieden, auf Aussöhnung und Vergebung wie auch die Hoffnung auf ein persönliches Vermächtnis. Breitbart et al. zeigten, dass die Sinnzentrierte Gruppentherapie Belastungen wie Depressivität, Hoffnungslosigkeit, den Wunsch nach einem vorzeitigen Tod sowie die körperliche Symptombelastung reduziert und gleichzeitig spirituelles Wohlbefinden und die Lebensqualität der Patienten signifikant verbessert (Breitbart et al. 2015). Die Sinnzentrierte Gruppentherapie wird inzwischen auch als Einzelpsychotherapie für Patienten wie auch für Angehörige erprobt (Breitbart et al. 2012; Applebaum et al. 2015).

11.3.4 Kognitiv-Existentielle Gruppentherapie (CEGT)

Die Kognitiv-Existentielle Gruppentherapie (Cognitive-Existential Group Therapy, CEGT) wurde von David Kissane (Kissane et al. 2003, 2007) entwickelt und fokussierte zunächst auf die Bedürfnisse von Brustkrebspatientinnen in einem frühen Krankheitsstadium. Die Kognitiv-Existentielle Gruppentherapie ist als wöchentliche, 90-minütige und 20 Wochen andauernde Intervention geplant, die von zwei PsychotherapeutInnen durchgeführt wird. Die Intervention beinhaltet drei Phasen. In der Initialphase werden die Selbstöffnung, die Gruppenkohäsion und die Erfahrung der Allgemeingültigkeit spezifischer individueller Erfahrungen gestärkt, um Gefühle von Isolation und Rückzug zu überwinden. In der zweiten Phase werden spezifische existentielle Themen wie Todesangst, Sinn und Sinnhaftigkeit, Verlust und Trauer, Alleinsein und Isolation, Freiheit, Gefühl von Würde, Krankheitsverarbeitung und -adaptation wie auch der Umgang mit Ungewissheit in einer Atmosphäre des kontinuierlichen Lernens und der Selbstauskunft bearbeitet. Die dritte Phase dient der Trauerarbeit eigener Verluste sowie der Neudefinition von Prioritäten im Leben, Einstellungen und Werten der Patientinnen. Es werden darüber hinaus Ziele und Aufgaben für die (nahe) Zukunft besprochen. Empirische Studien zur Wirksamkeit der Kognitiv-Existentiellen Gruppentherapie zeigen eine signifikante Reduktion von Depressivität, Hilf- und Hoffnungslosigkeit und Trauma-Symptomen sowie eine verbesserte soziale Funktionsfähigkeit (Kissane et al. 2003, 2007).

11.3.5 Managing Cancer and Living Meaningfully (CALM)

Für PatientInnen mit einer weit fortgeschrittenen Erkrankung liegen bislang nur wenige manualisierte und evaluierte Angebote vor, die als Einzelpsychotherapie durchführbar, praktikabel und gut geeignet sind, die psychische Belastung zu reduzieren sowie die Lebensqualität und das Gefühl von Lebenssinn zu fördern. Managing Cancer and Living Meaningfully (CALM) (Lo et al. 2014) ist eine psychotherapeutische Kurzzeitintervention, die darauf zielt, psychische Belastungen zu verringern, die Kommunikation und Zusammenarbeit mit dem Behandlungsteam zu verbessern sowie Hoffnung und Lebenssinn zu stärken. Sie wurde von der Arbeitsgruppe um Rodin am Department of Supportive Care, Princess Margaret Cancer Centre, Toronto, entwickelt. CALM zielt als Einzelintervention mit drei bis acht Sitzungen auf die Reduktion von Depressivität und Distress sowie auf die Förderung von psychischem Wohlbefinden, Lebensqualität und Lebenssinn ab. Sie ist spezifisch für fortgeschritten erkrankte Krebspatienten konzipiert, die psychisch belastet sind und psychotherapeutische Unterstützung in Anspruch nehmen möchten. Die Intervention wird international von verschiedenen Arbeitsgruppen im Rahmen von randomisiert-kontrollierten Studien evaluiert (Lo et al. 2015; Scheffold et al. 2015).

11.4   Fazit

Sinnbasierte Interventionen stellen eine wertvolle und wichtige Bereicherung der psychotherapeutischen und psychoonkologischen Arbeit mit KrebspatientInnen dar. Gerade älteren PatientInnen und solchen mit einer fortgeschrittenen Erkrankung können diese Interventionen helfen, die Krankheits- und Behandlungserfahrungen in eine kohärente Lebensgeschichte zu integrieren und trotz bestehen bleibender Belastungen Sinn, Hoffnung sowie Freude zu erfahren.

Literatur

Applebaum AJ, Kulikowski JR, Breitbart W (2015) Meaning-Centered Psychotherapy for Cancer Caregivers (MCP-C): Rationale and Overview. Palliat Support Care 13(6) 1631-41

Baltes PB, Staudinger U (1996) Interactive minds in a life-span perspective. In: Baltes PB, Staudinger U (Hrsg.) Interactive minds: Life-span perspectives on the social foundation of cognition. New York: Cambridge University Press. S. 1–34.

Barsalou LW (1988) The content and organization of autobiographical memories. In: Neisser U, Winograd E (Hrsg.) Remembering reconsidered: Ecological and traditional approaches to the study of memory. Cambridge: Cambridge University Press. S. 193–243.

Baumeister RF, Newman LS (1994) How stories make sense of personal experiences: Motives that shape autobiographical narratives. Pers Soc Psychol Bull 20:676–690.

Boesen EH, Johansen C (2008) Impact of psychotherapy on cancer survival: time to move on? Curr Opin Oncol 20:372–377.

Breitbart W (2002) Spirituality and meaning in supportive care: spirituality- and meaning-centered group psychotherapy interventions in advanced cancer. Support Care Cancer 10:272–280.

Breitbart W, Gibson C, Poppito SR, Berg A (2004) Psychotherapeutic interventions at the end of life: a focus on meaning and spirituality. Can J Psychiatry 49:366–372.

Breitbart W, Poppito S, Rosenfeld B, Vickers AJ, Li Y, Abbey J, Olden M, Pessin H, Lichtenthal W, Sjoberg D, Cassileth BR. (2012) Pilot randomized controlled trial of individual meaning-centered psychotherapy for patients with advanced cancer. J Clin Oncol 30:1304–09.

Breitbart W, Rosenfeld B, Pessin H, Applebaum A, Kulikowski J, Lichtenthal WG (2015) Meaning-centered group psychotherapy: an effective intervention for improving psychological well-being in patients with advanced cancer. J Clin Oncol 33:749–54.

Brewer WF (1996) What is recollective memory? In: Rubin DC (Hrsg.) Remembering our past. Studies in autobiographical memory. Cambridge: Cambridge University Press. S. 19–65.

Butler LD, Koopman C, Neri E, Giese-Davis J, Palesh O, Thorne-Yocam KA, Dimiceli S, Chen XH, Fobair P, Kraemer HC, Spiegel D (2009) Effects of supportive-expressive group therapy on pain in women with metastatic breast cancer. Health Psychol 28:579-87.

Clarke DM, Kissane DW (2002) Demoralization: Its phenomenology and importance. Aust N Z J Psychiatry 36:733–742.

Erikson EH. (1973) Identität und Lebenszyklus. Drei Aufsätze. 2. Aufl. Frankfurt a.M.: Suhrkamp. Folkman S (1997). Positive psychological states and coping with severe stress. Soc Sci Med 45:1207–1221.

Frankl VE (2005) Der Wille zum Sinn. 5., erw. Aufl. Bern: Huber.

Giese-Davis J, Collie K, Rancourt K M, Neri E, Kraemer HC, Spiegel D (2011) Decrease in depression symptoms is associated with longer survival in patients with metastatic breast cancer: a secondary analysis. J Clin Oncol 29:413-20.

Kissane DW, Clarke DM, Street AF (2001) Demoralization syndrome – a relevant psychiatric diagnosis for palliative care. J Palliat Care 17:12–21.

Kissane DW, Bloch S, Smith GC, Miach P, Clarke DM, Ikin J, Love A, Ranieri N, McKenzie D (2003) Cognitive-existential group psychotherapy for women with primary breast cancer: a randomised controlled trial. Psychooncology 12:532–546.

Kissane DW, Grabsch B, Clarke DM, Smith GC, Love AW, Bloch S, Snyder RD, Li Y (2007) Supportive-expressive group therapy for women with metastatic breast cancer: survival and psychosocial outcome from a randomized controlled trial. Psychooncology 16:277–286.

Kissane D (2009) Beyond the psychotherapy and survival debate: the challenge of social disparity, depression and treatment adherence in psychosocial cancer care. Psychooncology 18:1–5.

Lazarus RS, Folkman S (1987). Transactional theory and research on emotions and coping. Eur J Personality 1:141–170.

Lo C, Hales S, Jung J, Chiu A, Panday T, Rydall A, Nissim R, Malfitano C, Petricone-Westwood D, Zimmermann C, Rodin G (2014) Managing Cancer And Living Meaningfully (CALM): phase 2 trial of a brief individual psychotherapy for patients with advanced cancer. Palliat Med 28: 234–242

Lo C, Hales S, Rydall A, Panday T, Chiu A, Malfitano C, Jung J, Li M, Nissim R, Zimmermann C, Rodin G (2015) Managing Cancer And Living Meaningfully: study protocol for a randomized controlled trial. Trials 16:391.

Park C, Folkman S (1997) Meaning in the context of stress and coping. Rev Gen Psychol 1:115–144.

Scheffold K, Philipp R, Engelmann D, Schulz-Kindermann F, Rosenberger C, Oechsle K, Härter M, Wegscheider K, Lordick F, Lo C, Hales S, Rodin G, Mehnert A (2015) Efficacy of a Brief manualized intervention Managing Cancer and Living Meanfully (CALM) adapted to German cancer care settings: study protocol for a randomized controlled trial. BMC Cancer 15: 592.

Vehling S, Oechsle K, Koch U, Mehnert A (2013) Receiving palliative treatment moderates the effect of age and gender on demoralization in patients with cancer. PLoS One 8:e59417.

Yalom I (1980) Existentielle Psychotherapie. Köln: EHP-Verlag.

Yalom I, Greaces C (1977) Group therapy and the terminally ill. Am J. Psychol 134:396–400.

12 TRUST-Interventionen zur Ressourcenförderung und Resilienzstärkung in der Psychoonkologie

Christa Diegelmann

12.1 Wesentliche Merkmale von TRUST-Interventionen

Psychosoziale, supportive und spezifisch psychotherapeutische Interventionen sind in der Psychoonkologie seit Langem etabliert (Angenendt et al. 2007; Herschbach & Heußner 2008; Schwarz & Singer 2008; Koch & Weis 2009). »Psychoonkologische Interventionen sind in der Umsetzung am individuellen Bedarf der Patienten auszurichten und sollten frühestmöglich angeboten werden« (Weis 2009, S. 38). Meiner Meinung nach sollten dabei mehr explizit ressourcenorientierte Ansätze in den Blickpunkt kommen. Speziell in der Einzeltherapie sind Interventionen im Sinne einer ressourcenorientierten psychoonkologischen Psychotherapie sehr hilfreich, die gezielt Stabilisierung, Ressourcenstärkung, Krisenbewältigung und ggf. Traumabearbeitung gegenwartsbezogen in prozesshaften Phasen ermöglichen (Diegelmann 2006a; Isermann 2006; Angenendt 2007; Angenendt & Schütze-Kreilkamp 2007).

»Eine psychoonkologische Intervention wird definiert als eine nicht-pharmakologische Intervention, in welcher psychologische und sozialarbeiterische Methoden, wie z.B. psychosoziale Beratung, Psychoedukation, Stressbewältigungstraining, Psychotherapie, Entspannungsverfahren, allein oder in Kombination, von einem professionellen Therapeuten in einer persönlichen Interaktion mit Krebspatienten durchgeführt werden, um deren psychische und soziale Belastung zu vermindern und die Lebensqualität zu erhöhen. Zu den psychoonkologischen Interventionen gehören darüber hinaus die Künstlerischen Therapien« (Leitlinienprogramm Onkologie 2014).

Das Vorgehen mit TRUST (Diegelmann & Isermann 2016) erweitert die Zielbereiche psychoonkologischer Interventionen durch die explizite Ressourcenperspektive aus dem Blickwinkel der Resilienzforschung und der Positiven Psychologie und ermöglicht eine flexible und kreative Handhabung unterschiedlicher therapeutischer Tools unter Berücksichtigung neurobiologischer Erkenntnisse. Therapeutische Flexibilität stellt auch der Hauptausschuss für evidenzbasierte Praxis der einflussreichen Amerikanischen Psychologischen Vereinigung (APA) als wesentlich für Therapieerfolge heraus: »Research suggest that sensitivity and flexibility in the administration of therapeutic interventions produces better outcomes than rigid application of [...] principles« (APA 2006, S. 278).

Tabelle 12.1 zeigt einige Beispiele von TRUST-Interventionen aus der Traumatherapie, die sich auch in der psychoonkologischen Arbeit klinisch bewährt haben (Diegelmann 2007a, 2007b, +). Viele der Interventionen sind auf verschiedenen Ebenen wirksam, insofern ist die Einteilung lediglich eine grobe Orientierung.

Wesentliche Merkmale von TRUST-Interventionen sind:

- Explizite Anwendung von ressourcen- und resilienzstärkenden Interventionen
- Prinzip der Neuroplastizität und anderer neurobiologischer Zusammenhänge anschaulich vermitteln
- Psychoedukation individuell gestalten
- Gefühle von Verbundenheit und »wachsen dürfen« anregen
- Reflektive Dialoge anregen

Tab. 12.1: TRUST – Interventionsbeispiele

Techniken zur unmittelbaren Stressregulation

- Die Lichtstrom-Übung
- 5-4-3-2-1 Technik, oder: fünf bis sieben Dinge aus der Umgebung beschreiben, die blau
- oder grün oder rot sind
- Das ABC des Wohlbefindens
- Etablierung von Wohlfühlort und persönlichen Ressourcenquellen
- Imaginationsübungen, z. B. Innere-Helfer-Übung
- Atmen und lächeln und andere Achtsamkeits- und Entspannungsübungen Techniken der Energetischen Psychotherapie (▶ Kap. 26)

Interventionen zur Ressourcenförderung

- Imaginationsübungen, z. B. Gepäck ablegen; das Bad im Meer
- Genusstraining
- EMDR-Ressourcenprotokoll (RDI-Protokoll) und Absorptionstechnik
- BERLIN-Ressourcen-Checkliste
- TRUST-Karten zur assoziativen Anregung innerer Prozesse
- Ressourcen gegen die Angst-Fragebogen (REGEDA; ▶ Kap. 8)
- Körperbezogene Interventionen (Götz-Kühne 2006)

Wege einer schonenden Krisenbearbeitung und Traumakonfrontation

- Psychodynamisch Imaginative Traumatherapie (PITT®; Reddemann 2004) Ressourcenorientiertes EMDR (Eye Movement Desensitization and Reprocessing) (Parnell 2006; Rost 2008)
- Imagery Rescripting and Reprocessing Therapy (IRRT; Smucker et al. 1995)
- Einzelne Elemente der Kognitiv Behavioralen Therapie (KBT; Ehlers 1999; Boos 2005)
- Katathym Imaginative Psychotherapie zur Traumabearbeitung (KIP-T; Steiner & Krippner 2006)
- Conflict Imagination Painting and Bilateral Stimulation (CIPBS®; Diegelmann 2006b, 2007a)

Tab. 12.1: TRUST – Interventionsbeispiele – Fortsetzung

Stärkung der Resilienz

- Anamnesediagramm, stärkende und belastende Lebenserfahrungen graphisch dargestellt
- TRUST-Thermometer, Wohlbefinden visuell darstellen (▶ **Kap. 8**)
- Psychoedukation anschaulich machen, z. B. mithilfe der Zitronenimagination, RSB-Modell und »window of tolerance«
- Hypnotherapeutische Arbeit mit somatischen Ego-States
- TRUST-Protokoll zur Resilienzstärkung
- Body-Scan mit VIM-Prinzip (Visionen imaginieren und Malen; Diegelmann 2006c)
- Arbeit mit Ritualen und Symbolen, z. B. Familie in Tieren, Stein-Meditation, Natur, Imaginationsübung: Die Bäume meines Lebens
- Glücksaktivitäten, z. B. Glückstagebuch oder die Frage: Worüber habe ich mich heute gefreut
- Road to Resilience-Prinzipien einführen und Wege dazu entwickeln (▶ **Kap. 6**)

- Würdigen der ganzen Bandbreite möglicher Reaktionen
- Metaphern, Rituale und Symbole als Ressourcenquellen kultivieren
- Body-Mind-Sensibilisierung (Esch 2014)
- Kreative Interventionen flexibel anwenden
- Gegenwartsorientierung und Kontextsensibilität als wichtigen Bezugsrahmen für die Regulation von Emotionen und Kognitionen erfahrbar machen

Arbeit in der optimalen Arousal-Zone (van der Kolk 1987): TRUST-Interventionen sollen dazu beitragen, im »window-of-affect-tolerance« (Schore 2009) handlungs- und entscheidungsfähig sein zu können: »To fine-tune their arousal to the needs of the situation« (Ogden & Minton 2000, S. 10). Bei dysregulierten Stresszuständen ist das »Fenster schmaler« und die Selbstregulation ist dadurch weniger flexibel und weniger angemessen (Siegel 1999; Schore 2003). Die Fähigkeit zur Affektregulation ist eine Voraussetzung für gelingende psychotherapeutische Behandlungsprozesse und sollte auch in der psychoonkologischen Arbeit einen besonderen Stellenwert haben. Es wird sogar inzwischen vorgeschlagen, den Begriff der Bindungstheorie zugunsten des Begriffs der Regulationstheorie zu verändern (Schore & Schore 2007). Mit dem Zuwachs an »innerer Balance« steigt die Bewältigungskompetenz an und damit auch wieder die Fähigkeit der Versprachlichung des Erlebens. »Unterschiedliche Forschungen in Psychologie und Neurowissenschaften kamen zu dem wichtigen Ergebnis, dass Menschen, die Worte verwenden, um ihre inneren Zustände, wie etwa ihre Emotionen und das, was sie wahrnehmen, zu beschreiben, flexibler und eher in der Lage sind, ihre Emotionen anzupassen und zu regulieren (Siegel 2007, S. 282).

Erfahrung verändert: »Wie die Hirnforscher inzwischen an vielen Beispielen zeigen konnten, wird unser Erleben von uns selbst und von den Erfahrungen, die wir in der Beziehung zu unserer Mitwelt machen, ständig neu kreiert. Neuronenverbindungen, die wir nicht nutzen, lösen sich auf. ›Use it or lose it‹ [...] Muster des Erlebens und Verhaltens, die wir häufig aktivieren, werden verstärkt und als neuronale Verschaltungsmuster strukturell verankert, das heißt, sie werden im Gehirn ›verkörpert‹« (Hüther 2006, S. 91–92). Das Prinzip Neuroplastizität bedeutet, das Gehirn verändert sich nutzungsabhängig (Isermann 2007). Wohlbefinden und Individualität entstehen im Prozess des Handelns oder auch des Lassens. Erfahrung verändert. Inzwischen wissen wir, wie bedeutsam Achtsamkeit, die Aktivierung positiver Gefühle und auch die Offenheit für Spiritualität für das komplexe Zusammenspiel von mind und body sind (Fredrickson & Losada 2005; Davidson 2008; Daaleman et al. 2008; Wasner 2008; Gander et al. 2008; Lehrer 2014).

Psychoedukation: Es ist nicht einfach, Menschen in Belastungssituationen plausibel zu machen, dass sie durch die Aktivierung von positiven Emotionen dafür sorgen können, dass ihr Stressniveau gesenkt wird. Es geht ja nicht darum »positiv zu denken«, sondern gerade weil es so »schlimm« ist, ist es wichtig, überhaupt wieder handlungs- und entscheidungsfähig zu sein.

Folgendes Beispiel benutze ich manchmal zur Erklärung meines Vorgehens: »Wenn eine Schallplatte einen Kratzer oder Sprung hat, ja dann bleibt die ›Musik‹ hängen, es wiederholt sich immer wieder die gleiche Stelle. So kann es auch Menschen in Krisen gehen. Da können dann gezielte Interventionen, die Impulse zur Selbstregulation initiieren, wirklich dazu beitragen, dass die ›eigene Musik‹ wieder weiterlaufen kann, wenn der Tonkopf in die nächste Rille der ›Schallplatte‹ gesetzt wird«. Als ganz einfache psychoedukative Erklärung ist z. B. die »Zitronenimagination« hilfreich. Es leuchtet sofort ein, dass Gedanken unmittelbare körperliche Reaktionen hervorrufen und man daher auch bewusst, z. B. mittels Imaginationsübungen Einfluss auf den Körper nehmen kann.

Liebe als Haltung – Verbundenheit und »wachsen dürfen«: Gerald Hüther hat in einem Vortrag, welchen er im Rahmen unseres Curriculums Psychoonkologie (www.idinstitut.de) gehalten hat, einen sehr schönen Vergleich herangezogen, der handlungsleitend für therapeutische Interventionen sein kann: Gute Lernbedingungen hat jeder Mensch bereits im Mutterleib kennengelernt: »Das Prinzip der Verbundenheit und das Prinzip des Wachsen dürfens«. Diese Haltung schafft eine Atmosphäre des Empowerment für alle Beteiligten. Gerald Hüther fügte an: »Gelingt diese Haltung im Privatleben nennt man das Liebe.« Individuelle Therapieprozesse brauchen eine individuell zugeschnittene Vermittlung von Psychoedukation und nach meiner Erfahrung genau das Vertrauen in das eigene »Wachsen-Dürfen« und die Verbundenheit zum Leben. Gehe ich mit dieser Haltung authentisch um, dann können sich »Heilungserfahrungsräume« eröffnen.

Metaphern aus der Kunst anwenden: Ich finde es manchmal auch angemessen und hilfreich, sich auf die Arbeit von KünstlerInnen zu beziehen. Beispielsweise hat Yoko Ono in ihrer Ausstellung in der Bielefelder Kunsthalle (2008) mit dem Titel »Between my had and the sky« ein Labyrinth mit durchsichtigen Wänden aus Plexiglas installiert. Sie schreibt dazu: »Nicht Labyrinth (maze), sondern ein Labyrinth (a maze) als auch wunderbar (amazing) und Erstaunen (amazement). Es ist eine Konstruktion, in die man hineingeht und in der man herumläuft. Wenn man darin herumläuft, wird man sehen, dass es vom Leben handelt. Jeder Tag bedeutet ein Erstaunen, an jedem Tag lerne ich so viele Dinge.« Meine eigene Erfahrung damit erzähle ich manchmal PatientInnen, um mit dieser Metapher Mut zu machen: »Wenn man in das Labyrinth hineingeht hat man das Gefühl der Übersicht, der Orientierung, doch plötzlich steht man vor einer Wand und es geht nicht mehr weiter, nach kurzer Zeit der Reorientierung kann man nur die bisherige Richtung verändern und einen neuen Weg ausprobieren, um voran zu kommen. Das Interessante dabei war auch, dass ich dann völlig neue Auswege wahrgenommen habe, die mir vorher gar nicht aufgefallen waren, an denen ich vorher achtlos vorbeigegangen war.« Frederic Chopin beschreibt beispielsweise das Komponieren als Möglichkeit zur Selbstregulation während seiner Zeit auf Mallorca (1838 bis 1839): »Ich ziehe es vor, alle meine Gefühlserregungen zum Ausdruck zu bringen, anstatt von Ihnen verschlungen zu werden.«

TRUST-Karten: Einen anderen Weg zur Aktivierung individueller Ressourcen-Netzwerke eröffnen die TRUST-Karten (www.trustandgo.de). 50 Karten geben Impulse zu unterschiedlichen Themen, wie z. B. Kraft, Vertrauen, Mut, Offenheit, Geborgenheit. Die angeregten Assoziationen tragen dazu bei, gewohnte Denk-Schemata zu verändern. Es werden unerwartete Ego-States angesprochen. Dadurch kommt es zu einer Erweiterung des Erlebens und es können sich neue Erfahrungsmuster herausbilden. Durch die regelmäßige Beschäftigung mit den TRUST-Karten wird außerdem eine Ressourcenperspektive induziert: Im Sinne der »Broaden-and-Build Theory« (Fredrickson & Branigan 2005) wird der Blick weiter, und durch die kontinuierliche Aktivierung der entsprechenden Netzwerke kann das psychische und physische Wohlbefinden nachhaltig gestärkt werden.

Beispiele von TRUST-Interventionen: Aus Platzgründen stelle ich exemplarisch einige konkrete TRUST-Interventionen vor, die in schonender Weise dazu beitragen, die subjektive Bewältigungskompetenz angesichts einer belastend erlebten Situation zu erhöhen. Eine ausführliche Darstellung findet sich in Diegelmann (2006c, 2007a). CIPBS und auch das TRUST-Protokoll zur Resilienzstärkung sind besonders zur Krisen- und Traumabearbeitung geeignet und ermöglichen onkologischen PatientInnen neue Lösungs-Erfahrungen und häufig einen Perspektivenwechsel im Umgang mit ihrer aktuellen Lebenssituation.

12.2 Anamnesediagramm: Ressourcenperspektive von Anfang an

Das Anamnesediagramm gibt einen raschen Überblick über wichtige angenehme und belastende Lebenserfahrungen und ermöglicht einen Blick aus einer anderen Perspektive auf das Leben (▶ **Abb. 12.1**). Die Diagrammstruktur kann auch genutzt werden, um einen einzelnen Bereich von Lebenserfahrungen näher zu betrachten, z. B.: Erfahrungen mit Urlaubsreisen, mit Krankheiten, mit Lebensabschnitten, mit Freundschaften, mit Ärzten etc.

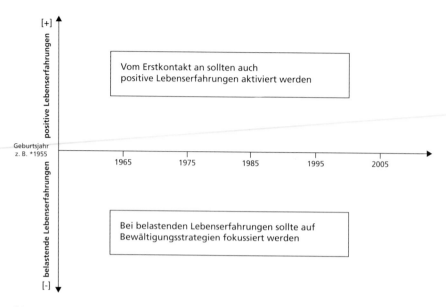

Abb. 12.1: Anamnesediagramm (Diegelmann 2007a; Abdruck mit freundlicher Genehmigung des Klett-Cotta Verlags)

12.3 TRUST-Protokoll zur Resilienzstärkung

Das TRUST-Protokoll zur Resilienzstärkung zielt darauf, individuelle Resilienzerfahrungen zu aktivieren, um den Umgang mit aktuellen Belastungen und Herausforderungen zu erleichtern – und auf diese Weise das Erleben der psychischen Widerstandskraft zu stärken. Hierzu werden spezielle Eigenschaften und entsprechende eigene Erfahrungen exploriert. Oft geht es um Erfahrungen, die mit Kompetenz, Zielorientierung, Hoffnung, Stärke, Selbstfürsorge, Geborgenheit, Zuversicht und Vertrauen verbunden sind. Eine Entlastungserfahrung bzw. Distanzierung zum gegenwärtigen belastenden Erleben stellt sich meistens unmittelbar ein. In der Traumatherapie gibt es ähnliche Vorgehensweisen, die allgemein die Affektregulationskompetenzen stärken und oft als Vorbereitung für eine Traumakonfrontation eingesetzt werden (Parnell 2003, 2006; Hofmann 2004; Rost 2008).

TRUST-Protokoll zur Resilienzstärkung

Die Therapeutin erklärt kurz den Ablauf des Vorgehens: »Die Aktivierung persönlicher Ressourcen kann Sie darin unterstützen, neue Perspektiven im Umgang mit Ihrem Problem zu finden. Ich erkläre Ihnen, wie wir daran arbeiten,

---

dass Sie diese neuen Erfahrungen machen können. Denken Sie bitte daran, es geht nicht darum, die Realität zu ändern, wohl aber darum, das Erleben Ihrer augenblicklichen Belastung zu verändern. Bitte beschreiben Sie mir jetzt Ihr gegenwärtiges Problem.«

Die einzelnen Schritte:

1. Beschreibung des gegenwärtigen Problems

Die PatientIn beschreibt eine gegenwärtige Belastung. Die TherapeutIn lässt auf einer Skala von 0 bis 10 das Ausmaß der Belastung, den SUD Wert (Subjective Units of Disturbance) einschätzen, wobei 0 = gar keine Belastung und 10 = maximale Belastung darstellt.

2. Exploration von hilfreichen Eigenschaften/Kompetenzen

Die TherapeutIn exploriert drei bis vier Eigenschaften oder Kompetenzen, die für den Umgang mit der Belastung hilfreich und sinnvoll erscheinen. Es werden empathisch hilfreich wirkende Kompetenzerfahrungen/Eigenschaften exploriert und die drei ausgewählt und notiert, die am besten geeignet erscheinen.

Hinweis: Es ist hilfreich, die Suche nach passend erscheinenden Eigenschaften aktiv zu unterstützen.

3. Ressourcenerfahrungen aus der Vergangenheit aktivieren und verankern

Nun soll die PatientIn nacheinander für jede Eigenschaft ein bis zwei Situationen erinnern, in der sie diese Eigenschaft oder Kompetenz in den letzten Jahren oder in der letzten Zeit erlebt hat. Die PatientIn wird gebeten, jede Situation/Erfahrung unter Einbeziehung aller Einzelheiten der Situation und Sinnesmodalitäten zu beschreiben, z. B. Bilder, Gerüche, Körpergefühle.

Hinweis: Es ist wichtig, die Situation mit vielen Details anzureichern. Dadurch wird das Ressourcennetzwerk maximal stimuliert. Jede auftauchende Erinnerung wird anschaulich, möglichst mit allen Sinnesmodalitäten »aktiviert« und dann jeweils mithilfe von bilateraler Stimulation als Ressource verankert (tappen/klopfen auf den Knien/Oberschenkeln oder tappen mit sog. butterfly-hugs/Schmetterlings-umarmung durch Überkreuzen der Arme vor dem Brustkorb und tappen auf den Schultern). Dies wird jeweils nach der intensiven Aktivierung einer Situation durchgeführt.

4. Validierung der neuen Erfahrung

Zum Schluss wird noch einmal auf die anfängliche Belastung Bezug genommen. Es wird exploriert, was jetzt dazu auftaucht, und es wird eine erneute Einschätzung des SUD-Wertes erfragt. Danach ist der SUD-Wert in der Regel deutlich reduziert. Durch die Aktivierung von »Ego-States«, die mit Bewältigungskompetenz verbunden sind, verändert sich die Wahrnehmung des Problems. Die aktuelle Belastung reduziert sich oder das Problem erscheint möglicherweise aus der Erfahrung eines anderen Blickwinkels heraus gar nicht mehr belastend. Dieses gestärkte Kompetenzerleben wird abschließend nochmals mithilfe der bilateralen Stimulation verankert. Falls die Belastung noch relativ hoch ist, kann auch das Finden einer weiteren passenden Eigenschaft/Kompetenz mit der entsprechenden Erfahrung weitere Ego-States aktivieren, die das Erleben der gegenwärtigen Belastung weiter verändern helfen.

5. Symbolisierung des neuen Erlebens

Zum Abschluss kann die TherapeutIn noch dazu auffordern, eine Metapher, ein Symbol oder ein Wort für das gestärkte Erleben zu finden, was dann als Ankerreiz in der konkreten Situation benutzt werden kann, oder auch zwischendurch zur weiteren Bahnung des Kompetenzerlebens im Umgang mit der Belastung genutzt werden kann. Diese Symbolisierung der neuen Erfahrung kann dann abschließend nochmals durch bilaterale Stimulation verankert werden.

12.3.1 Anwendungsbeispiel des TRUST-Protokolls

1. Schritt: Beschreibung der gegenwärtigen Belastung

Eine 52-jährige Patientin (P) hat Angst vor der Kontaktaufnahme mit einer Arbeitskollegin, die ebenfalls an Brustkrebs erkrankt ist, nachdem sie erfahren hat, dass diese jetzt Metastasen hat (SUD-Wert: 8).

2. Schritt: Exploration von hilfreichen Eigenschaften/Kompetenzen Drei passende Eigenschaften/Kompetenzen

1. Mut
2. Abgrenzung, bei mir bleiben
3. Mitgefühl angemessen zeigen können

3. Schritt: Ressourcenerfahrungen aus der Vergangenheit aktivieren und verankern

- Zu 1 – »Mut«
  (TH): »In welcher Situation haben Sie sich in der letzten Zeit so richtig mutig gefühlt? Nehmen Sie sich ruhig einen Moment Zeit dazu. Das kann irgendeine Situation sein, die gar nichts unmittelbar mit dem momentanen Thema zu tun haben muss.«
  (P): »Als ich beim Arbeitgeber durchgesetzt habe, dass ich keine Überstunden mehr machen will«. (P. beschreibt diese Situation mit allen Details, dem konkreten Bild, den damit auftauchenden Emotionen und Körpergefühlen.)
  (P): Setzt sich aufrecht hin und zeigt auf ihren Rücken: »Ich empfinde eine Stärkung im Rücken, das tut gut, ich freue mich über meine Initiative und den damit verbundenen Erfolg, dass ich keine Überstunden mehr machen muss.«
  (TH): »Wenn Sie möchten, verankern Sie diese Rückenstärkung auch noch einmal mit einigen Tapps«.
- Zu 2 – »Abgrenzung, bei mir bleiben«
  (TH): »In welcher Situation haben Sie in der letzten Zeit erlebt, dass Sie sich gut abgrenzen konnten und gut bei sich gefühlt haben? Nehmen Sie sich ruhig einen Moment Zeit dazu.« (P): »Da fällt mir eine Situation mit meiner Mutter ein. Ich konnte ihr sagen, dass ich nicht zu jeder Zeit für Sie verfügbar bin, dass ich sie gerne zum Arzt fahren will, ich aber mittags meinen Mittagsschlaf brauche, um für mich Kraft zu tanken. Meine Mutter reagierte verständnisvoll und fragte

mich nach einem Zeitpunkt, der für mich ok war.« (TH): »Wenn Sie an diese Erfahrung denken, wie fühlen Sie sich denn da jetzt?«

(P): »Ich fühle mich gut, das war eine gute Erfahrung, ich war völlig überrascht, wie einfach das ging.«

(TH): »Schließen Sie, wenn Sie möchten, Ihre Augen und vergegenwärtigen Sie sich diese gute Erfahrung, stellen Sie sich in Gedanken noch einmal das Gespräch mit Ihrer Mutter vor und genießen Sie das. Wenn Sie möchten, tappen Sie dabei auf Ihre Knie oder Oberschenkel, um das gute Gefühl zu verankern.«

(TH): »Wie fühlen Sie sich jetzt, und wo im Körper spüren Sie die gute Erfahrung?«

(P): »Ich fühle mich entspannt, mein Bauch fühlt sich ganz warm an.« (TH): »Wenn Sie möchten, legen Sie doch mal Ihre Hände auf den Bauch und genießen Sie die Entspannung. Sie können das Gefühl auch verankern, indem Sie Ihre Füße abwechselnd auf und ab bewegen.«

- Zu 3 – »Mitgefühl angemessen zeigen können« (TH): »Jetzt möchte ich Sie bitten, sich eine Situation zu vergegenwärtigen, in der Sie mitfühlend waren. Versuchen Sie, sich an eine Erfahrung aus der letzten Zeit zu erinnern, in der Sie Mitgefühl gezeigt haben. Lehnen Sie sich zurück und schließen Sie dabei kurz Ihre Augen und versuchen Sie sich an eine solche Erfahrung zu erinnern.«

(P): »Da fällt mir plötzlich eine Situation aus der vorigen Woche am Bahnhof ein. Ich hatte eine Freundin zum Zug gebracht und war auf dem Rückweg, da sah ich eine ältere Frau ihr Köfferchen mühsam den relativ stark ansteigenden Weg vom Bahnsteig zur Bahnhofshalle hochziehen. Ich zögerte einen Moment, die Frau anzusprechen, doch dann fragte ich sie, ob ich ihr behilflich sein könnte, denn ich hatte kein Gepäck zu tragen. Die alte Dame war so verblüfft und voller Dankbarkeit für diese unerwartete Unterstützung. Das war ein kostbarer Augenblick.« (TH): »Schließen Sie, wenn Sie möchten, Ihre Augen und vergegenwärtigen Sie sich diese kostbare Erfahrung und genießen Sie das. Wenn Sie möchten, tappen Sie dabei auf Ihre Knie oder Oberschenkel, um das gute Gefühl zu verankern.« Nach einigen Tapps frage ich: »Wie fühlen Sie sich jetzt, und wo im Körper spüren Sie die gute Erfahrung?« (P): »Mein ganzer Körper fühlt sich wohl und entspannt an.«

4. Schritt: Validierung der neuen Erfahrung

(TH): »Jetzt möchte ich Sie bitten, noch einmal an die belastende Situation mit Ihrer Kollegin zu denken, was taucht denn da jetzt bei Ihnen auf?« (P): »Das ist jetzt weiter weg von mir. Ich habe gar keine Angst mehr vor der Begegnung. Ich werde die Kollegin anrufen und sie konkret fragen, ob sie einen Wunsch an mich hat. Das fühlt sich viel besser an. Ich werde sie noch in dieser Woche anrufen, dann werde ich ja sehen, was passiert.« Nach der erneuten Bezugnahme zur Ausgangssituation reduzierte sich der SUD–Wert deutlich auf 3. Es erfolgte eine zusätzliche Exploration einer weiteren hilfreichen Erfahrung im Umgang mit Situationen, die existentiell herausfordernd sind. Die Patientin beschrieb dazu ihre Erfahrung von »Dankbarkeit« im Umgang mit ihrer eigenen Erkrankung. Als Erfahrung von Dankbarkeit fällt ihr ein, dass sie das Grün der Bäume im Frühjahr seit ihrer Erkrankung viel grüner erlebe, was in ihr Gefühle von Freude und auch Beruhigung auslöse. Sie könne sich gut einfühlen und spüre, dass es im Leben Situationen gibt, in denen es sinnvoll ist, durch Dankbarkeit Beruhigung zu erleben. Es erfülle sie mit großer Dankbarkeit, wenn sie sich klarmache, dass sie infolge ihrer eigenen Erkrankung in Alltagssituationen vieles berührender erleben könne. Sie wundere sich noch heute darüber, wie sie aus der tiefen Erschütterung heraus wieder einen Weg gefunden habe, dass es schon irgendwie weitergegangen sei, ja sogar dass ihr Leben reichhaltiger geworden sei. Diese Erfahrung wurde mittels Tappen nochmals verankert.

Nach dieser weiteren Ressourcenaktivierung nahm das Belastungserleben nochmals ab (SUD-Wert 1–2). Dabei ist der Patientin klar, dass es eine schwere Aufgabe bleibt, damit leben zu müssen, dass es auch unerwünschte Veränderungen im Leben gibt, die unüberwindbar erscheinen. Sie habe gelernt, dass daraus dann doch neue Erfahrungen und auch Perspektiven entstehen.

5. Schritt: Symbolisierung des neuen Erlebens
Als Symbol für ihre neue Erfahrung fiel der Patientin ein Blick aufs Meer ein, das manchmal stürmisch ist und sich eigentlich mit jeder Welle verändert, und für sie auch ein Symbol für Unendlichkeit darstelle, was für sie eine entlastende und beruhigende Vorstellung sei.

12.4 CIPBS® als Weg einer schonenden Krisenbearbeitung und Traumakonfrontation

CIPBS (Conflict Imagination, Painting and Bilateral Stimulation; Diegelmann 2006b, 2007a) ist eine ressourcenaktivierende Technik zur schonenden Traumabearbeitung und Krisenintervention, die Grundelemente aus unterschiedlichen Ansätzen, besonders aus EMDR, KIP und der Maltherapie enthält. Kernelement ist ein Prozess auf der Bildebene, bei dem die belastende Situation (z. B. Progredienzangst, postchemotherapeutische Übelkeit, Entscheidungskonflikte, Intrusionen, etc.) in symbolischer Form dargestellt und dann in einem strukturierten, schrittweisen Malprozess, unterbrochen von alternierender bilateraler taktiler Stimulation (Tapping), bearbeitet wird. Dadurch scheinen veränderte und beschleunigte Assoziationsprozesse angestoßen zu werden, die eine Integration emotionaler und kognitiver Prozesse und eine gefühlte, stimmige Neubewertung von Erfahrungen erleichtern. »Ressourcenaktivierung« und »Aktivierung neuer Assoziationsketten durch das nicht-sprachliche Vorgehen« wurden als Hauptwirkfaktoren von etwa 80 % derjenigen TherapeutInnen genannt, die an einer Befragung zur Anwendung von CIPBS teilnahmen (n=198, Rücklauf des Fragebogens = 61 %). Jeweils über 50 % gaben als weitere Wirkfaktoren die »strukturierte Symbolisierung und Externalisierung der belastenden Lebenserfahrung« und die »schonende Traumabearbeitung« an. 40 % gaben als bedeutsame Wirkfaktoren »Kontrolle von Angst und emotionaler Erregung« und »beschleunigte Informationsverarbeitung durch bilaterale Stimulierung« an (Diegelmann 2007a).

Neun Grundelemente charakterisieren das Vorgehen mit CIPBS:

1. Ausgestaltung einer vertrauensvollen therapeutischen Beziehung
2. Indikation und Kontraindikation überprüfen
3. Ressourcen werden aktiviert
4. CIPBS beginnt immer mit einem Fokus
5. Achtsame Begleitung des inneren und äußeren Verarbeitungsprozesses
6. Ggf. aktive Einwebungen und kreative Interventionen
7. Abschluss des CIPBS-Prozesses
8. Wertschätzung und Versprachlichung der erlebten Erfahrungen
9. Anknüpfen und Weitergehen

Vor dem Beginn der Verarbeitung auf der Bild/Malebene werden ganz gezielt Ressourcen aktiviert (Grundelement 3). Dies kann über die imaginative Ausgestaltung eines inneren Wohlfühlorts geschehen, der dann auf einem extra Blatt gemalt wird. Es können aber auch andere Ressourcen thematisiert werden, z. B. »Innere Helfer« oder reale Ressourcen aus der Gegenwart. Das Malen individueller Ressourcen bietet einen guten Einstieg für die nachfolgende Bearbeitung einer belastenden Erfahrung und kann auch dazu dienen, inkomplette Sitzungen abzuschließen oder bei zu starken Belastungen während des Prozessierens hier »auszuruhen«. Die Erfahrung zeigt aber, dass dies nur ganz selten erforderlich ist.

Instruktion zum praktischen Vorgehen mit CIPBS (Diegelmann 2006b): »Zu Beginn bekommen Sie ein Zeichenblockpapier, und ich bitte Sie, dieses Papier zweimal zu falten (– wird an einem DIN-A4-Blatt exemplarisch demonstriert, das dann später als Protokollbogen für die persönlichen Äußerungen der PatientInnen beim Prozessieren benutzt wird –). Dann falten Sie das Blatt wieder auf und stellen sich bitte die belastende Situation, das Trauma, den Konflikt, das, was Sie bearbeiten wollen, mit allen Sinnen vor. Dann stellen Sie sich dazu ein Bild vor, ganz realistisch oder als Symbol, und malen dieses in das erste Feld. Danach lehnen Sie sich zurück, schließen die Augen und beginnen zu tappen in der Weise, wie es sich für Sie stimmig anfühlt. Achten Sie darauf, was dann auftaucht. Lassen Sie zu, was immer passiert, ohne es zu bewerten. Es ist eine Art freie Assoziation. Es ist sehr wichtig, dass Sie Ihre Erfahrung nicht beurteilen, beobachten Sie einfach, was Sie erleben. Wenn etwas Neues auftaucht, dann malen Sie das bitte in das nächste Feld. Danach schließen Sie wieder die Augen und beginnen wieder zu tappen und beobachten, was geschieht. Zwischendurch können Sie mir auch kurz berichten, was Sie wahrnehmen, oder ich frage und Sie berichten mir ganz einfach davon. Wenn ein neues Bild oder eine Farbe oder irgendetwas anderes auftaucht, dann malen Sie das wieder in das nächste Feld. Diesen Wechsel sollen sie so lange fortsetzen, bis die Erfahrung, mit der Sie gestartet sind, nicht mehr belastend für Sie ist bzw. die Belastung stark zurückgegangen ist. Wenn Sie mehrere Blätter brauchen, bekommen Sie diese von mir.«

Abschluss der CIPBS Verarbeitung: Wenn der SUD-Wert bei 0 oder ggf. bei 1–2 liegt bzw. die Belastung deutlich verändert ist, wird die PatientIn gebeten, aus der Perspektive des Schlussbildes noch einmal das Ausgangsbild anzuschauen, nochmals die Augen zu schließen und zu tappen, um zu überprüfen, ob die neue

Sichtweise »stabil« bleibt oder sich sogar noch vertieft, oder ob etwas Neues auftaucht, das evtl. noch belastend sein könnte. Wenn ein neues Thema auftaucht und noch Zeit ist, kann damit der Prozess weitergeführt werden. Wenn die Zeit nicht ausreicht, kann vereinbart werden, mit diesem Thema die CIPBS-Verarbeitung beim nächsten Termin fortzusetzen. Zum Beenden der Sitzung wird die PatientIn aufgefordert, die neue, positive Erfahrung noch einmal auf einem großen Blatt darzustellen und/oder mit einigen wenigen Tapps zu verankern. Je nach Situation kann sie aber auch dazu aufgefordert werden, noch einmal innerlich zum Wohlfühlort/Ressourcenbild zurückzukehren. Zum Abschluss wird der PatientIn folgende Information gegeben: »Die Erfahrung, die Sie heute gemacht haben, kann nach der Sitzung weitergehen. Sie können vielleicht neue Einsichten, Gedanken, Erinnerungen oder Träume haben. Falls das so ist, machen Sie sich Notizen dazu und wir können dann in der nächsten Sitzung daran anknüpfen.«

12.4.1 Ablauf einer CIPBS-Sitzung im Überblick

Zu Beginn werden Ressourcenerfahrungen oder der Wohlfühlort aktiviert und gemalt.

1. Feld: Beginn im ersten Feld des wieder aufgefalteten Zeichenblockblattes. Hier wird der Fokus symbolhaft, als Metapher oder ganz konkret dargestellt und die TherapeutIn fragt nach dem Grad der Belastung anhand der SUD-Skala (Subjective Units of Disturbance Scale) von 0 = keine Belastung bis 10 = maximale Belastung.

2. Feld: Nach der bilateralen Stimulierung malt die PatientIn, was aufgetaucht ist. Die TherapeutIn interpretiert nicht und stellt keine Fragen, sondern unterstützt den Prozess lediglich. Etwa mit den Worten: »Wollen Sie damit mal weitergehen?«

3. Feld: Weiter wie bei Feld 2. Das Gefühl der therapeutischen Begleitung ggf. verstärken durch unterstützende Kommentare der TherapeutIn, wie etwa: »Sie müssen sich nicht anstrengen«, »Vertrauen Sie auf den Prozess«, »Was taucht denn jetzt auf«. Wenn der Prozess stagniert oder kreiselt, sind spezifische Einwebungen durch das Stellen von offenen Fragen indiziert, z. B. »Was wäre da hilfreich?«

4. Feld und ggf. 5. Feld sowie alle folgenden: Der Wechsel von Tappen und Malen wird so lange weitergeführt, bis es im Verarbeitungsprozess zu einer sich stimmig anfühlenden Auflösung/Veränderung gekommen ist (SUD-Wert ist bei 0 oder deutlich reduziert).

Zur Validierung des Prozesses regt die TherapeutIn an, von diesem Bild ausgehend noch einmal zum Ausgangsbild zurückzugehen, zu tappen, und zu spüren, ob die neue Sichtweise stabil bleibt oder ob das Entlastungsgefühl noch zunimmt. Das Abschlussbild ggf. noch auf einem großen Zeichenblockblatt darstellen lassen.

12.4.2 Anwendungsbeispiel CIPBS

Das folgende Beispiel veranschaulicht exemplarisch einen CIPBS-Prozess zur Stabilisierung und Krisenintervention im Erstgespräch mit Herrn L., einem 46-jährigen Patienten mit metastasiertem Bronchialkarzinom.

Fokus für den CIPBS-Prozess: »Angeblich bleibt mir nicht mehr viel Zeit, maximal noch fünf Monate«. Er wünsche sich einen anderen Umgang mit seinen Selbstzweifeln, er wolle seine Zuversicht wieder bekommen, äußert aber die Befürchtung, dass er ein »heimliches Selbsttötungsprogramm laufen habe« (Fallbeispiel ▶ Kap. 6). Zur Bearbeitung dieses Ambivalenzkonflikts biete ich ihm bereits in der ersten Stunde die Arbeit mit CIPBS an.

Zu Beginn bitte ich Herrn L., spontan auf einem Zeichenblockblatt Erfahrungen darzustellen, die ihm gut tun, seine Ressourcen. Das Ressourcenbild zeigt seine Familie, seinen Hund, und als weitere wichtige Ressourcenquellen Klavier spielen und Gleitschirmfliegen.

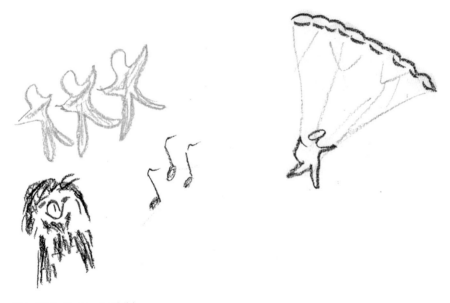

Abb. 12.2: Ressourcenbild

Beginn in Bild 1 (▶ **Abb. 12.3**): Der Patient stellt hier seinen Ambivalenzkonflikt dar: Wunsch nach Zuversicht oder »Selbsttötungsprogramm«. Er äußert dazu: »Mir ist alles zu viel, dann wäre endlich mal Ruhe.«

Im Verlauf des CIPBS-Prozesses, bei dem die einzelnen Bilder/Stationen nicht gedeutet werden (im Nachhinein sind diese meist auch nicht mehr relevant), kommt Herr L. in Bild 8 zu der Erfahrung: »Jetzt bin ich hier angekommen, das ist gut.« Zur Validierung dieser Erfahrung bitte ich ihn, nochmals innerlich zu dem Ausgangsbild (Bild 1 in ▶ **Abb. 12.3**) zurückzugehen, nochmals zu tappen und zu

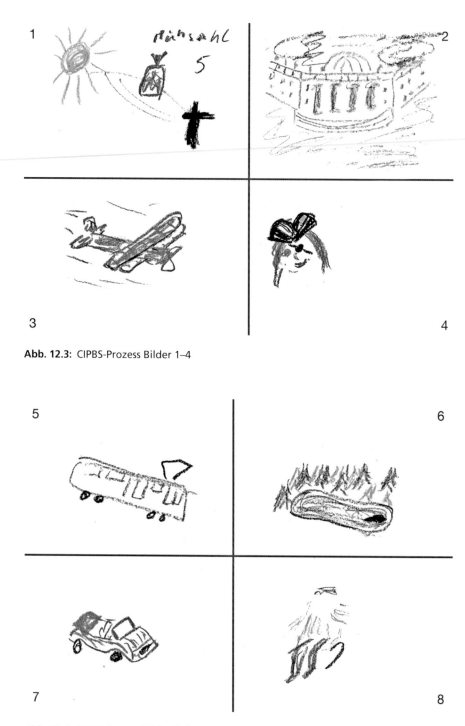

Abb. 12.3: CIPBS-Prozess Bilder 1–4

Abb. 12.4: CIPBS-Prozess Bilder 5–8

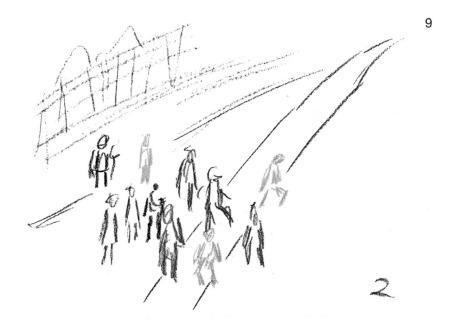

Abb. 12.5: CIPBS-Prozess Bild 9/Abschlussbild

spüren, wie sich dies jetzt anfühlt. Herr L.: »Ich komm' da gar nicht mehr hin, ich habe jetzt eher den Wunsch nach Vielfalt.« Daraufhin bitte ich ihn, diese Erfahrung auf einem großen Blatt darzustellen. Abbildung 12.5 (Bild 9) zeigt seinen Impuls, in der Fußgängerzone »Flanieren« zu wollen. Den SUD-Wert gibt er mit »2« an und meint dazu, das sei angemessen in seiner Situation: »Da muss man sich drauf einlassen.« Herr L. konnte mit deutlich spürbarer Entspannung, innerer Klarheit und beginnender Zuversicht gestärkt diese Sitzung abschließen. Er äußerte zum Schluss noch den Wunsch, einmal mit einem Doppeldecker fliegen zu wollen, was er jetzt gemeinsam mit einem Freund umsetzen wolle.

12.5 Stärkung der Resilienz mit der Baumübung

Die »Baumübung« ist eine etablierte Imaginationsübung in der Traumatherapie (Sachsse 2004; Diegelmann 2007a). Es geht dabei u. a. um die Themenbereiche: Auftanken, Lebenskraft spüren und um die Aktivierung von Vertrauen in die Prinzipien der emotionalen Stabilisierung und allgemein um das Stärken der psychischen Widerstandskraft. Das Baum-Motiv ist als Fokus für imaginative Interventionen durch seine symbolische Vielfalt und mythologische Kraft sehr gut geeignet, Aspekte der Selbst-, Objekt- und Interaktionsrepräsentanzen spürbar werden zu lassen. Es kann hilfreiche Hinweise auf bewusstes, vor- und unbewusstes Selbsterleben geben und dieses anschaulich machen. Die freie Ausgestaltung des Baum-Motivs kann auch diagnostische Hinweise auf Störungen der Selbstregulation geben oder Konfliktbereiche und relevante Lebensthemen symbolisieren. Es empfiehlt sich, bei akuter Belastung bewusst eine Instruktion vorzugeben, die dazu auffordert, sich einen Baum vorzustellen, der alles hat, was er zur Entfaltung braucht. Dadurch können bewusst Erfahrungen von Auftanken, Klärung, Unterstützung, Entwicklungspotentialen und von Ich-Stärkung angeregt werden. Die heilsame Wirkung von symbolischen, inneren Bildern ist besonders auch beim Baum-Motiv gegeben. Ich verwende das Baum-Motiv sehr gerne zur Ressourcenstärkung und habe inzwischen eine weitere Instruktion entwickelt, die darauf zielt, individuelle biographische Baumerfahrungen wieder wach zu rufen.

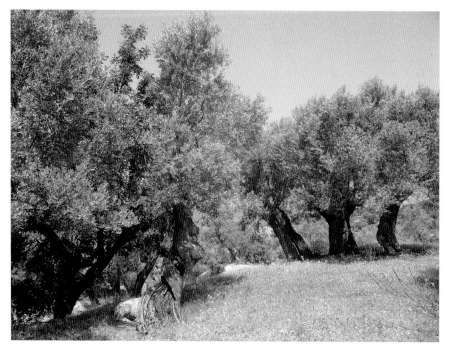

Abb. 12.6: Uralte Olivenbäume auf Mallorca

12.5.1 Imaginationsanleitung: Die Bäume meines Lebens

Anwendungsbeispiel Baumimagination Maria (47 Jahre alt)

(TH): »Machen Sie es sich so bequem wie möglich und genießen Sie es, jetzt ein wenig Zeit zum Auftanken zu haben. Spüren Sie, wie angenehm es ist, Zeit zum Innehalten und Auftanken zu haben ... genießen Sie das. Am besten ist es, Sie schließen dabei Ihre Augen, dann sind Sie ganz bei sich und können besser innere

Bilder entstehen lassen. Jetzt möchte ich Sie bitten, sich einmal mit den Bäumen Ihres Lebens zu beschäftigen. Sie können sich dazu Ihr Leben in 10-Jahres-Abschnitten vergegenwärtigen ... spüren Sie, welche angenehmen Baum-Erfahrungen da bei Ihnen auftauchen. Spüren Sie, was Ihnen dabei wichtig ist. Vielleicht erinnern Sie bestimmte Sinneserfahrungen, vielleicht bestimmte Farben oder bestimmte Geräusche, oder Sie erinnern einen bestimmten Duft. Kosten Sie diese Erinnerungen aus. Genießen Sie es, Zeit zu haben sich damit zu beschäftigen. Vielleicht vermittelt ein bestimmter Baum auch eine Botschaft, falls ja, erlauben Sie sich, diese aufzunehmen und hinzuspüren, was für Sie daran wichtig ist. ... Wenn Bilder auftauchen, dann versuchen Sie, diese zu beschreiben, indem Sie dabei Ihre Augen geschlossen lassen. Wenn Sie möchten, können Sie aber auch die Vorstellungen ganz mit sich erleben und wir können uns dann hinterher über das austauschen, was Sie erlebt haben.« (Maria): »Spontan erinnere ich mich an eine Eiche, eigentlich sind das zwei, die hat mein Opa gepflanzt, diese Eiche war ein wichtiger Ort in meiner Kindheit. Doch jetzt kommt mir das Bild eines Baumes, der auf dem Weg zu meinem Arbeitsplatz steht, da komme ich jeden Tag dran vorbei, es ist so eine Baumpersönlichkeit, die da steht, der hat so etwas Mahnendes. Eigentlich lebt der Baum nicht mehr, der Stamm ist bewachsen mit Moos, die Baumrinde lebt durch das Moos. Der Baum steht da wie ein Mahner, wie ein Schwarzer Mönch.«

(TH): »Wozu kann denn dieser ›Mahner‹ hilfreich sein?« (Maria): »Er erinnert mich an meine spirituelle Seite und ermahnt mich: Tu nicht alle Energie in das Schaffen. Damit verbunden ist so eine kleine Furcht: Pass auf, dass Du nicht zu viel arbeitest.«

(TH): »Dann ist das ja ganz praktisch, dass der Baum auf dem Weg zu Ihrem Arbeitsplatz steht.«

(Maria, lächelnd): »Diese mahnenden spirituellen Gestalten vermitteln mir auch die dunklen Seiten der Kraft, all die Schatten, der Neid. Wenn ich damit meine Orientierung finden kann, dann wendet sich die schwarze, beängstigende Seite wieder in Energie und Leichtigkeit. Eine helle Freude, die auch mit Leichtigkeit und Gelingen zu tun hat, verbinde ich mit einem Baum, der in einer Gruppe von Buchen mitten im Wald an einer Quelle steht. An dieser Quelle habe ich zu meinem 42. Geburtstag ein Ritual gemacht.«

(TH): »Was war denn das für ein Ritual?«

(Maria): »Daran kann ich mich gar nicht mehr so genau erinnern, ich weiß nur noch, dass ich sieben Frauen eingeladen hatte, die ich nett fand, und wie wichtig es war, zu spüren, in Verbindung im Kreis der Frauen zu sein, die wie die Bäume da standen, fühlbar einerseits die Verbundenheit und aber auch die subtile Konkurrenz, die unter die Haut ging. Meine Vorgesetzte war auch mit im Kreis und war auf einmal auch nur eine, die gleichberechtigt im Kreis stand – alle wurden von innen gekräftigt, da war etwas Höheres anwesend, das spüre ich jetzt auch wieder. Dieser Baum, an dieser geheimen Stelle im Wald, lächelt mir zu und vermittelt mir: Das wird schon alles, das geht – da tanze ich in der Baumkrone und spüre meine Kraft und meine Lebendigkeit.«

(TH): »Genießen Sie diese Erfahrung und, wenn Sie möchten, verankern sie diese mit bilateraler Stimulation durch Tapping (abwechselnde Berührung/Klopfen der

Oberschenkel oder Oberarme mit beiden Händen). Wenn Sie das Gefühl haben, für heute genug von den Bäumen Ihres Lebens erfahren zu haben, dann suchen Sie sich eine Stelle im Bild aus, von wo aus Sie sich von der kleinen inneren Reise durch die Baum-Erfahrungs-Landschaften Ihres Lebens verabschieden können – wenn Sie möchten, können Sie sich auch für diese Erfahrungen bei Ihren Bäumen bedanken ... und kommen Sie dann in Ihrem Tempo mit Aufmerksamkeit zurück in diesen Raum, nehmen Sie die Entspannung zurück, räkeln und strecken Sie sich, öffnen Sie Ihre Augen, und dann sind Sie wieder ganz da.«

Zum Abschluss der Sitzung kann Folgendes angeregt werden: »Aktivieren Sie diese angenehmen Baumerfahrungen im Alltag und vielleicht erinnern Sie dann auch noch andere kostbare »Baum-Begegnungen« oder finden vielleicht auch neue Bäume, die wichtig für Sie sind.«

Der Einsatz von nährenden und konfliktfreien Imaginationen wirkt entängstigend und stabilisierend. Dadurch wird das »Stresssystem heruntergefahren« und es kann zu neuen Interpretationen der subjektiv wahrgenommen Lebenssituation kommen. Es werden andere »Ego-States« aktiviert, die korrigierende emotionale Erfahrungen ermöglichen. Bäume können sehr anschaulich ein Gefühl für Entwicklungsphasen vermitteln, sie weisen besonders auch auf längere Zeitspannen hin als ein einzelnes menschliches Leben.

12.6 Erfahrung verändert: Mut zu ressourcen- und resilienzfördernden Interventionen

Freude, die Du gespürt hast, hast Du gespürt. TherapeutInnen die eine solche Sichtweise empathisch vermitteln wollen, müssen zunächst glaubhaft die Not, den Schmerz oder die Ausnahmesituation von Menschen in Krisensituationen anerkennen. Besonders Lebenserfahrungen von Krankheit können mit Hilfe von Ego-States des Wohlbefindens eher gestaltet und somit individuell verarbeitet werden. Von Beginn an sollte daher auch anschaulich gemacht werden, warum die Aktivierung von positiven Gefühlen so sinnvoll ist, um authentische Handlungen, Einsichten und auch Trauerprozesse zu ermöglichen. Dabei können die dargestellten neurobiologischen Modelle sehr hilfreich sein.

»Körper und Psyche ermutigen« sind stetige Herausforderungen in der psychoonkologischen Arbeit. Die Behandlungsprinzipien:

- »Trust the process« und
- »Never give up and be authentic«

helfen mir dabei, konkrete Interventionen flexibel anzuwenden. Ein Integrativer Behandlungsansatz, wie ich ihn im Bauplan TRUST (► **Kap. 6**) zusammengestellt habe, ist dabei von Nutzen.

Inzwischen haben sich verschiedene achtsamkeitsbasierte Vorgehensweisen auch in der psychoonkologischen Praxis bewährt (Gotink et al. 2015). Die praktische Anwendung der TRUST-Interventionen wird ganz aktuell in dem TRUST-Manual mit zahlreichen Anwendungsbeispielen beschrieben (Diegelmann & Isermann 2016).

Literatur

Angenendt G (2007) Kurzprogramm Psychoedukation für die Einzelberatung. In: Angenendt G, Schütze-Kreilkamp U, Tschuschke V (Hrsg.) Praxis der Psychoonkologie. Psychoedukation, Beratung und Therapie. Stuttgart: Hippokrates. S. 128–159.

Angenendt G, Schütze-Kreilkamp U, Tschuschke V (2007) Praxis der Psychoonkologie. Psychoedukation, Beratung und Therapie. Stuttgart: Hippokrates.

Angenendt G, Schütze-Kreilkamp U (2007) Vorschläge für Interventionen in der psychoonkologischen Beratung und Therapie. In: Angenendt G, Schütze-Kreilkamp U, Tschuschke V (Hrsg.) Praxis der Psychoonkologie. Psychoedukation, Beratung und Therapie. Stuttgart: Hippokrates. S. 160–190.

APA Presidential Task Force on Evidence-Based Practice (2006) Evidence-based practice in psychology. American Psychologist 61:271–285.

Boos A (2005) Kognitive Verhaltenstherapie nach chronischer Traumatisierung. Göttingen: Hogrefe.

Daaleman TP, Usher BM, Williams SW, Rawlings J, Hanson LC (2008) An Exploratory Study of Spiritual Care at the End of Life. Ann Fam Med 6:406–411.

Davidson RJ (2008) Spirituality and Medicine: Science and Practice. Ann Fam Med 6:388–389.

Diegelmann C (2006a) Ressourcenorientierte psychoonkologische Psychotherapie. In: Ditz S, Diegelmann C, Isermann M (Hrsg.) Psychoonkologie – Schwerpunkt Brustkrebs. Stuttgart: Kohlhammer. S. 187–197.

Diegelmann C (2006b) Krisenintervention und Traumaexposition mit CIPBS (Conflict Imagination, Painting and Bilateral Stimulation). In: Ditz S, Diegelmann C, Isermann M (Hrsg.) Psychoonkologie – Schwerpunkt Brustkrebs. Stuttgart: Kohlhammer. S. 264–286.

Diegelmann C (2006c) Ressourcenorientierte imaginative und kreative Techniken in der Psychoonkologie. In: Ditz S, Diegelmann C, Isermann M (Hrsg.) Psychoonkologie – Schwerpunkt Brustkrebs. Stuttgart: Kohlhammer. S. 289–304.

Diegelmann C (2007a) Trauma und Krise bewältigen. Psychotherapie mit TRUST. Stuttgart: Klett-Cotta.

Diegelmann C (2007b) Trauma und Krise bewältigen. Hör-CD mit Texten, Übungen und Gedichten zur Ressourcenstärkung. Stuttgart: Klett-Cotta.

Diegelmann C & Isermann M (2011) Kraft in der Krise. Ressourcen gegen die Angst. Stuttgart: Klett-Cotta

Diegelmann C & Isermann M (2016) TRUST – Das Manual. Berlin: Deutscher Psychologen Verlag

Ehlers A (1999): Posttraumatische Belastungsstörung. Göttingen: Hogrefe.

Esch T (2014): Die Neurobiologie des Glücks. Wie die positive Psychologie die Medizin verändert. Stuttgart: Thieme.

Fredrickson BL (1998) What good are positive emotions? Rev Gen Psychology 2:300–319.

Fredrickson BL (2001) The Role of Positive Emotions in Positive Psychology. The Broaden-and-Built Theory of Positive Psychology. American Psychologist 56:218–226.

Fredrickson BL (2003) The Value of Positive Emotions. The emerging science of positive psychology is coming to understand why it's good to feel good. American Scientist 91:330–335.

Fredrickson BL, Branigan C (2005) Positive emotions broaden the scope of attention and thought-action repertoires. Cognition & Emotion 19:313–332.

Fredrickson BL, Losada MF (2005) Positive Affect and the Complex Dynamics of Human Flourishing. American Psychologist 60:678–686.

Gander M-L, Kohls N, Walach H (2008) Achtsamkeit und Krebs – eine Übersicht. Deutsche Zeitschrift für Onkologie 40:158–162.

Götz-Kühne C (2006) Körperorientierte Verfahren und Entspannungstechniken. In: Ditz S, Diegelmann C, Isermann M (Hrsg.) Psychoonkologie – Schwerpunkt Brustkrebs. Ein Handbuch für die ärztliche und psychotherapeutische Praxis. Stuttgart: Kohlhammer. S. 305–311.

Gotink RA, Chu P, Busschbach JJ, Benson H, Fricchione GL, Hunink MG (2015) Standardised Mindfulness-Based Interventions in Healthcare: An Overview of Systematic Reviews and Meta-Analyses of RCTs. PLoS One.10 (4): e0124344.

Herschbach P, Heußner P (2008) Einführung in die psychoonkologische Behandlungspraxis. Stuttgart: Klett-Cotta.

Hofmann A (2004) Die Absorptionstechnik. In: EMDRIA Deutschland e.V., Rundbrief Nr. 4. Bielefeld: AJZ Druck & Verlag.

Hüther G (2006) Wie Embodiment neurobiologisch erklärt werden kann. In: Storch M, Cantieni B, Hüther G, Tschacher W (2006) Embodiment. Die Wechselwirkung von Körper und Psyche verstehen und nutzen. Bern: Huber. S. 73–97.

Isermann M (2006) Traumatherapeutische Methoden in der Psychoonkologie. In: Ditz S, Diegelmann C, Isermann M (Hrsg.) Psychoonkologie – Schwerpunkt Brustkrebs. Ein Handbuch für die ärztliche und psychotherapeutische Praxis. Stuttgart: Kohlhammer. S. 255–263.

Isermann M (2007) Das Gehirn als permanente Baustelle. In: Diegelmann C (Hrsg.) Trauma und Krise bewältigen. Psychotherapie mit TRUST. Stuttgart: Klett-Cotta. S. 23–33.

Koch U, Weis J (Hrsg.) (2009) Psychoonkologie. Eine Disziplin in der Entwicklung. Göttingen: Hogrefe.

Leitlinienprogramm Onkologie (Deutsche Krebsgesellschaft, Deutsche Krebshilfe, AWMF) (2014) Psychoonkologische Diagnostik, Beratung und Behandlung von erwachsenen Krebspatienten, Langversion 1.1, 2014, AWMF-Registriernummer: 032/051OL, htpp://leitlinienprgramm-onkologie.de/Leitlinien.7.0.html, [Stand: 01.08.2015]

Lehrer J (2014) Imagine! Wie das kreative Gehirn funktioniert. München: C.H. Beck.

Ogden P, Minton K (2000) Sensorimotor Psychotherapy. One Method for Processing Traumatic Memory. Traumatology 6(3, 3):1–19.

Parnell L (2003) EMDR – Therapie mit Erwachsenen. Kindheitstrauma überwinden. Stuttgart: Pfeiffer bei Klett-Cotta.

Parnell L (2006) A Therapist's Guide to EMDR. Tools and Techniques for Successful Treatment. New York: Norton.

Reddemann L (2004) Psychodynamisch Imaginative Traumatherapie. PITT – Das Manual. Stuttgart: Pfeiffer bei Klett-Cotta.

Rost C (Hrsg.) (2008) Ressourcenarbeit mit EMDR Vom Überleben zum Leben. Paderborn: Junfermann.

Sachsse U (2004) Traumazentrierte Psychotherapie. Stuttgart, New York: Schattauer.

Schore AN (2003) Affektregulation und die Reorganisation des Selbst. Stuttgart: Klett-Cotta.

Schore AN (2009) Right Brain Affect Regulation: An Essential Mechanism of Development, Trauma, Dissociation and Psychotherapy. In: Fosha D, Solomon M, Siegel D (Hrsg.) The healing power of emotion: Integrating relationships, body, and mind – a dialogue between scientists and clinicians. New York: WW Norton.

Schore JR, Schore AN (2007) Modern Attachment Theory: The Central Role of Affect Regulation in Development and Treatment. Heidelberg: Springer Science.

Schwarz R, Singer S (2008) Einführung psychosoziale Onkologie. München, Basel: Ernst Reinhardt.

Siegel DJ (1999) The developing mind. New York, Guilford Press. Dt.: (2006) Wie wir werden, die wir sind. Neurobiologische Grundlagen subjektiven Erlebens und die Entwicklung des Menschen in Beziehungen. Paderborn: Junfermann.

Siegel DJ (2007) Das achtsame Gehirn. Freiamt: Arbor.

Smucker MR, Dancu C, Foa EB, Niederee JL (1995): Imagery Rescripting: A new treatment for survivors of childhood sexual abuse suffering from post-traumatic stress. J Cogn Psychotherapy: An International Quarterly 9:3–17.

Steiner B, Krippner K (2006): Psychotraumatherapie. Tiefenpsychologisch-imaginative Behandlung von traumatisierten Patienten. Stuttgart: Schattauer.

Van der Kolk B (1987) Psychological trauma. Washington DC: American Psychiatric Press.

Wasner M (2008) Resilienz bei Patienten mit amyotropher Lateralsklerose (ALS) und ihren Angehörigen. Schweiz Arch Neurol Psychiatr 159: 500–505.

Weis J (2009) Schaden und Nutzen der zunehmenden Normierung der Psychoonkologie. Leitlinienbasierte vs. Individualisierte Therapie – Leitlinien als Behandlungs- und Orientierungshilfe in der Psychoonkologie. In: Schumacher A, Determann M, Ratsak G, Reinert E, Weyland P (Hrsg.) Psychoonkologie zwischen Ethik und Ökonomie – Zerreißprobe oder Chance? dapo-Jahrbuch 2008. Lengerich: Pabst. S. 32–11.

13 Psychoonkologische Akutinterventionen: Die Anwendung von TRUST im stationären Setting innerhalb eines zertifizierten Brustzentrums

Caroline Heinle

Die Diagnose einer lebensbedrohlichen Erkrankung kann Menschen in eine existentielle Krise stürzen. Um die Reaktionen der Betroffenen besser nachvollziehen zu können, sind die Konzepte der Traumatherapie besonders hilfreich. Die konsequente Ressourcenorientierung, wie sie im TRUST-Modell umgesetzt ist, wirkt Gefühlen von Ohnmacht und Hilflosigkeit sowohl bei den Kranken als auch den HelferInnen entgegen und ermöglicht somit eine bessere Krankheitsbewältigung. Im Folgenden soll exemplarisch über die Erfahrungen mit der Anwendung von TRUST im Rahmen der psychoonkologischen Betreuung in einem zertifizierten Brustzentrum berichtet werden. Mit dem Begriff »Akutintervention« ist gemeint, dass es sich um Patientinnen handelt, die sich aktuell in stationärer Behandlung in einem Akutkrankenhaus befinden. Dies ist häufig verbunden mit einem Ausnahmezustand, heißt aber nicht zwangsläufig, dass sich die Betroffenen im Zustand einer akuten psychischen Krise befinden!

13.1 Allgemeine Voraussetzungen

Im Unterschied zur Selektion, die im Vorfeld der ambulanten psychotherapeutischen Praxis wirksam ist, werden bei der psychoonkologischen Betreuung im stationären Setting eines Brustzentrums sämtliche Patientinnen erfasst, die mit der Erstdiagnose Brustkrebs aufgenommen bzw. wegen eines Rezidivs erneut behandelt werden. Auffällig ist, welch eine enorme Bandbreite die betroffenen Frauen bezüglich ihrer psychischen Reaktionen aufweisen. Grundsätzlich ist zu bedenken, dass es einen natürlichen Selbstheilungsverlauf gibt, worauf Lüdke und Clemens in ihrem Handbuch der psychologischen Akutintervention hinweisen: »*Jeder* Mensch ist von Natur aus in der Lage, extrem belastende und außergewöhnliche Ereignisse und Traumata [...] grundsätzlich zu überstehen und zu verarbeiten!« (Lüdke & Clemens 2004, S. 97). Im Unterschied zu anderen Traumata ist die Besonderheit bei Krebsbetroffenen jedoch, dass die Bedrohung meist nicht als überwunden und zur Vergangenheit gehörig betrachtet werden kann, sondern die Rezidivangst als Realangst ihr Leben in Zukunft begleiten wird. Außerdem handelt es sich aufgrund der belastenden Therapiemaßnahmen ganz häufig um protrahierte Traumatisierungen. Wenn wir die Einteilung in Zielgruppen von Lüdke und Clemens auf Krebspatientinnen anwenden, unterscheiden wir die Gruppe der Selbsterholer, die

Wechselgruppe und eine Risikogruppe (Lüdke & Clemens 2004, S. 64). Unser besonderes Augenmerk ist auf Letztere zu richten, um retraumatisierende, reizüberflutende und zu frühe, das Ereignis verarbeitende Maßnahmen zu vermeiden (Lüdke & Clemens 2004, S. 64).

In der praktischen Arbeit zeigt es sich, dass die beteiligten Berufsgruppen bei der Beurteilung des Betreuungsbedarfs teilweise unterschiedliche Kriterien anlegen. Ärztliche und pflegerische MitarbeiterInnen orientieren sich bei der Beurteilung des zu erwartenden Verhaltens der Patientinnen eher an der Schwere des körperlichen Befundes oder der medizinischen Prognose; diese sind jedoch nicht direkt korreliert mit deren psychischer Belastung. Pflegekräfte reagieren mehr auf emotionale Signale der Patientinnen wie Weinen oder deutliche Niedergeschlagenheit; ärztliche MitarbeiterInnen bewerten mangelnde Compliance oder passiv-aggressives Verhalten gravierender.

Herschbach und Heußner weisen darauf hin, dass »die Identifikation der betreuungsbedürftigen Patienten eine erstaunlich schwierige Aufgabenstellung (ist)« (Herschbach & Heußner 2008, S. 76). Sie betonen, dass es für Psychoonkologen besonders wichtig sei, den Patientinnen und deren Angehörigen möglichst unvoreingenommen zu begegnen, um nicht durch eigene (Vor-)Urteile gefangen zu sein.

Häufig sind es nicht medizinische, sondern vor allem soziale Faktoren, die sich belastend auswirken wie die Sorge um pflegebedürftige Angehörige, die Angst um den Verlust des Arbeitsplatzes oder finanzielle Einbußen, beispielsweise durch den Wegfall von Nebenverdiensten. Der Psychoonkologe Moses G. Steinvorth drückt es so aus: »Eines haben alle krebskranken Menschen gemeinsam: Jeder ist anders!« (Steinvorth 2004, S. 1).

Von psychoonkologisch Tätigen erfordert diese Unterschiedlichkeit nicht nur eine sehr genaue Beobachtung und Einschätzung der Situation, sondern sie müssen auch über umfangreiche Kompetenzen verfügen, die eine angemessene differenzierte Vorgehensweise erlauben.

13.2 Spezielle Interventionstechniken

Wie in jedem anderen psychotherapeutischen Setting ist für den Erfolg einer Intervention der Aufbau einer positiven therapeutischen Beziehung von ausschlaggebender Bedeutung. Gerade in der Arbeit mit Krebsbetroffenen kommt es darauf an, der »Problemtrance« entgegen zu wirken, indem auf Ressourcen und Lösungsansätze orientiert wird. In diesem Zusammenhang ist die hohe Suggestibilität zu bedenken, die bei fast allen Patientinnen in der Akutphase vorliegt.

Ziel jeglicher Interventionen ist es, eine Verringerung der psychischen Belastung zu erzielen, insbesondere eine Reduktion der Angst. Lüdke und Clemens weisen auf den Zusammenhang zwischen Angst und Aggression hin: »Differenzierter betrachtet: Von Natur aus ist Angst untrennbar mit Aggression verbunden. [...] Menschen, die äußerlich sehr ängstlich sind, sind im Inneren oft gehemmt aggressiv und umgekehrt, Menschen, die sehr aggressiv sind in ihrem Verhalten, ihrer Sprache usw., sind im Inneren sehr ängstliche Menschen. [...] Nach Abklingen der Schockphase können die Aggressionen dann zeitverzögert zum Vorschein kommen. Die Betroffenen sind gereizt, ungeduldig, ungerecht, sehr reizbar und reagieren dann schon aus geringstem Anlass extrem« (Lüdke & Clemens 2004, S. 107–108). Fügt man dem eine systemische Sichtweise hinzu, wird verstehbar, weshalb Angehörige von KrebspatientInnen teilweise sehr emotional reagieren in Stellvertretung für den Betroffenen.

Während der stationären Behandlung der Brustkrebspatientinnen haben sich gerade die einfachen Achtsamkeits- und Atemübungen bewährt, außerdem bestimmte Imaginationsübungen, wie vor allem der Wohlfühlort und die Lichtübung (▶ Kap. 12). Im Rahmen einer längeren Betreuung kommt auch *CIPBS* (Conflict Imagination, Painting and Bilateral Stimulation) zum Einsatz und den Patientinnen werden weitere Übungen angeboten, wie das ABC des Wohlbefindens, Atmen und Lächeln oder die Ressourceninstallation mit Absorptionstechnik (Diegelmann 2007).

Mittlerweile ist es in das Bewusstsein gedrungen, von welcher entscheidenden Bedeutung eine gelungene Kommunikation insbesondere beim Überbringen schlechter Nachrichten ist, wie z. B. bei der Diagnosestellung, der Mitteilung eines Rezidivs oder dem Übergang von der kurativen in die palliative Phase. In Gesprächen mit Patientinnen über früher stattgefundene medizinische Behandlungen fällt auf, dass sie den BehandlerInnen einen fachlichen Fehler eher nachsehen als ein misslungenes Gespräch; es ist sehr bemerkenswert, wie heftig die diesbezüglichen Vorwürfe noch nach Jahren vorgebracht werden. Durch ungenügende Transparenz und gestörte Kommunikation werden PatientInnen und Angehörige offensichtlich tief verunsichert und irritiert; darin liegt häufig die Ursache für die beklagte mangelnde Compliance oder ein störendes Verhalten der PatientInnen.

> Frau H., 75-jährige Privatpatientin, Erstdiagnose Mamma-Karzinom: Vonseiten der pflegerischen Mitarbeiterinnen und der ärztlichen Kolleginnen wurden sowohl die Patientin als auch ihre Tochter als äußerst schwierig und vorwürfig geschildert. In einem längeren Gespräch konnte die Patientin ihre Klagen vorbringen, die teilweise nachvollziehbar waren. Schließlich zeigte sich eine hohe emotionale Belastung durch die kurz zurückliegende Herzoperation des betagten Ehemannes sowie die große Sorge, wegen der Strahlentherapie den ersehnten mehrmonatigen Aufenthalt im Ferienhaus nicht antreten zu können.

Prinzipiell ist hervorzuheben, dass es gerade in der Akutphase der Behandlung nicht vorrangig um spezielle Techniken geht, sondern die dahinter stehende *Haltung* das Entscheidende ist. Neben dem Respekt vor der Autonomie der Patientin und der unbedingten Achtung ihrer Grenzen ist es vor allem wichtig, die *Hoffnung auf Heilung* nicht zu zerstören. David Kessler, ein Schüler und Mitarbeiter von Elisabeth Kübler-Ross, weist besonders auf die Macht der Hoffnung hin (Kessler 2003, S. 29): »Jeder, der mit einer unheilbaren Krankheit kämpft, steckt voller Hoffnung und Angst. Beide Emotionen sind unvermeidlich und begleiten den Menschen bis zum Augenblick seines Todes. Wenn wir einem Menschen die Hoffnung nehmen, bleibt ihm nur noch die Angst.«

Kessler hat dabei zwar vorrangig den Umgang mit Sterbenden im Auge, doch die Todesangst befällt die Mehrzahl der KrebspatientInnen bereits bei der drohenden oder bestätigten Diagnose. Gerade wenn es um das Aufrechthalten von Hoffnung geht, hat sich TRUST bewährt, denn es beinhaltet nicht nur eine Vielfalt differenzierter Interventionstechniken, sondern vermittelt vor allem eine beruhigende Zuversicht, dass die Betroffenen über starke Selbstheilungskräfte und eine tiefe innere Weisheit verfügen.

Frau R., 46-jährige Patientin, vor drei Jahren Erstdiagnose Mamma-Karzinom, trotz OP, Strahlen- und intensiver Chemotherapie jetzt Rezidiv. Patientin beschreibt positive Entwicklung der zurückliegenden Jahre: mithilfe ambulanter Psychotherapie Trennung aus unbefriedigender Partnerschaft, Umzug, vielfältige soziale Kontakte, gelungener beruflicher Wiedereinstieg. Anfangs positive Veränderung der Lebensführung mit bewusster Ernährung, Aufgabe des Rauchens, Bewegung, aktiver Freizeitgestaltung. Nach Wiederaufnahme der Berufstätigkeit allmähliche Zunahme selbstschädigenden Verhaltens und Gefühl, dass ein wichtiger Lebensbereich noch im Argen liegt. Die Patientin äußert die Meinung, dass sie durch das Rezidiv gezwungen ist, sich erneut dieser Aufgabe zu stellen. Sie ist erleichtert, dass ihr keine Vorwürfe gemacht, sondern ihre bisherigen Bemühungen gewürdigt werden und sie Unterstützung angeboten bekommt beim Aufbau selbstfürsorglichen Verhaltens. Durch die konsequente Ressourcenorientierung konnte der Krankheitsverlauf der Patientin trotz des Rezidivs von ihr selbst aber auch durch die Psychoonkologin positiv gesehen werden.

Vor diesem Hintergrund ist zu betonen, dass TRUST nicht nur die direkte Patientenarbeit befruchtet, sondern von enormer Bedeutung ist für die Selbstfürsorge der beteiligten MitarbeiterInnen; damit trägt es entscheidend zur Verhinderung von Burnout-Entwicklungen bei (ausführliche Darstellung der Problematik bei Hillert & Marwitz 2006).

Im Unterschied zum üblichen Vorgehen in der Psychotherapie wird bei der traumaspezifischen Betrachtungsweise die Abwehr der PatientInnen als notwendiger Schutz respektiert und zu Beginn nicht konfrontativ bearbeitet. Lüdke und Clemens schreiben dazu: »In der akuten Phase sind Selbstschutzreaktionen wie die Vermeidungssymptomatik im Sinne des Distanzierungszieles zu unterstützen« (Lüdke & Clemens 2004, S. 104).

Der Hinweis auf die Begrenztheit der Lebenszeit und Endlichkeit der eigenen Existenz soll im Gespräch mit Krebsbetroffenen nicht ausgespart werden, er muss jedoch so behutsam erfolgen, dass die Patientin stets noch die Entscheidung treffen kann, inwieweit sie bereit ist, sich darauf einzulassen (▶ Kap. 18).

Neben dem unbedingten Verlangen nach Hoffnung ist auch das Bedürfnis der PatientInnen nach Sinnhaftigkeit als grundlegend anzunehmen. Dies beschreibt David Servan-Schreiber in seinem Anti-Krebsbuch anhand von PatientInnenbeispielen aber auch seiner eigenen Krebserkrankung: »Ein Großteil dessen, was man als Angst vor dem Tod bezeichnet, rührt von der Befürchtung her, dass unser Leben keinen Sinn hat, dass wir umsonst gelebt haben, dass unsere Existenz bei niemandem Spuren hinterlassen hat« (Servan-Schreiber 2008, S. 44 f).

Die Diagnose Krebs erzwingt eine Auseinandersetzung mit der eigenen Sterblichkeit nicht nur von den Betroffenen, sondern letztlich auch von uns selbst, den beteiligten Professionellen. Heinz Rüegger schreibt in seinem Büchlein »Das eigene Sterben – Auf der Suche nach einer neuen Lebenskunst«: »Die Beschäftigung mit Sterben und Tod zielt [also] nicht darauf ab, die Freude am Leben zu schmälern, sondern im Gegenteil, das Leben so leben zu lernen, dass es gut und sinnvoll wird, dass man seinen Lebenshunger stillen und lebenssatt werden kann. Dann lässt sich zu gegebener Zeit wohl auch leichter sterben. [...] Angesichts unser aller Endlichkeit liegt in der Auseinandersetzung mit Sterben und Tod zuerst einmal eine Herausforderung an jede und jeden persönlich, sich mit der Wirklichkeit des Todes vertraut zu machen, sie als zentralen Aspekt menschlichen Daseins in das eigene Leben zu integrieren und die Angst davor abzubauen. Dadurch kann das Leben an Tiefe, an Lebendigkeit und Echtheit gewinnen. So wird die Beschäftigung mit Sterben und Tod zu einem Beitrag zur eigenen Lebensqualität« (Rüegger 2006, S. 7).

Ergebnisse einer Untersuchung von PsychoonkologInnen, die Mechthild Determann und Gerda Ratsak (2009) durchgeführt haben, zeigen, dass der wesentliche Gewinn aus der psychoonkologischen Tätigkeit in folgenden Punkten zu liegen scheint:

- Auseinandersetzung mit existentiellen Themen;
- Lernen für das eigene Leben/Leben im Hier und Jetzt;
- Sinn in der eigenen Tätigkeit sehen.

Dies macht die Tätigkeit in diesem Bereich trotz der Belastungen auch über einen längeren Zeitraum bereichernd.

Literatur

Determann M, Ratsak G (2009) Der »Beruf« des Psychoonkologen heute: Belastungsprobe oder Chance? In: Schumacher A, Determann M, Ratsak G, Reinert E, Weyland P (Hrsg.) (2009) Psychoonkologie zwischen Ethik und Ökonomie – Zerreißprobe oder Chance? Lengerich: Pabst Science Publishers.

Diegelmann C (2007) Trauma und Krise bewältigen – Psychotherapie mit TRUST. Stuttgart: Klett-Cotta.

Herschbach P, Heußner P (2008) Einführung in die psychoonkologische Behandlungspraxis. Stuttgart: Klett-Cotta.

Hillert A, Marwitz M (2006) Die Burnout Epidemie: Oder Brennt die Leistungsgesellschaft aus? München: Beck.

Kessler D (2003) In Würde. Die Rechte des Sterbenden. Stuttgart: Kreuz.

Küchler T, Rappat S, Bestmann B, Henne-Bruns D, Wood-Dauphinee S (2008) Der Einfluß psychosozialer Betreuung auf die Überlebenszeit von Patienten mit gastrointestinalen Malignomen – 10-Jahres-Follow-up einer prospektiven randomisierten Studie. Kiel: http://www.uni-kiel

Lüdke C, Clemens K (2004) Vernetzte Opferhilfe Handbuch der psychologischen Akutintervention. Bergisch Gladbach: Edition Humanistische Psychologie.

Rüegger H (2006) Das eigene Sterben. Auf der Suche nach einer neuen Lebenskunst. Göttingen: Vandenhoeck & Ruprecht.

Servan-Schreiber D (2008) Das Antikrebsbuch. Was uns schützt: Vorbeugen und Nachsorgen mit natürlichen Mitteln. München: Kunstmann.

Steinvorth M (2004) Psychoonkologie in freier Praxis. Psychotherapeutische Langzeitbegleitung von krebskranken Menschen. Bonn: Deutscher Psychologen Verlag.

14 Singen als Ressource

Urs Münch

14.1 Warum Singen?

In der psychoonkologischen Arbeit geht es immer wieder darum, Wege zu finden, um mit Verunsicherung, Angst und damit möglicherweise einhergehender niedergedrückter Stimmung umzugehen. Angst und Verunsicherung können dafür sorgen, dass Menschen sich eingeengt erleben. Im ungünstigen Fall führt das bis hin zur Ohnmacht und Hilflosigkeit, die Perspektive wird eingeengt, bis es subjektiv wenig bis keinen Handlungsspielraum mehr gibt.

Psychoonkologische Arbeit mit PatientInnen und Angehörigen bedeutet somit also, Menschen dabei zu unterstützen, dass sie wieder oder vielleicht auch erstmals bewusst Freiheit spüren lernen bzw. wieder mehr Freiheitsgrade bekommen und damit handlungsfähiger werden bzw. sich im Sinne der Salutogenese kohärenter erleben können. Hin zur Freiheit, zu mehr Freiheitsgraden können viele Wege führen. Menschen sind unterschiedlich und bedürfen auch unterschiedlicher Wege, um ihre eigene Form der Krankheitsbewältigung und den Weg aus Unfreiheit zu finden. Immer wieder ist es auch ein Erleben von Unfreiheit, die schon vor Beginn der Krebserkrankung stand, sei es einfach auch nur die Unfreiheit aufgrund selbst aufgestellter Beschränkungen und unaufgeforderter Rücksichtnahme. Im Kanon der nicht durch Gespräch dominierten therapeutischen Möglichkeiten auf dem Weg hin zur eigenen Krankheitsbewältigung oder Schicksalsbewältigung ist Singen ein Weg, eine Ressource.

Wer in seinem Leben positive Erfahrungen mit Singen gemacht hat, der durfte und darf erleben, wie wohltuend Singen sein kann. Es kann die eigene Stimmung direkt und unmittelbar in der Regel positiv beeinflussen. Musik per se berührt in allen ihren Facetten. Bei Musik allgemein besteht schon ein Unterschied zwischen rezeptivem Konsum und aktivem Machen (Kreutz et al. 2004). Singen nimmt bei aktiver Musik eine besondere Rolle ein. Wir erzeugen in uns, durch uns und aus uns heraus Musik, Klang und Geräusch, sind dabei unser eigener Resonanzkörper. Das setzt Dinge bei uns in Bewegung, die Schwingungen bewegen und berühren uns emotional.

14.2   Wirkungen von Singen

Gunter Kreutz (2014) bespricht zur Wirkung von Singen 7 Hypothesen, die auf Studien (allerdings teilweise sehr unterschiedlicher Qualität), Erfahrungen von Sängern und Singleitern sowie auf Annahmen beruhen:

1. Singen verbessert die Stimmung und steigert das allgemeine Wohlbefinden.
2. Singen entspannt und mindert körperlichen Stress.
3. Singen fördert kognitive Leistungen.
4. Singen fördert die psychische und körperliche Gesundheit.
5. Singen fördert Spiritualität und sorgt für tiefe seelische Erfahrungen.
6. Singen fördert das Selbstbild und wirkt gegen psychosoziale Probleme.
7. Singen (in Gemeinschaft) fördert Gefühle sozialer Verbundenheit.

Es bedarf weiterer systematischer Forschung, um einzelne Ergebnisse bisheriger Arbeiten zum Singen zu bestätigen bzw. zu sichern. Diese Hypothesen verweisen auf das Potential, das Singen als Ressource für Menschen mit Krebserkrankung und deren Zugehörige hat. Derzeit findet in Zusammenarbeit des Vereins »Singende Krankenhäuser e.V.« und der Universität Oldenburg, Institut für Musik eine Studie zum Thema »Gesundheitliche Bedeutungen von Singgruppen aus Sicht von Singgruppenleitern und teilnehmenden Sängerinnen und Sängern« statt. Neben der Universität Oldenburg ist in Europa Canterbury ein weiteres Zentrum, an dem die Wirkung von Singen in Gemeinschaft untersucht wird.

Ähnlich wie bei anderen kreativen Therapien ist durch die direkte Wirkung durch die Schwingungen auf die Emotion der Zugang zu zentralen Lebensthemen ohne Umwege möglich, die eine für diesen Menschen stimmige Freiheit nicht haben gedeihen lassen.

Frau K, Mitte 50, Sozialarbeiterin in der Organisationsberatung tätig. Die Erstdiagnose Brustkrebs vor drei Jahren, damals mit guter Prognose auf Heilung entlassen, seit einem halben Jahr wegen Rückenschmerzen von Orthopäde zu Orthopäde rennend. Ihre Gynäkologin sorgt dann dafür, dass ein MRT gemacht wird. In diesem wird zwar kein Rezidiv, dafür aber eine ausgedehnte Metastasierung der Knochen mit Instabilität der Halswirbelsäule diagnostiziert. Sie wird zur Stabilisierung der Halswirbelsäule bestrahlt und ist dafür stationär in der Klinik. Im Erstkontakt wirkt sie völlig verunsichert, verzweifelt, ängstlich, hilflos und aufgelöst. Der Versuch, mit Hilfe von Imaginationsübungen stärkende, haltgebende und somit hilfreiche innere Bilder zu aktivieren, funktioniert zwar recht gut, aber reicht in dieser Situation nicht aus. Es bedarf anderer Interventionen. Auf meine Frage, ob sie irgendwann in ihrem Leben mal gesungen hat, erzählt sie Folgendes. Als Kind hätte sie immer mit voller Begeisterung gesungen, bis ihr in der Schule verboten worden wäre, mitzusingen. Lediglich ihre Lippen dürfe sie bewegen. Seitdem habe sie nicht mehr gesungen, da sie es ja nicht könne. Nach meinem Einwand, dass jeder Mensch, der sprechen kann, auch singen kann, und es für mich keine Fehler beim Singen, sondern lediglich Variationen gibt, lässt sie sich auf das Thema ein. Sie wünscht sich das Lied »In einen Harung jung und schlank« aus der Mundorgel. Dank internetfähigem Mobiltelefon ist der Text schnell gefunden. Wir beide singen zusammen und es ist ein beeindruckendes Erlebnis, wie sie einerseits mit kräftiger und schöner Stimme lauthals singt und ihr dabei zeitgleich die Tränen über die Wangen laufen. Sofort hat sich durch das Singen etwas bei ihr verändert, sie taut auf und beginnt zu erzählen. Direkt sind wir bei ihrem zentralen Thema: Ihr ist von früh an das Gefühl vermittelt worden, nicht in Ordnung zu sein und nicht zu genügen. Ihr ganzes Leben, vieles Handeln war immer von dem Ziel bestimmt, anderen zu gefallen und sich von außen her Sicherheit zu holen, Bestätigung zu holen, dass sie doch in Ordnung sein könnte. Hier macht sie in der therapeutischen Begegnung und beim Singen die Erfahrung, dass sie so sein darf, wie sie ist, sich spüren und in ihrem So-Sein Freude erleben darf. Wir haben mehrfach gesungen in der Zeit ihres stationären Aufenthalts und an ihrem Selbstwertgefühl gearbeitet. 15 Monate später erhielt ich einen lieben Brief, in dem sie sich für die gemeinsame Arbeit bedankte und schilderte, wie sie trotz der starken Einschränkungen ein einigermaßen erträgliches Leben führen kann.

Singen kann durch die damit verbundene Art der tiefen Atmung sehr hilfreich dabei sein, besser zu atmen, den Organismus besser mit Sauerstoff zu versorgen. Studien haben den Nachweis erbracht, dass bei Menschen mit COPD Singen geholfen hat, die Atemstärke über Monate zu stabilisieren, die Lebensqualität zu verbessern, ebenso die Körperhaltung, angemessene Atmung zu erlernen, Entspannung zu fördern, die Prävention vor Panik und Hyperventilation zu verbessern und den Körper positiv zu belasten (Clift et al. 2013; Lord et al. 2012). Auch bei Luftknappheit bei fortgeschrittener Krebserkrankung kann Singen helfen, das Atmen zu verbessern und somit symptomlindernd wirken.

Kurze Fallvignette 1: Herr X., 73 J., mit Lungenmetastasen und COPD. Im Gespräch gab er an, früher gerne gesungen zu haben, aber jetzt könne er ja noch nicht einmal mehr eine Strophe durchhalten. Auf den Vorschlag, sich dennoch ein Lied auszusuchen und dann zu schauen, was geht, ließ er sich ein. Nach drei Strophen war er dann sehr erstaunt über sich selbst.

Kurze Fallvignette 2: Frau B., 46 J., nicht vollständig entfernbarer Pankreas-Ca, grundsätzlich hohes Kontrollbedürfnis, hat auf der Intensivstation ein für sie traumatisches Schmerzerleben gehabt, das ihr Kontrollbedürfnis unter Angst sehr verstärkt hat. Einerseits traut sie sich aus Angst vor Schmerz nicht, tief einzuatmen, auf der anderen Seite macht sie sich Sorgen darüber, dass ihre Lungenfunktion nicht richtig besser wurde und sie in ihrem Erleben nur sehr langsam wieder zu Kräften kam. Aufgrund Offenheit für Genuss und Sinneserfahrungen war sie leicht zur Teilnahme an der offenen Singgruppe zu bewegen. Im Anschluss zeigte sie sich insbesondere beeindruckt über den Effekt des Singens und der Aufwärmübungen auf ihren Atem. »Das muss noch viel mehr verbreitet werden, wie wunderbar und hilfreich das für die Verbesserung des Atmens ist.« Darüber hinaus erlebte sie die Gruppe als stärkend, sehr positiv für ihre Stimmung und für ihre Kraft. »Ich hatte so ein blödes Erlebnis am Nachmittag, dass ich eigentlich nicht kommen wollte. Und jetzt bin ich so froh, dass ich mitgesungen habe. Es ist richtig befreiend für mich und war mehr als nur eine Auszeit.«

14.3 Einsatz in der psychoonkologischen Arbeit: Heilsames Singen

Singen im psychotherapeutischen und psychoonkologischen Kontext bedarf einer ganz wichtigen Grundvoraussetzung, die für alle therapeutische Arbeit eminent wichtig ist: einer wertschätzenden Grundhaltung gegenüber dem jeweiligen Menschen, mit dem gearbeitet wird. Es gilt, einen Raum zu schaffen, in dem es erlaubt ist, so zu sein, wie man ist und man sich selbst einfach mal ausprobieren kann. Zu unterscheiden sind die Arbeit im Einzelkontakt und die Arbeit in der Gruppe. Im Einzelkontakt besteht die Möglichkeit, durch das Singen ausgelöste Emotionen direkt auffangen zu können. Manche Lieder, die sich Patientinnen oder Patienten wünschen, können sehr tief vergrabene Emotionen hervorrufen. Wer erlebt hat, wie Vertriebene und Flüchtlinge der Kriegsgeneration tief emotional bewegt waren über die Lieder ihrer Heimat: »Land der dunklen Wälder«, »Ännchen von Tharau«, »Am Brunnen vor dem Tore« hat eine Idee davon bekommen, dass solche oder andere biographisch bedeutsamen Lieder das Potential haben, sowohl Sehnsucht als auch traumatische Erlebnisse sehr schnell ins Bewusstsein holen zu können. Hier kann variabel auf das Individuum und dessen Bedürfnisse eingegangen und entsprechend die Auswahl der Lieder getroffen werden.

In der Gruppe stellt sich die Situation anders dar. Singgruppen sollten möglichst niedrigschwellig angeboten werden. Da Sie die Menschen in einer offenen Gruppe nicht so gut gut kennen, ist es nicht so ratsam, bekannte Lieder zu singen. Sie wissen nicht, was diese Lieder in den Menschen auslösen können und habe nicht unbedingt die Kapazität, das alles auffangen und nacharbeiten zu können. Hier ist es hilfreich, das sogenannte »heilsame Singen«, oder hier passender das gesundheitsfördernde Singen, zu verwenden. Dabei steht das Erleben von Gemeinschaft, Freude, die Stärkung der Selbstheilungskräfte und die Stärkung der Resilienz im Mittelpunkt. Es geht um die Verbindung von Singen, Bewegung und Begegnung. Jeder ist willkommen. Wolfgang und Katharina Bossinger haben die Grundhaltung des Singleiters folgendermaßen skizziert:

»Beim Singen gibt es keine Fehler, nur Variationen! Singen ist ein Geschenk, das wir uns selbst und anderen Menschen machen! Es bedarf einer [warmherzigen, wertschätzenden und annehmenden] … Haltung gegenüber jedem Teilnehmer. Formulieren Sie Ihre Singangebote immer als Einladung zum Mitmachen. Lassen Sie es also auch zu, dass Teilnehmer pausieren können, wenn ein bestimmtes Lied oder eine Choreografie sie nicht anspricht. Humorvolle und lockere Form der Leitung (es geht nicht um Perfektion, sondern darum, mehr Mut zu entwickeln, die eigene Stimme tönen zu lassen und ihre Wirkung zu erleben). Betonen Sie, dass es beim Singen nicht um das akustische Erlebnis, sondern um die innere und gemeinsame heilsame Erfahrung [geht]. [...] Wirksam ist es auch, Lieder zu singen, die Sie selbst gerade begeistern, da Sie hierdurch die Teilnehmer am leichtesten anstecken können« (Bossinger & Neubrunner 2010).

Wichtig ist m. E dabei, »heilsam« klar zu definieren. Viel Singen bietet keine Garantie auf körperliche Unversehrtheit oder ewiges Leben. Aber auch ein als im medizinischen Sinne erkrankter Mensch kann erstaunlich gesund sein. Einfach-Singen soll dazu beitragen und kann dabei helfen, dass ein Mensch sich in seiner eigenen Haut wohler fühlt und seine Resilienz, seine Widerstandskraft stärkt. Diese Form der Definition von »heilsam« sollte klar vermittelt werden. Ansonsten besteht die Gefahr, dass es wieder um Leistung und den Kampf gegen Krebs geht.

Beim Einfach-Singen müssen Teilnehmer weder Noten noch Texte lesen können. Die Lieder sind in der Regel kurz und mit einer überschaubaren Menge an Text. Sie können aus verschiedensten Kulturkreisen kommen, sei es von der Urbevölkerung Nordamerikas, den Maori, aus Hawai, aus indischen, buddhistischen, verschiedensten afrikanischen, jüdischen, sufistischen Traditionen heraus, seien es Volksweisen europäischer oder anderer Kulturen. Dazu gibt es einen immer größer werdenden Schatz an neuen Kompositionen Residenz fördernder Lieder. Neben Bossinger und Bossinger/Neubrunner sind neben vielen anderen als Sammler und Komponisten Karl Adamek und Hagara Feinbier zu erwähnen. Es gibt erdende und Halt gebende Lieder, Begegnung und Kontakt fördernde Lieder, Lieder zur Stärkung und Spüren der Lebensfreude, Traurigkeit und Besinnlichkeit ansprechende Lieder, aber auch Lieder, um mit sich selbst und der eigenen Persönlichkeit gut in Kontakt zu kommen, sich zu spüren. Manch ein Tranceeffekt durch fortwährende Wiederholung ist gewünscht, wofür sich insbesondere Mantra, Ninguns oder ähnlich geartete Lieder eignen. Gerade am Beginn sollten auch spielerische Lockerungs- und Stimmübungen zum Auftauen gemacht werden, die auch dabei helfen, dass die Teilnehmer gut miteinander in Kontakt kommen können. Wie bei einer Gruppenpsychotherapie empfiehlt es sich, mit der Liederauswahl einen Bogen zu spannen und zum Ende der Gruppe hin einen guten Weg zurück in den Alltag zur ermöglichen.

Stellen Sie sich mal vor, dass Sie andere besingen und selbst mit dem Text von Martina Weiler besungen werden »Dich schickt der Himmel, Du bist ein Geschenk. Mein Herz sagt Danke, wenn ich an Dich denk'.« Das ist pure Stärkung der Resilienz. Obschon kognitiv klar ist, dass mein gegenüber mich vielleicht gar nicht gut genug kennt, um diese Aussage treffen zu können, sorgt der Effekt der Spiegelneuronen dafür, dass die damit verbundene Emotion und Freude, die mir gegenüber zum Ausdruck gebracht wird und auch die Aussage die beteiligten Menschen emotional tief berühren und nachhaltig erfreuen können.

Der positive Effekt des Singens gilt für alle Beteiligten, also auch für den Menschen, der anleitet und therapeutisch mit Singen arbeitet. Singen als Ressource kann also auch währen der Arbeit zur eigenen Selbstfürsorge beitragen.

Hilfreiche Informationen: www.singende-krankenhaeuser.de

Literatur

Adamek K (1996) Singen als Lebenshilfe: Zur Empirie und Theorie von Alltagsbewältigung. Münster: Waxmann.

Bossinger W (2006) Die Kraft des heilsamen Singens. Battingen, Traumzeit-Verlag.

Bossinger W, Neubrunner K (Hrsg.) (2010) Das Buch der heilsamen Lieder. Battingen, Traumzeit-Verlag.

Clift S , Morrison I, Coulton S, Treadwell P, Page S, Vella-Burrows T, Salisbury I, Shipton M, Skingley A(2013) A fasibility study on the health benefits of a participative community singing programme for older people with COPD. Canterbury, UK. http://www.singende-¬krankenhaeuser.de/downloads/copdsummaryreport-uebersetzung-mit-bildern.pdf

Kreutz G (2014) Warum Singen glücklich macht. Gießen: Psychosozial-Verlag.

Kreutz G, Bongard S, Rohrmann S, Hodapp V, Grebe D (2004) Effects of Choir Singing or Listening on Secretory Immunglobolin A, Cortisol, and Emotional State. Journal of Behavioral Medicine, 27(6), 623-635.

Lord VM et al. (2012) Singing Classes for chronic obstructive pulmonal disease: a randomized controlled trial. BMC Pulmonary Medicine, 12:69.

15 Von Buchstaben und Bildern – Hilfreiche Werkzeuge in der Psychotherapie mit TRUST

Matthias Brieger und Hanna Wollschläger

Die Arbeit mit Symbolen und ressourcenaktivierenden Techniken findet in der Psychotherapie große Beachtung in traumatherapeutischen und psychoonkologischen Arbeitsfeldern. Einige Ansätze des therapeutischen Arbeitens mit Texten und Worten, die sich vortrefflich mit dem Konzept TRUST (Diegelmann 2007) in Einklang bringen lassen, sollen hier vorgestellt werden.

In »Komm, ich erzähl dir eine Geschichte« lässt Jorge Bucay (2005) sein therapeutisches alter ego einen jungen Mann mit Geschichten und Gedichten durch die Therapie begleiten. Auch Yalom (2004), Kast (1989) und viele andere wissen um die Wirksamkeit von Geschichten, die – sinnstiftend und zur rechten Zeit eingebettet – erstaunliche Wirkung entfalten können. In einem jüngst erschienenen Handbuch (Hammel 2009) steht das therapeutische Erzählen kurzer, meist selbst erfundener Geschichten im Vordergrund, die unter anderem Genesungsprozesse fördern sollen.

Geschichten für Kinder und Jugendliche ermöglichen – ähnlich wie Märchen – »ein spielerisches Nachdenken über das Leben, über existenzielle Fragen, über psychische Prozesse« (Kast 1989, S. 11). Wie bei Kindern regen die Geschichten bei Erwachsenen ein auf Entwicklungsaufgaben bezogenes Probehandeln auf der Vorstellungsebene, der inneren Bühne an. Auch bei Erwachsenen erweitern Geschichten den inneren Raum für das Gefühl verbunden zu sein, wachsen zu dürfen (vgl. Hüther & Michels 2009, S. 62) und wirksam zu sein. Beim Hinarbeiten auf die Stärkung dieser wichtigen Faktoren für seelische Genesung und Integration von Traumata erweisen sich Geschichten als programmöffnende Konstruktionen (sensu Hüther 2006 a, S. 119 f.) die das Verlassen festgefahrener Bahnen und die umfassende Nutzung des menschlichen Gehirns und seiner Potentiale ermöglichen.

15.1 Hilfreiche Geschichten für Psychotherapie und Psychoonkologie

Geschichten aus Kinder- und Jugendbüchern können ebenso wie einzelne Worte auch Erwachsene zum Generieren innerer Bilder anregen:

- Winn-Dixie (DiCamillo 2001) ist der lächelnde Hund, der der Halbwaisen Opal im Supermarkt zuläuft, sie zu neuen Begegnungen und Beziehungen führt und so die abwesende Mutter präsent werden lässt.

- Thomas' unglückliche Kindheit erfährt im »Buch von allen Dingen« (Kuijer 2006) eine heilsame Wendung, nachdem er durch eine liebevolle Nachbarin in seinem Wesen erkannt wird und mit ihr seine Ressourcen und Fähigkeiten entdeckt.
- Der Spielzeughase Edward Tulane (DiCamillo 2008) ist aus Porzellan und ein Resonanzkörper für die Gefühle der Menschen, die ihm begegnen.
- Die zehnjährige Katha überwindet im Urlaub auf einer geheimnisvollen Insel nicht nur ihre Angst vor dem Wasser sondern wirft einen Blick hinter die Kulissen, begegnet den Schattenseiten der Menschen und wächst daran (Reh 2008).
- Irgendwie Anders (Cave & Ridell 1994) lernt sich und das Anderssein der anderen zu akzeptieren.
- Das Mädchen Polleke wird in den Büchern von Guus Kuijer (2005, 2007) in ihrer Entwicklung und der Bewältigung bedeutender Lebensthemen begleitet.
- »Das kleine Ich bin Ich« (Lobe 1997) findet sich nach langer Suche doch noch.
- In Ente, Tod und Tulpe (Erlbruch 2007) wird ein spielerischer Zugang zu den Themen Sterben und Tod gefunden.

Beaulieu (2005, S. 10 ff.) nennt acht Prinzipien »mit denen es in der Psychotherapie möglich ist, schneller und leichter Spuren im Gedächtnis zu hinterlassen«. All diese Prinzipien werden von Geschichten genutzt: Sie wirken *multisensorisch*, weil sie neben Gedanken auch bildliche Vorstellungen, Körper- und Sinnesempfindungen und Intentionsbewegungen anregen. Sie *konkretisieren abstrakte Konzepte*, und gerade Geschichten für Kinder und Jugendliche *nutzen bereits bekannte Informationen*. Geschichten sind geeignet, *Emotionen auszulösen* und *wecken Interesse*. Sie bringen *Lust und Spaß* in die Therapie, nutzen das Prinzip »*einfach ist einfacher*«. Und nicht zuletzt verwenden Geschichten und Gedichte *Wiederholungen*, die Sicherheit und Halt vermitteln und deshalb gerade von Kindern immer wieder gefordert werden.

Das »Manual Psychoonkologie« des Münchner Tumorzentrums beschreibt folgende Effekte bibliotherapeutischer Arbeit:

- »Gedanken-Schutz-Räume schaffen
- Medium zum Selbstausdruck öffnen
- Psychodynamik der Krankheitsverarbeitung über Metaphorik [...] anregen
- Gedanken und Gefühle stimulieren« (Vollmer & Wibmer 2002, S. 68). Das geschriebene Wort helfe an Krebs erkrankten Menschen bei der »Nutzung der Intuitionen [...], da sie ferner befreit von begründungssuchenden und ursachenzentrierten Denkprozessen« (ebenda, S. 68). So lassen sich durch Geschichten schöpferische Prozesse und intuitive Phantasien anregen. Diese inneren Bilder fördern auf unbeschwerte und spielerische Art einen Prozess, der neue Wirklichkeiten erfindet, in denen neue Verhaltensoptionen und neue Interaktionsmuster möglich werden.

15.2 Wie alles begann …

Während unserer gemeinsamen Tätigkeit in einer Tagesklinik, in der Menschen mit verschiedenen Krankheitsbildern, u. a. auch Traumafolgestörungen behandelt wurden, sind wir auf die therapeutische Arbeit mit Literatur, insbesondere mit Kinder- und Jugendliteratur, gekommen.

Um es vorwegzunehmen: Wir lieben Geschichten, wir erzählen gerne und lassen uns gerne erzählen. Manchmal erfinden wir etwas oder verändern das Ende, bis es uns gefällt. Genau das tun Kinder auch. Kinder lieben Geschichten. Kinder brauchen Geschichten. Aber wenn wir älter werden, kommen die Geschichten aus der Mode. Wir bringen uns damit um eine gute, einfache Möglichkeit, kreative Lösungen zu entwickeln.

Gerade in Zeiten der Niedergeschlagenheit durch Krankheit oder belastende Lebensereignisse ist es oft schwer, den Kontakt zu gehobenen Gefühlen zu behalten. Dabei haben Hirnforscher jüngst bewiesen (Hüther 2006b), wie wichtig diese für die seelische und körperliche Gesundheit sind.

Alles begann mit Frederick, dem Mäusedichter von Leo Lionni (1967), der so wunderbar veranschaulicht, wozu Imaginationen gut sind. Wir lasen einer Gruppe die Geschichte vor, zeigten die Bilder und waren erstaunt, wie wir mit der Geschichte in so kurzer Zeit eine so ausgelassene Stimmung erzeugen konnten.

Die PatientInnen begannen bald selber, Geschichten und Bilder zu suchen und brachten diese – und damit etwas von sich – in diese und andere Gruppen- und Einzeltherapien mit ein. Sie erzählten die Geschichten anderen weiter und brachten deren Geschichten mit. Bilder- und Jugendbücher wie »Frederick«, »Ronja Räubertochter«, »Irgendwie Anders«, »Ich bin Ich« und viele andere gehörten bald einfach dazu und wurden von (PatientInnen-) Generation zu Generation weitergereicht. Die Geschichten wirkten in den Therapien und außerhalb weiter, halfen dabei, sich an gute Erfahrungen zu erinnern und sie weiterzugeben, sich besser zu verstehen, sich anderen verständlich zu machen und Zuversicht und Vertrauen zu entwickeln und zu behalten. Darüber hinaus regten sie zu kreativem Gestalten in Kunst- und Ergotherapie an.

Seitdem gehen wir mit anderen Augen durch die Welt der Bücher. Unsere Praxen, die in verschiedenen Gegenden Deutschlands liegen, gleichen sich nicht nur in einem Punkt, besonders aber in diesem: Sie sind Leihbibliotheken. Hier finden sich neben den bereits erwähnten auch die Geschichten von Astrid Lindgren, die beispielhaft von hilfreichen Gestalten und Vorstellungen der Protagonisten erzählen: Pippi, die Brüder Löwenherz, Karlsson vom Dach und andere.

15.3 Zu Anwendung, Risiken und Nebenwirkungen

Geschichten können in einer Gruppe vorgelesen werden. Sie können den PatientInnen zum Lesen mitgegeben werden oder die PatientInnen können zum Lesen ermuntert werden. Dies geschieht eher durch den Versuch, sie dafür zu gewinnen, denn als therapeutische Hausaufgabe im engeren Sinne. Immer wieder erwies es sich auch als hilfreich, eine Geschichte mit der PatientIn in der Stunde zu lesen, und den dadurch angestoßenen Prozessen – wie bei den anderen Varianten auch – gemeinsam nachzugehen.

Der Zeitpunkt der Darbietung einer Geschichte im Therapieverlauf beeinflusst ihre Wirkung. Wie für die Integration belastender Lebensereignisse muss auch der innere Raum für die heilsame Rezeption von Geschichten vorhanden und empfänglich sein. Ist das nicht der Fall, bleibt die Geschichte ohne anregende und für neue Erfahrungen und Sichtweisen öffnende Wirkung.

In einigen Fällen beobachteten wir ablehnende Reaktionen auf Geschichten, zu deren Lektüre wir die PatientInnen anregten. Aber auch aus dieser Ablehnung ließen sich meist wertvolle Erkenntnisse für den therapeutischen Prozess gewinnen. Oft sahen wir, wie sich anfängliche Skepsis in Begeisterung und Leidenschaft verwandelte.

15.4 Anregungen und konkrete Interventionsmöglichkeiten

Hin und wieder fanden wir in Büchern Episoden, die uns direkt zu therapeutischen Interventionen anregten. Einige davon finden Sie in diesem Abschnitt.

15.4.1 Die »Winn-Dixie Intervention«

Der schon erwähnte Winn-Dixie ist in der gleichnamigen Geschichte von DiCamillo (2001) der Hund, der der zehnjährigen Halbwaise Opal zuläuft und von ihr nach dem Supermarkt benannt wird, in dem sie ihn findet. Opal ist auf der Suche nach zehn Dingen, die sie über ihre verschwundene Mutter in Erfahrung bringen kann.

Als Winn-Dixie wegen eines Gewitters wegläuft, sucht Opal verzweifelt nach ihm: »In meinem Kopf stellte ich eine Liste von zehn Dingen zusammen, die ich von Winn-Dixie wusste. [...] Nummer eins war, dass er panische Angst vor Gewittern hatte. Nummer zwei war, dass er gern lächelte und dabei all seine Zähne zeigte. [...] In meinem Kopf ging ich diese Liste immer wieder durch. Ich lernte sie genauso, wie ich die Liste über meine Mama gelernt hatte. Ich lernte sie auswendig, damit ich, falls ich ihn nicht wieder fand, etwas hatte, um mich daran festzuhalten« (DiCamillo 2001, S. 124–125).

In der Therapie laden wir dazu ein, diese Idee für sich zu nutzen: »Denken Sie an einen Menschen, dem Sie sich in angenehmer Weise verbunden fühlen, den Sie gern haben oder lieben. Vergegenwärtigen Sie sich, was Sie über diesen Menschen wissen, was sie oder ihn kennzeichnet. Schreiben Sie dann auf ein Blatt: ›Zehn

Dinge, die ich über X weiß‹. Wenn Sie fertig sind, nehmen Sie ein neues Blatt und schreiben darauf: ›Zehn Dinge, die ich über mich weiß‹, und dann notieren Sie zehn Dinge, die Sie über sich wissen.«

In analoger Weise könnte der Perspektivenwechsel von einer bedeutenden Bezugsperson zu sich selbst für die Frage nach anderen zehn Dingen verwendet werden: Was kann ich gut, was tut mir gut?

15.4.2 Die »Pippi Langstrumpf-Intervention«

Pippi Langstrumpf ist stark, selbstbewusst, gerecht und ganz und gar auf der Seite von Tommi und Annika, den ProtagonistInnen aus dem gleichnamigen Buch. Pippi verhilft den Kindern zur Durchsetzung ihrer Bedürfnisse gegen Erwachsene, Eindringlinge, Räuber. »Wer ist meine starke, selbstbewusste und gerechte Helferfigur? Es ist nie zu spät, sich eine solche zu erschaffen. «Auch Helferfiguren aus früheren Lieblingsbüchern oder anderen Büchern, Geschichten und Märchen eignen sich für diese Intervention.

15.4.3 Die »Die große Frage-Intervention«

In dem Bilderbuch »Die große Frage« bietet Wolf Erlbruch 20 Antworten auf die Frage, warum wir auf der Welt sind, an. »Sagt die Katze: Zum Schnurren bist du auf der Welt […] Sagt der Pilot: Du bist da, um die Wolken zu küssen. […] Du bist da, weil ich dich lieb habe, sagt die Mutter« (Erlbruch 2007 b). Erlbruch selbst beendet das Buch mit zwei leeren Seiten und einer Einladung: »Im Laufe der Zeit, wenn du größer wirst, findest du bestimmt noch viele Antworten auf die große Frage. Hier kannst du sie aufschreiben.«

Im Anschluss an die Lektüre können PatientInnen auch dazu angeregt werden, sich damit zu beschäftigen, was sie in der Welt bewirkt haben oder bewirken: »›Weil ich (da) bin …‹. Sie können sieben Konsequenzen notieren, die den Satz vervollständigen, etwa: Weil ich da bin, wachsen auf meinem Fensterbrett Blumen.«

Vor dieser Übung empfiehlt es sich, insbesondere bei traumatisierten PatientInnen, einen Container einzuführen (wie ein großer Wäschecontainer auf Rädern, den die PatientInnen imaginativ ausgestalten, bemalen dürfen), in dem negative Konsequenzen und Schuldgefühle zunächst aufbewahrt und gegebenenfalls später entsorgt werden können.

15.4.4 Auf ein Wort …

Auch einzelne Worte können zur Entdeckung von Halt gebenden und ermutigenden inneren Bildern und Prozessen anregen. Die TRUST-Karten (▶ Kap. 12) sind eine Sammlung von mehr als 50 Ressourcen ansprechenden und hoffnungsvollen Begriffen wie Unbeschwertheit, Zuversicht, Begegnung. Durch das Ziehen eines Begriffs für den Tag, eine Situation oder eine bestimmte Frage bekommen Gedanken und Gefühle einen Impuls von außen. So lassen sich durch einen kleinen Überraschungseffekt eingefahrene Denk- und Erlebensweisen leichter verändern.

15.4.5 Ei und Steine

Ein steinernes Ei hat uns in Gruppen- und Einzeltherapien gute Dienste geleistet. Das Ei wurde im Kreis herumgereicht, und die TeilnehmerInnen wurden gebeten, sich an ein angenehmes Ereignis aus den letzten Tagen zu erinnern. »Manchmal gelingt es, noch einen Nachklang von dem Gefühl, das zu diesem angenehmen Ereignis gehörte zu spüren, wie ein Echo. Wenn das so ist, nehmen Sie das wahr, während Sie das Ei in der Hand halten.« Das Ei wird so zu einer Art Anker für einen angenehmen psychophysiologischen Zustand.

Eine weitere Gemeinsamkeit unserer Therapieräume sind die Steine. Wir sammeln sie an fernen Ufern, und sie werden in der Praxis zu etwas anderen Reiseerinnerungen. Wenn wir unsere PatientInnen auf schwierige Situationen in ihrem Leben vorbereitet haben oder Therapien beenden, geben wir ihnen einen Stein mit auf den Weg. Ein Stein hilft vielen von ihnen, sich daran zu erinnern, »was sie hier erreicht haben, was nun anders ist oder an das, was sie aus der Therapie mitnehmen.«

Die Steine wirken als Trigger für den Zugang zu Ressourcen. Auch das Ei, die Karten, Geschichten und Bilderbücher sind einige Beispiele für hilfreiche Werkzeuge, die die Psychotherapie wirksamer, leichter und schöner machen.

Literatur

Beaulieu D (2005) Impact-Techniken für die Psychotherapie. Heidelberg: Carl Auer.
Bucay J (2005) Komm, ich erzähl dir eine Geschichte. Zürich: Ammann.
Cave K, Riddell C (1994) Irgendwie Anders. Hamburg: Oetinger.
DiCamillo K (2001) Winn-Dixie. München: dtv.
DiCamillo K (2008) Die wundersame Reise von Edward Tulane. München: dtv.
Erlbruch W (2007a) Ente, Tod und Tulpe. München: Kunstmann.
Erlbruch W (2007b) Die große Frage. Wuppertal: Hammer.
Hammel S (2009) Handbuch des therapeutischen Erzählens. Geschichten und Metaphern in Psychotherapie, Kinder- und Familientherapie, Heilkunde, Coaching und Supervision. Stuttgart: Klett-Cotta.
Hüther G (2006 a) Bedienungsanleitung für ein menschliches Gehirn. Göttingen: Vandenhoeck & Rupprecht.
Hüther G (2006 b) Ursachen und Auswirkungen von Angst und Stress und Möglichkeiten der Bewältigung aus neurobiologischer Sicht. In: Ditz S, Diegelmann C, Isermann M (Hrsg.) Psychoonkologie – Schwerpunkt Brustkrebs. Ein Handbuch für die ärztliche und psychotherapeutische Praxis. Stuttgart: Kohlhammer. S. 93–102.
Hüther G, Michels I (2009) Gehirnforschung für Kinder – Felix und Feline entdecken das Gehirn. München: Kösel.
Kast V (1989) Märchen als Therapie. München: dtv.
Kuijer G (2005) Wir alle für immer zusammen. München: Omnibus.
Kuijer G (2006) Das Buch von allen Dingen. Hamburg: Oetinger.
Kuijer G (2007) Wunder kann man nicht bestellen. München: Omnibus.
Lionni L (1967) Frederick. Köln: Middelhauve.
Lobe M (1997) Das kleine Ich bin Ich. Wien und München: Jungbrunnen.

Reh R (2008) Das Geheimnis des Wasserritters. Hamburg: Oetinger.
Vollmer T, Wibmer W (2002) Bibliotherapie. In: Tumorzentrum München (Hrsg.) Manual Psychoonkologie. Empfehlungen zur Diagnostik, Therapie und Nachsorge. München: Zuck-schwerdt. S. 68–71.
Yalom ID (2004) Liebe, Hoffnung, Psychotherapie. München: btb.

16 Sprechende Steine im Ritual als Ressource bei Schwerkranken

Hannelore Eibach

16.1 Was ist ein Ritual?

Das Ritual ist ein strukturierter, unter symbolischen Gesten und Handlungen mit »Leib und Seele« zu vollziehender Vorgang. Im ritualisierten Vollzug werden Kräfte freigesetzt, die der Stabilisierung des Individuums oder ganzer Gruppen dienen. Es geht um die Verleiblichung, die Konkretisierung von Symbolen. Rituale haben von je her die Funktion, Menschen in kritischen Lebenssituationen zu begleiten, ihnen Orientierung, Halt und Trost zu bieten, unter Beteiligung einer Gruppe.

Da sinnstiftende Rituale in unserer Kultur fehlen, bin ich dazu übergegangen, Rituale bei schwerer Erkrankung zu entwickeln, die vermitteln, dass mit der körperlichen Bedrohung auch Hoffnung auf tragende Kräfte zu wecken ist. Dazu gehört der »sprechende Stein«, dessen Botschaft in ritualisierter Form vermittelt wird und zu stärkenden Wegen in einem Leben mit schwerer Erkrankung ermutigt.

16.2 Der »sprechende Stein«

Zur *Vorbereitung* auf die Begegnung mit dem »sprechenden Stein« hilft ein entwickelter Mythos. Der Mythos erzählt:

Noch heute erinnern sich die PolynesierInnen daran, wie einst, in grauer Vorzeit, der Tod und das Leben ihre Welt durchwanderten. Der Mythos erzählt, dass Nana, die Göttin des Lichtes und des Lebens ihren Lebensrhythmus bestimmte. Doch eines Tages traf sie die furchtbare Nachricht, dass ihr einziger Sohn, der Adler der Lüfte, durch die Steinschleuder eines Jägers tödlich verletzt wurde. Der jähe Schmerz verdunkelte ihr ganzes Wesen. Tief herabhängende Wolken legten sich vor ihr Angesicht und ihre Tränen formten sich zu Sturzbächen, die das Land überschwemmten. Raue und eisige Winde suchten ihren Weg. Auf der Erde wurde es dunkel und kalt, Saat und Ernte blieben aus, heftige Winde griffen nach den Hütten, zerstörten sie und vernichteten das Leben der Menschen. Die Not war groß und der Tod griff um sich. Als Nana vom Siegeszug des Todes Kunde bekam, beschloss sie einzugreifen. Sie befahl den Jäger zu sich und sprach: »Nimm den Stein, der in deiner Hand zum Stein des Todes wurde, lass ihn lebendig werden in deiner Hand und vernimm seine hoffnungsvolle als auch mahnende Botschaft, die da heißt: Leben ist verwundbar, achte und schütze es. Lass' es in dir erwachen und seine Kraft entfalten. Diese Botschaft trage von Hütte zu Hütte, sodass die Menschen Vertrauen ins Leben entwickeln.«

16.2.1 Erster Schritt: Stille Imagination

Nach einer kurzen Entspannungsphase wird als Motiv der Weg angeboten. Ein Weg, der sich vor dem inneren Auge auftut. Was ist das für ein Weg, was bestimmt seine Umgebung und was gibt es an Begegnungen unterwegs? Gibt es einen Stein, vielleicht am Wegesrand, der Interesse weckt? Den man gerne in die Hand nimmt, um zu spüren, wie er sich anfühlt, glatt, schwer, leicht, und sich die Frage stellt: Welche Laune des Lebens hat ihn geformt, ihm Gestalt, Farbe gegeben? Er lässt sich befragen, was er als Botschaft in sich trägt. Gilt er doch als HüterIn und BewahrerIn wichtiger Botschaften, die in der Hand lebendig werden können. Er hat eine leise Sprache, deshalb ist es gut, ihm unsere Stimme zu leihen, um die Botschaft vernehmbar, hör- und erfahrbar zu machen.

Nach einer geraumen Zeit der Stille werden die Imaginierenden angeregt zurückzukehren, sich zu recken und zu strecken, tief durchzuatmen und auf die Botschaft ihres Steines in ihrer Hand zu achten.

16.2.2 Zweiter Schritt: Der sprechende Stein und seine Weitergabe im Ritual

Das Ritual wird in der Gruppe vollzogen, die im Kreis sitzt. Zum Vollzug des Rituals erhebt sich eine TeilnehmerIn und bittet die links neben ihr Sitzende ihre Hand zu öffnen und zu einer Schale zu formen, in die der sprechende Stein gelegt wird, nachdem seine Botschaft zuvor laut mitgeteilt wurde. Nach einem Moment des Innehaltens erfolgt die Verabschiedung mit einer Geste der Achtsamkeit. Während die eigene »Stein-Botschaft« nach links zur nächsten TeilnehmerIn weitergereicht wird, bleibt die empfangene Botschaft zur Ermutigung des Lebensweges in der Schalen-Hand ruhen. So sind alle im Kreis im Prozess des Empfangens und Weiterreichens, im Prozess des Lebens eingebunden. Zusätzlich lässt sich in der Geste des Berührens und Berührtwerdens (der Hände als Schale) erspüren, was auf die eigene Befindlichkeit heilend, kräftigend und beruhigend wirkt.

Über die Steine, in denen die Lebendigkeit des Lebens ruht und sich hat wecken lassen, findet ein abschließender Austausch statt, der die Zusammengehörigkeit der empfangenen Botschaften reflektiert.

Der »sprechende Stein« als Ritual zeigt, dass Rituale eine eigene Kraft in sich tragen. Sie schaffen einen heilenden Raum, in den man eintauchen kann und wo man Hilfe für schwierige Lebensabschnitte erhält.

17 Woher nehmen Sie Ihre Kraft? Spiritualität im Alltag

Petra Moser

Eine Krebserkrankung diagnostiziert zu bekommen, geht oft mit Erschütterungen vielfältiger Art einher. Die Zeit der Planung und Durchführung der Behandlung einschließlich der langjährigen Nachsorge ist meist von weiteren Erschütterungen durchzogen. Das Grundvertrauen in den eigenen Körper geht oft schon mit der Diagnosestellung verloren: Dass sich ein Krebs im vermeintlich gesunden Körper still und heimlich ausgebreitet haben soll, ist mit unserer Selbstwahrnehmung nicht in Einklang zu bringen. Sind zuvor zum Beispiel Schmerzen aufgetreten, fragt man sich, warum es gerade eine bösartige Erkrankung sein muss, die sich dahinter verborgen hat. Diese Irritation geht tief durch uns hindurch und betrifft auch ganz grundsätzlich das Vertrauen in das Leben als solches. Fühlt es sich nicht gerade so an, als ob man aus dem eigenen Lebensfluss heraus plötzlich in einem unbekannten und gefährlichen Flussabschnitt gelandet wäre, der alles von uns fordert, um darin nicht umzukommen? Und wir hoffen, dass wir selbst bei schwindenden Kräften und reduzierten Ausdrucksmöglichkeiten jemanden bei uns haben, ein beantwortendes Du, das uns weiter im Leben verankert. Wenn eine geistige Anbindung besteht, so hoffen wir, auch noch im »Entschwinden« aus der äußeren Lebensrealität auf eine Beantwortung durch Gott selbst, hoffen auf ein Gehalten- und Aufgefangenwerden selbst noch im scheinbar endlosen Fallen.

Wurde jedoch die Erkrankung zunächst überlebt und sind die Menschen in ihren Lebensalltag zurückgekehrt, stellt sich oft die Frage: Was ist mir heute wesentlich? Die Anpassung an den Alltag fällt vielen Betroffenen schwer. In der Therapie ist es daher oft hilfreich, dass Raum und Zeit für Fragen zur Verfügung stehen: Was könnte dem eigenen Überleben einen Ausdruck verleihen, was lässt mich heute stimmig mit mir selbst sein, wer oder was gibt mir wirklich die Kraft zum »Leben nach dem Überleben«?

17.1 Geistig-spirituelle Beziehungsnetze

Bekanntermaßen trägt ein hoher Grad an Verankerung im sozialen Beziehungsnetz ganz wesentlich zu einer guten Krankheitsbewältigung bei, oder aber dazu, den Weg des Sterbens in Würde gehen zu können. Doch wie sieht es mit dem geistig-spirituellen Beziehungsnetz aus? Willigis Jäger sagt: »Ich bin nicht Materie, die eine spirituelle Erfahrung macht. Ich bin ein spirituelles Wesen, das diese menschliche Erfahrung macht« (Jäger 1999, S. 53). Das ermöglicht eine Haltung, die über die durch die Krankheit subjektiv erlebte psycho-physische Daseins-Schwere hinausweist, die Anfang und Ende der irdischen menschlichen Existenz in den zeitlich unbegrenzten Raum des spirituellen Seins stellt. Diese Vorstellung ermöglicht eine neue Art des Zugangs zu uns selbst und schließlich die Einwilligung in das irdische Schicksal: Nicht ich, sondern das göttliche Prinzip von Werden und Vergehen entscheidet darüber, wann meine Lebenszeit abgelaufen sein wird.

Veronica Gradl schreibt: »›Geistiges Leben‹ heißt: ›aktiv in Beziehung sein‹, und zwar nach allen Richtungen, *auch zur Geist-Wirklichkeit*, [...] zu *allem* Wirklichen, zur Welt in allen ihren Aspekten, auch den ›abstrakten‹: zur Zeit, zum Werden, zum Tod, zum Sinn, zur Wahrheit, zum inneren Anruf, zum Sein. Das ist ›Liebe‹ in ihrer absoluten Form. Wenn es bei JOHANNES heißt: ›GOTT IST DIE LIEBE‹, sagt er damit: ›Die Mitte des Seins ist absolute Beziehung‹ – umfassende, bleibende, bejahende, wirklichkeitsgerechte, förderliche personale Beziehung. Das ist über alle Vorstellung hinaus unanschaulich, unbegreiflich, unaussprechlich. Es ist ›Brunnen der Kraft‹ – unerschöpfliche, uneingeschränkte, frei fließende schöpferische Dynamik.[...] Uns dorthin zu bringen, ist Sinn und Anliegen ›der Religion‹: Sie möchte *die Ehrfurcht* so zum Brennen bringen, dass sie unser persönliches Leben bis in die dunkelsten Alltagswinkel hinein durchstrahlen und umformen kann« (Gradl 2007, S. 100 f, Hervorhebungen im Original). In jedem Moment unseres Daseins ist es uns zugesagt: » Fürchte dich nicht, [...]. Ich habe dich bei deinem Namen gerufen, [...]« (Jesaja 43,1; S. 674). In unserem Bemühen, diese Anrufung ernst zu nehmen, sie zu beantworten und gleichzeitig uns selbst beantworten zu lassen, wird die innere Anbindung zur stillen, tiefen Quelle der Kraft. Dann ist auch alles Trennende aufgehoben, mündet alles, jede Alltagsbewegung in ein großes Ganzes.

Sich diesem göttlichen DU zuzumuten, zum Beispiel mit dem Gefühl der Ohnmacht, der Einsamkeit, der Angst und Verzweiflung, kann zu der Erfahrung führen, dass letztendlich auch noch im Fallen, im Sterben, im Nicht-mehr-Können »etwas« trägt, was wir nicht »machen« können, und wir es daher als Gnade erfahren, wenn es an uns geschieht. Die »Heilung der Wirklichkeit«, wie schwer oder leicht sie sich auch immer anfühlen mag, ist daher wie ein Tor zur Erfahrung der Leib-Seele-Geist-Einheit des Menschen, heute im *Hier* und *Jetzt*. Und wie kann das konkret erfahrbar werden?

17.2 Atmung als Mittel zur unmittelbaren Selbstwahrnehmung

Die *Atmung* dient in vielen Meditationsanleitungen als Mittel zur unmittelbaren Selbstwahrnehmung. Nicht nur beim Sitzen in der Meditation, sondern auch im ganz alltäglichen Tun, wie etwa im Krankenbett: Die Erinnerung an das lateinische Wort »inspirare« für Einatmen, was meint, den Geist (lat.: spiritus) eingehaucht zu bekommen, die mit »Geist« angefüllte Luft, führt uns ganz zentral zur Wahrnehmung unserer leiblich-seelischen Existenz, wobei sich ein aktiver Teil der Inspiration mit dem passiven Teil des Empfangens des Geistes vermischt und im inneren Austausch immer weiter in den Körper und somit auch in die Leib-Seele-Geist-Einheit gelangt. Schon wenige bewusste Atemzüge erlauben ein immer tieferes Ankommen im Leib und bei uns selbst, wir nehmen zunehmend bewusster wahr, »was ist«: Im Ausatmen kann alles Störende, Belastende und Beschwerende imaginativ »hinausgeschickt« werden, dem Göttlichen hingetragen, ins »Du« gebracht werden, was uns zu groß, zu schwer, unfassbar und aussichtslos erscheint, sodass sich in unserem Inneren der Raum weiten kann. Die Zeit vor dem neuen Einatmen bewusst wahrzunehmen, die Stille zwischen der Atemaktivität, die Weite dieses Raumes, ist in der Meditation eine wesentliche Stelle der Aufmerksamkeitsschulung. So können in diesen neuen Raum nach dem Ausatmen mit jedem neuen Atemzug zunehmend Gelassenheit und Ruhe Einzug halten. Im ständigen Wechsel von Ein- und Ausatmung, was zunehmend von einem aktiven in ein passives Atmen überwechselt, kann die Erfahrung gemacht werden, dass »es« mich atmet. Die rein vom Ich gesteuerte Aktivität wird zur passiven Aktion, die »von ganz alleine« die atmende Person an die Umgebung anschließt, ohne dass sie die Aufmerksamkeit auf die Umgebung fixiert. Über die »Öffnung aller Poren« kann diese ganz leise Verbindung zum Raum gespürt und intensiviert werden. In der Vorstellung dann diesen begrenzten realen Raum zu überwinden, indem man über ihn hinaus sich in den weiten Raum zum unbegreiflichen göttlichen »Du« hin dialogisch ausrichtet, schafft eine neue Dimension des eigenen Selbsterlebens bei einem gleichzeitig intensiven Gefühl von wacher Gegenwärtigkeit. Die Erfahrung, dass das Nichts, die Leere, die Stille im unendlichen Raum, nicht »nichts«, leer oder nur still ist, ist das eigentliche Wunder. Unzählige Berichte von Meditierenden schreiben von der Erfahrung des Göttlichen in der Wahrnehmung dieser Dimension der Leere und von der Erkenntnis, dass sich das Göttliche in allem zeigt, auch im Zustand der direkten Bedrohung durch den Tod, das Dunkle selbst.

Was kann das nun ganz konkret für Krebskranke bedeuten, die diese Erfahrungen vielleicht auch vor der Erkrankung nie erfahren haben oder sich bisher über religiöse Fragestellungen keine speziellen Gedanken gemacht haben? Es braucht unsere Sehnsucht, unseren Willen und Mut, nach dieser wesentlichen, tragenden Kraft in uns zu suchen, uns zu wagen, in die Leere, in die Stille hinein nach dem »Du« zu rufen, vielleicht mit pochendem Herzen, aus Angst, wir könnten keine Antwort erhalten. Es ist uns zugesagt, dass wir getragen sind, dass wir beantwortet werden, dass wir nicht namenlos im Nichts vergehen, sondern »bei unserem Namen« gerufen sind, ganz individuell, und in der Liebe gehalten bleiben. Die Ur-Christen haben das Herzensgebet praktiziert, das Wachsen in der Liebe zu diesem »Du«, und dabei gleichzeitig immer mehr zu erfahren, selbst geliebt zu sein, was die Menschen befähigen kann, im Respekt vor der individuellen Andersartigkeit und den Schwächen des anderen sich wirklich zu begegnen.

17.3   Anleitung zu einer »alltagstauglichen« Übung

Zum Schluss eine Anleitung zu einer »alltagstauglichen« Übung, durch die wir aus dieser tiefsten Quelle der Kraft gespeist werden können.

- Nehmen Sie sich einen Augenblick lang Zeit für sich.
- Richten Sie sich an Ihrem Ort so ein, dass Sie sich im Moment sicher fühlen können.
- Lenken Sie nun Ihre Aufmerksamkeit auf Ihre Atmung, Sie können dabei die Augen schließen.
- Nehmen Sie ganz bewusst das nächste Ausatmen wahr, den »Umschlagpunkt«, die Zeit der Ruhe, bevor Sie den nächsten Atemzug nehmen.
- Nehmen Sie nun die »Inspiration« wahr, den »eingehauchten Geist« mit der Atemluft, das empfangende Einatmen.
- Nach der Einatmung gibt es wieder diesen »Umschlagpunkt«: Was will ich mit dem nächsten Ausatmen mit »hinausschicken«, dem »Du«, dem Göttlichen, der »großen Mitte« hinlegen?
- Nehmen Sie weiter in der Aufmerksamkeit für das eigene Atmen wahr, wie Sie tiefer und tiefer eintauchen in das, was jetzt im Augenblick da ist.
- Richten Sie dann Ihre Aufmerksamkeit über den Raum hinaus auf das, wohin »es« Sie trägt und wagen Sie es, in Ihren eigenen Worten, die aus Ihnen aufsteigen, es an dieses andere »Du«, dieses bildlose Gegenüber, zu richten. Wenn Sie bemerken, dass Sie durch andere Gedanken dabei gestört werden, kehren Sie immer wieder mit Ihrer Aufmerksamkeit zurück zum Körper.
- Versuchen Sie dann, alle Poren weit zu stellen, den Raum hinter dem Raum, die Stille hinter der Stille wahrzunehmen.
- Wagen Sie den Dialog in aller Unbeholfenheit und Schlichtheit, wie er aus Ihnen heraus entsteht, Ihren Herzensbewegungen folgend. Beobachten Sie dann, was in Ihrem Körper nun da ist, wo Sie Ihr eigenes Wesentliches im Körper wahrnehmen können, wo Sie sich berührt, belebt und strömend warm fühlen. Bleiben Sie für einen Augenblick damit in Kontakt.
- Kommen Sie dann langsam mit ihrer Aufmerksamkeit zurück in den Raum, in dem Sie Ihre Übung begonnen haben. Machen Sie die Augen wieder ganz auf, strecken Sie sich und atmen Sie tief durch.

Diese Anleitung ist nur *eine* Möglichkeit, sich dem inneren Prozess des zur eigenen Mitte Kommens zu nähern und diese Erfahrung einer inneren neuen, sich stets vertiefenden, liebenden Beziehungsqualität mit dem Göttlichen und uns selbst als unerschöpfliche Quelle der Kraft zu erleben.

Literatur

Gradl V (2007) Vom Weg und vom Ziel. Was spirituelle Sehnsucht im Sinn hat. Innsbruck: Eigenverlag.

Jäger W (1999) Geh den inneren Weg. Texte der Achtsamkeit und Kontemplation. Freiburg: Herder. Jesaja in Gute Nachricht Bibel (2000) Stuttgart: Deutsche Bibelgesellschaft.

Reschika R (2007) Praxis christlicher Mystik. Einübungen – von den Wüstenvätern bis zur Gegenwart. Freiburg: Herder spektrum.

18   Wenn das Buffet abgeräumt wird ... – Hoffnung vermittelnde Metaphern

Daniela Tausch

In meiner therapeutischen Arbeit erlebe ich immer wieder, wie Bilder uns einen seelischen Prozess oder eine Haltung verdeutlichen können. Sie berühren in uns eine andere Ebene als die Worte der Sprache. Manchmal vermitteln sie inneren Frieden, Ruhe, manchmal ermutigen sie uns oder den anderen.

Ich hoffe, dass der folgende Artikel Sie anregt, Ihre eigenen Bilder zu suchen und zu finden. Meist sind diese in der Atmosphäre einer Therapiesitzung oder im inneren Dialog mit mir entstanden. Es sind also Bilder, die meinem Herzen entsprechen und vielleicht hat Ihr Herz eine ganz andere eigene Sprache.

18.1   Bilder für die Auseinandersetzung mit dem Sterben

Meist verdrängen wir den Tod. Wir leben in dem kindlichen Glauben und der Hoffnung: »Wenn ich nicht daran denke, dann trifft es mich auch nicht.« Mich erinnert diese Haltung an folgenden früheren Brauch: Bei Hochzeiten war es üblich, den Brautstrauß in die Luft zu werfen, und es galt der Glaube, dass diejenige als Nächste heiraten wird, die ihn auffängt. Genauso haben wir oftmals unbewusst die Angst: »Wenn ich anfange mich tiefer damit auseinanderzusetzen, dann holt der Tod mich oder einen Angehörigen als Nächsten.«

Die Angst vor dem Sterben ist verständlich und berechtigt. Wir fühlen uns ohnmächtig und hilflos. Lernen wir, uns allmählich dem Gedanken an unsere Endlichkeit anzunähern, uns mit ihm »anzufreunden« solange wir gesund sind, ist es oftmals leichter, als wenn wir dem Sterben schon sehr nahe sind. Ich vergleiche dies gerne mit dem Schwimmen lernen. Es ist leichter, wenn wir es lernen und Grund unter den Füßen haben, das Wasser nicht tief ist und wir zur Sicherheit noch Schwimmflügel anhaben. Das gibt uns Vertrauen und die Sicherheit, uns ins Wasser zu wagen und schwimmen zu lernen, damit wir dies auch im tiefen Wasser können.

Der Gedanke an unsere Endlichkeit ermutigt uns zu einem Leben im Hier und Jetzt. Angesichts der Endlichkeit lernen wir, die Dinge nicht immer wieder auf »später« zu verschieben. Wir leben ja so häufig in diesem »wenn, ... dann«. »Wenn das Wochenende ist, dann ...« - »Wenn Ferien sind, dann ...« - »Wenn ich mal pensioniert bin, dann ... « usw. Damit verpassen wir aber immer wieder die

Kostbarkeit des Augenblicks und letztendlich wissen wir nicht, ob wir dieses »Dann« überhaupt erleben werden. Hier vergleiche ich das Leben mit einem großen Buffet: Sie essen von diesem Buffet einige Speisen, weil Sie wissen: die sind gesund; die schmecken mir; die vertrage ich; Und natürlich ganz wichtig: Alle anderen essen diese auch. Wenn das Buffet abgeräumt werden soll, werden Sie wahrscheinlich erschrecken und denken: »Nein, das ist doch noch viel zu früh, das geht noch nicht! Ich will doch noch diese grüne Speise, die rote oder jenes noch probieren.« Wenn Sie jedoch vieles von diesem Buffet probiert haben, sich sicherlich auch manchmal den Magen verdorben haben, aber auch köstlichste Speisen auf der Zunge geschmeckt haben, werden Sie vielleicht eher sagen: »Ja, es ist okay. Ich bin bereit, dass dieses Lebensbuffet endet, ich habe vieles, was mir wichtig war, probiert. Ich würde gerne noch weiterleben, aber es ist in Ordnung.« Und ich meine damit nicht, dass es darum geht, möglichst *viel* zu probieren, sondern sich vielmehr immer wieder zu fragen: »Was will ich noch im Leben? Was ist mir wirklich wichtig? Was wage ich nicht, zu leben, aus Angst und Unsicherheit? Was würde ich am Ende meines Lebens bereuen, nicht getan oder gelebt zu haben?«

Die Auseinandersetzung mit dem Tod verändert unsere Lebensangst. Viele unserer Ängste im Leben beruhen auf der Angst vor dem Tod. Ich hatte als Kind und Jugendliche sehr viel Angst: Angst vor der Dunkelheit, Angst, keinen Beruf zu bekommen, keine Wohnung zu haben, also existentielle Ängste. Dadurch, dass ich mich dann im Zusammenhang mit dem Sterben meiner Mutter mit dem Tod auseinandersetzen musste, haben sich diese Ängste deutlich vermindert. In mir wuchs der Satz: »Was kann mir schon passieren. Ich kann sterben und das überlebe ich auch.« Dies ist zwar kein Bild, aber manchmal sind es auch Sätze, die uns durch innere Prozesse zuwachsen und tragende Kraft entwickeln.

18.2 Bilder für die Begleitung

Hospize waren ursprünglich Herbergen auf der Passhöhe, die im Mittelalter von Nonnen und Mönchen geleitet wurden, um den Pilgern ins Heilige Land eine letzte Herberge zu geben. Dieses Bild möchte ich nicht nur für das gemauerte Haus aufgreifen, sondern für unser Dasein in der Begleitung. Wenn wir unser Herz für die Nöte und Ängste, für die abgrundtiefe Verzweiflung und Einsamkeit des sterbenden Menschen oder der Angehörigen öffnen, wenn wir diesen Gefühlen gleichsam Herberge in unserem Herzen geben. Wenn der andere eben nicht hoffen oder tapfer sein muss, sind wir durch unser Zuhören, Mitempfinden und Da-sein Herberge für ihn. Er fühlt sich gehalten, kann loslassen und zulassen. Dadurch kann die Kraft in ihm wachsen, seinen Weg weiter zu gehen.

In der Zeit der Erkrankung, aber auch in der Zeit der Trauer werden die unterschiedlichsten Gefühle aufgewühlt und purzeln oftmals wild durcheinander. Es ist eine Achterbahn der Gefühle von Wut, Trauer, Verzweiflung, Annahme, Nicht-mehr-Können, Angst ... Diese Heftigkeit der Gefühle sind wir nicht gewohnt. In Zeiten großer Trauer hat mir geholfen, mir jedes dieser Gefühle wie einen Strudel im Fluss vorzustellen. Wenn ich mich gegen den Strudel wehre, kann ich ihn manchmal überwinden, aber manchmal wird er immer stärker, bis ich mich ihm ergebe. Genauso, wie ich, wenn ich mich in einem Fluss, einem Strudel anvertraue, nach unten gezogen werde und mich dann vom Grund abstoßen kann, um ans Ufer zu schwimmen, genauso kann ich mich meinem Gefühlsstrudel überlassen, um dann am Boden anzukommen und an das Ufer anderer, sicherer Gefühle zu kommen. Hier ist es sicherlich wichtig, achtsam zu unterscheiden, steigere ich mich in mein Gefühl der Verlassenheit, um nichts ändern zu müssen oder lasse ich das Gefühl zu, mit der Erfahrung, es wandelt sich dann auch. In mir ist dadurch das Gefühl gewachsen: »Ich möchte mich meiner Seele anvertrauen, denn sie weiß den Weg.« Trauern, dieses Wechselbad der Gefühle ist dann ein Weg der Heilung.

Für die Begleitung habe ich oft folgendes Bild: Ich begleite den anderen, indem ich durch mein Zuhören, mein Präsentsein, mein Mitempfinden, Teilnehmen und Fragen ihm wie mit einer Taschenlampe in der Dunkelheit Licht spende, damit er seinen ganz *eigenen* Weg finden kann. Ich stehe hinter ihm, leuchte manche unbekannte Ecke aus, und so kann er angstfreier seinen Weg erkennen.

Ein anderes Bild kam mir in der Begleitung von Karin. Ich besuchte sie, nachdem wir uns lange nicht gesehen hatten und sie fragte mich sehr direkt nach einem Ritual für den Übergang. Zunächst wusste ich nichts, war verunsichert, da mir diese Frage noch nie so direkt gestellt wurde, und dann kam mir folgendes Bild: »Dein Körper weiß, wie er den Weg des Sterbens gehen kann, so wie er wusste, wie du auf die Welt geboren wurdest. Du musst gar nichts tun. Überlass dich dem Prozess deines Körpers. Vielleicht hilft dir das Bild, dass unter deinem Bett eine große Hand ist, vielleicht Gottes Hand und du kannst dich dieser Hand überlassen.«

Häufig sterben Menschen gerade in dem Moment, in dem Angehörige oder Freunde das Zimmer verlassen. Oft bleibt dann der innere Vorwurf, der sehr belastet: »Ich war unsensibel, Ich hätte doch spüren müssen, dass sie gleich stirbt, warum bin ich nur raus gegangen? Ich habe sie nun doch allein gelassen.« Der Tod wird oft mit dem Schlaf verglichen, der Schlaf als der kleine Bruder des Todes. Als Kind war es für mich das Schönste, einschlafen zu dürfen und die Tür war auf, ich konnte die Stimmen und das Leben der anderen hören, fühlte mich dadurch geborgen und dazugehörig und konnte mich leicht dem Schlaf überlassen. Ich stelle es mir auch für das Sterben so vor: Es ist vielleicht leichter zu gehen, wenn ich alleine bin, als wenn jemand an meinem Bett sitzt und immer wieder die Hand hält oder mit mir redet. Ich bin dann mehr an das Irdische gebunden, und das Gehen schmerzt dann vielleicht mehr.

18.3   Bilder für das, was nach dem Tod kommt

Welche Bilder tragen wir in uns für das, was nach dem Tod kommt? Sind dies Bilder der Angst oder geben sie uns inneren Frieden und Gelassenheit. Nach meiner Erfahrung ist es nicht wichtig, ob diese Bilder aus den Religionen entspringen oder aus anderen Tiefen. Wichtig ist, ob sie uns tragen und Sicherheit geben? Vielleicht regen Sie diese Fragen an, mit Freunden, Kollegen oder auch Klienten darüber zu sprechen, welche Bilder sie haben. Durch einen lebendigen Austausch hierüber können vielleicht unsere Bilder reicher und uns bewusster werden. Sehr beeindruckt hat mich eine junge Frau, die ich in ihrem Sterben begleitete. Sie sagte: »Ich werde einatmen und dann wieder aus. Und dann ist Nichts. Und das ist gut.« Das Nichts hat sie getragen. So wie es Hilde Domin ausdrückt: »Ich setzte den Fuß in die Luft, und sie trug.«

Literatur

Domin H (2008) Gesammelte Gedichte. Frankfurt a.M.: Fischer.
Bickel L, Tausch D (2011) Jeder Tag ist kostbar. Bielefeld: Kamphausen.
Bickel L, Tausch D (2010) Sterbenden nahe sein. Bielefeld: Kamphausen.
Bickel L, Tausch D (2015) Wenn Kinder nach dem Sterben fragen. Freiburg: Herder.

19 Erkrankung, Sinnfragen und Spiritualität

Brigitte Dorst

Es ist ein Phänomen, dass derjenige, der Sinn in seinem Tun und in seinem Leben sieht, unendlich vieles bewältigen, aushalten und ertragen kann;
wer aber keinen sieht, nichts. Während Sinn unbegrenzte Kräfte freisetzt, macht Sinnlosigkeit kraftlos, ausgebrannt, krank.
(Wilhelm Schmid 2005)

19.1 Gesundheit und Spiritualität

Krankheit und Gesundheit betreffen alle Seinsebenen. Zwar tun sich die Gesundheitswissenschaften zum Teil noch schwer damit, Spiritualität und Gesundheit in einen auch forschungsrelevanten Zusammenhang zu bringen, aber die Grenzen zwischen Gesundheits-, Wellness- und Therapieangeboten, zwischen ressourcenorientierten Ansätzen, alternativen Heilweisen und traditionellen westlichen medizinischen Behandlungskonzepten sind fließend geworden.

Bereits 1995 wurde in einem Positionspapier der Weltgesundheitsorganisation (WHO) die Lebensqualität als multidimensional und mindestens vier Kategorien umfassend beschrieben: physisch, psychisch, sozial und spirituell. Die spirituelle Dimension in einem zeitgemäßen Paradigma von Gesundheit wird auch von Steinmann in der Studie »Spiritualität – die vierte Dimension der Gesundheit« (Steinmann 2008) herausgearbeitet.

Vor allem die amerikanische Fachliteratur bietet mittlerweile eine umfangreiche Forschung zur gesundheitlichen Bedeutung von Spiritualität. Gesundheitliche Auswirkungen von spiritueller Praxis und Lebensorientierung sind empirisch belegbar, z. B. Stressreduktion, Verringerung von Herz-Kreislauf-Erkrankungen, gestärkte Immunabwehr, Reduktion von Infarktrisiken, geringerer Medikamentenbedarf, seltenere Krankenhausaufenthalte, Depressionsminderung sowie Verlängerung der Lebensdauer (Bucher 2007). Auch zum Zusammenhang von Spiritualität und dem Verlauf von Krebserkrankungen gibt es Untersuchungen (Stefanek et al. 2004). In einer aktuellen amerikanischen Studie, in der krebskranke PatientInnen in einem fortgeschrittenen Krankheitsstadium befragt wurden, klagten 72 % über völlig fehlende bzw. nur minimale Unterstützung und Beachtung ihrer spirituellen Bedürfnisse durch das Klinikpersonal (Balboni et al. 2007). Für viele Menschen sind Spiritualität und Religiosität jedoch wichtige Ressourcen, besonders aber im Kontext von Krankheitsbewältigung, Alter und Sterbebegleitung.

19.2 Erkrankung als Lebenskrise und die Frage nach dem Sinn

Eine Krebserkrankung bringt viele Betroffene dazu, ihr Leben auf den Prüfstand zu stellen. Die Krankheit setzt Grenzen in der Planbarkeit des eigenen Lebens, verändert Prioritäten. Sie kann als besonderer Anruf des Lebens verstanden werden, Wichtiges und Unwichtiges anders zu bewerten und kritisch nach dem Sinn der eigenen Lebensweise zu fragen.

Der Mensch ist dasjenige Wesen, das für sein Leben Sinn braucht und sucht. »Wie der Körper der Nahrung bedarf, und zwar nicht irgendwelcher, sondern nur der ihm zusagenden, so benötigt die Psyche den Sinn ihres Seins« (Jung 1971 ff., GW 13, § 476).

Das Sinnbedürfnis basiert nach Baumeister auf vier grundlegenden Aspekten, die immer wieder des Ausbalancierens und der Neuinterpretation bedürfen, um dem Leben Sinn und Richtung zu geben. Diese vier Aspekte sind (Baumeister 1991):

1. Das Leben ist sinnvoll, wenn es darin Ziele gibt.
2. Das Leben hat Sinn, wenn es an Wertvorstellungen orientiert ist und davon bestimmt wird.
3. Das Leben macht Sinn, wenn Menschen das Gefühl der Kontrolle und Selbstwirksamkeit haben.
4. Das Leben ist sinnvoll, wenn Menschen das Gefühl haben, selbst wertvoll und wichtig zu sein.

Tiefe existentielle Lebens- und Sinnkrisen erleben auch Menschen in einer Gesellschaft, die sich krampfhaft bemüht, eine Spaß- und Erlebnisgesellschaft zu sein und im Umgang mit schicksalhaften, plötzlichen Lebensveränderungen oft so hilflos ist.

Die Sinnfrage bricht besonders auf in den Übergangssituationen, Krisen und Bruchstellen des Lebens, bei plötzlichen Verlusten eines geliebten Menschen oder der Diagnose von lebensbedrohlichen Krankheiten wie einer Krebserkrankung. Diese Krisen gehen einher mit Gefühlen des existentiellen Ausgeliefertseins, der Ohnmacht und Bedrohung. Schwere Lebenskrisen und die Unfähigkeit, sie mit den eigenen Mitteln bewältigen zu können, sind häufig der Anlass, weshalb Menschen therapeutische Hilfe und Begleitung suchen.

Der Zustand der Krise ist gekennzeichnet durch den Verlust der Homöostase, durch ein Ungleichgewicht zwischen den Fähigkeiten und Kräften zur Problemlösung und einer vorhandenen Situation. Krisen sind Situationen der Zuspitzung, in denen Menschen oft von Panik und Angst ergriffen werden, keinen Ausweg mehr sehen und ihre bisherigen Lebensmuster zur Bewältigung der Situation nicht mehr ausreichen.

Krisen bedeuten immer: Gefahr, Entscheidung, Umschlagpunkt, Wende und Chance. Dabei ist nicht die objektive Schwere eines Problems oder einer Erkrankung entscheidend, sondern das subjektive Erleben. Was den einen Menschen in eine tiefe Krise stürzt, kann ein anderer mit seinen Bewältigungsmöglichkeiten noch verarbeiten. Vulnerabilität, die seelische Verwundbarkeit eines Menschen durch bestimmte Lebensereignisse, und seine Resilienz, die seelische Widerstandskraft, sind entscheidend für den Verlauf und die Bewältigung von Krisen.

19.3   Sinnfragen und Spiritualität heute

Wir leben, so scheint es, insgesamt in einer besonderen Umbruchs- und Krisenzeit. »Immer mehr Menschen fragen [...] heute nach dem Sinn ihres Daseins, und die traditionellen Religionen können ihnen darauf kaum mehr glaubwürdige Antworten geben. [...] Der Glaube ›an Gott‹ weicht heute nun der Sehnsucht nach einer spirituellen Erfahrung dieser ›letzten Wirklichkeit‹« (Jäger 2007, S. 80).

Religionen haben sich entwickelt, weil der Mensch – als sein Geist sich zu entwickeln begann – die Frage nach dem Sinn der Welt und des Lebens zu stellen begann. Religionen waren daher notwendige Errungenschaften im Prozess der Evolution. Heute aber, so Jäger, »wird es Zeit, dass wir ein neues Verständnis von Gott, Mensch und Welt zulassen [...]« (ebd., S. 48).

Wer aufmerksam die religiösen Suchbewegungen unserer Zeit beobachtet und sich von den Merkwürdigkeiten, die auch zum Spektrum der esoterischen und spirituellen Phänomene gehören, nicht irritieren lässt, der entdeckt einen ungeheuren Hunger heutiger Menschen nach unmittelbaren religiösen Erfahrungen. Unspektakulär und in der Stille sind überall Menschen auf den spirituellen Pfaden unterwegs, üben täglich Zazen, befolgen Meditationsanleitungen des tibetischen Buddhismus, praktizieren Yoga, christliche Kontemplation, das Herzensgebet. Für den heutigen spirituellen Menschen ist inneres Wachstum das wichtigste Lebensziel.

Neu an diesem spirituellen Aufbruch ist, dass alle mystischen Traditionen zum Kollektiverbe der Menschheit heute werden, dass sich die Menschen, unabhängig von Rasse, Geschlecht, religiöser Sozialisation und kultureller Herkunft zu unterschiedlichen spirituellen Wegen hingezogen fühlen und gleichzeitig religio, die Rückbindung an etwas Höheres und Umfassenderes, als Essenz aller religiösen Traditionen achten und wertschätzen. Spiritualität ist nicht an Religionssysteme und Konfessionen gebunden: »Wir besitzen als Menschen in der Tiefe die gleiche Basis, auf der wir den Urgrund des Seins erfahren können, gleich welcher Kultur oder Religion wir angehören«, so Jäger (2007, S. 121). Neue, west-östliche Synthesen und Verbindungen entstehen überall im Bereich der Spiritualität.

Der parallel zur spirituellen Aufbruchsbewegung erstarkende Fundamentalismus ist zu verstehen als ein Ausdruck von Angst vor und Widerstand gegen Veränderungen und Transformation; Fundamentalisten verstehen sich als Hüter von Wahrheiten, die nicht hinterfragt werden dürfen.

Sichtbare Anzeichen für ein solches universales transkonfessionelles Verständnis von Spiritualität sind meines Erachtens erkennbar

- in einem wachsenden ökologischen Bewusstsein,
- in einer klareren Erkenntnis der wechselseitigen Abhängigkeit aller Systeme und Lebensformen,
- in einer zunehmenden Sensibilität gegenüber Umweltzerstörung,
- in den weltweiten Wellen von Mitgefühl und Hilfsbereitschaft, wenn Gebiete dieser Erde von Katastrophen betroffen sind,
- in dem zunehmenden Gespür und der wachsenden Einsicht in die mystischen Gemeinsamkeiten aller Religionen,
- in der dialogbereiten Toleranz, alle spirituellen Traditionen als gemeinsames Erbe aller Menschen zu betrachten,
- in der Entwicklung der Psychologie hin zu einer Transpersonalen Psychologie.

Grundzüge eines Paradigmenwechsels zeichnen sich ab, ausgelöst durch das veränderte Weltbild und die Erkenntnisse der Physik: Nichts existiert gesondert und für sich allein, Leben ist immer Beziehung und Verbundenheit, Ko-Evolution. Mit allem, was lebt, stehen wir in kosmischer Verbindung, sind wir consortes: Schicksalsgefährtinnen und -gefährten. Und wir selbst sind Offenbarungen der einen, geheimnisvollen Kraft: Atman ist Brahman, so lehrt es der Hinduismus. Wir sind göttliches Leben, das sich inkarniert.

Das Wort Spiritualität ist ein Begriff mit vielen Sinngehalten. Für Raimon Pannikar ist das Wort Spiritualität »eine sanfte Reaktion gegen die Verkalkung der Religionen« (Pannikar 2007, S. 8). Spiritualität verweist in seinem Wortstamm »spiritus« zunächst einfach auf Geist. Spirituell sein heißt, erfüllt zu sein von dem einen Geist, der Lebensenergie, der Kraft des Universums, als Mysterium des Seins. Spiritualität entzieht uns daher nicht der Welt in einer falsch verstandenen Innerlichkeit, sondern bringt uns mit allem in bewussteren Kontakt und in Beziehung.

Spirituelle Übungswege sind Wege, die lebenslang beschritten werden und den Menschen dabei nach innen führen, in andere Bewusstseinsräume und zu größerer Selbsterkenntnis. Es geht darum, die Wirklichkeit hinter der Wirklichkeit zu erreichen, Erfahrungen in einem transpersonalen Bewusstseinsraum zu machen, die wir mit Begriffen unserer Alltagssprache und den Konzepten der Ratio gleichwohl nicht fassen können. Die Tür zu solchen Erfahrungen öffnet sich für einige Menschen in Lebenskrisen, die ihre bisherige Weltsicht und ihr Selbstverständnis infrage stellen.

19.4 Sinnfindung und Selbstwerdung in der Analytischen Psychologie

Auch die Analytische Psychologie geht davon aus, dass die Suche nach Sinn, nach religio – Wiederanbindung – ein tiefes A-priori-Bedürfnis des Menschen ist. C. G. Jung sagt: »Religionen stehen nach meiner Ansicht mit allem, was sie sind und aussagen, der menschlichen Seele so nahe, dass am allerwenigsten die Psychologie sie übersehen darf« (Jung 1971 ff., GW 11, § 172).

Auch in der Analyse und der Therapie tauchen religiöse Themen und Sinnfragen auf. Die therapeutische Arbeit berührt den Bereich der existentiellen Grundfragen und verlangt daher von TherapeutIn und PatientIn, sich auf diese Fragen einzulassen. »Es zeichnet [...] die Jung'sche Psychologie vor allen anderen Richtungen aus und charakterisiert ihren besonderen Ort innerhalb der Tiefenpsychologie, dass sie ihren Schwerpunkt dort hat, wo es um die Sinnsuche und die Sinnfrage geht« (Riedel 2005, S. 168).

Wenn es in der Therapie um Heilung, um das Wieder-heil-Werden des ganzen Menschen geht, so muss der Erfahrungsraum der Therapie offen sein für das Numinose, für Sinnsuche und alle spirituellen und religiösen Fragen, die zum Menschsein untrennbar dazugehören. Heil, heilen und heilig kommen nicht zufällig aus derselben Wortwurzel. Psychotherapie und Medizin dürfen den Menschen weder somatisch noch psychisch reduzieren. Sie müssen ihn als Einheit von Körper, Geist und Seele mit dem Verlangen und der Fähigkeit zur Transzendenz akzeptieren und behandeln.

Jung verstand bekanntlich viele seelische Erkrankungen als Ausdruck von Sinn- und Selbstverlust, als »ein Leiden der Seele, die ihren Sinn nicht gefunden hat« (Jung 1971 ff., GW 11, § 340). Die Lebensaufgabe der Individuation, das »Werden, der/die ich bin«, bedeutet für Jung immer auch die Auseinandersetzung mit Sinn und Sinnlosigkeit. Von dieser Auseinandersetzung bleiben bewusst lebende Menschen nicht verschont. Der Individuationsprozess ist ein lebenslanges Bemühen um Bewusstwerdung und seelische Ganzheit. In diesem Sinne ist der Individuationsweg auch eine Quest, eine spirituelle Suchwanderung.

Eine Krebserkrankung ist für viele Menschen ein Memento mori, das sie mit der Verletzlichkeit und Endlichkeit des Lebens konfrontiert, ebenso mit den uralten Menschheitsfragen: Woher kommen wir? Wohin gehen wir? Wer bin ich und wozu bin ich da? Der Raum der Therapie muss offen sein für solche Fragen und für die Art und Weise des Umgehens damit, die die PatientIn für sich wählt.

Menschen mit Krebserkrankungen werfen häufig die Frage auf, ob – und wenn ja: was – sie denn in ihrem bisherigen Leben nicht richtig gemacht haben. Die Kränkung, von der Krankheit Krebs betroffen zu sein, braucht heilsame Zuwendung. Warum-Fragen und ein oberflächliches Psychologisieren (»Krebs – das hat doch mit unterdrückten Gefühlen, Aggressionshemmung, einer lieblosen Kindheit usw. zu tun ... «) sind weit verbreitet. Hier bedürfen die Betroffenen zunächst einfach der Aufklärung.

Krebserkrankungen sind nach unserem heutigen Wissen multifaktoriell. Genetische, physiologische, umweltbedingte und psychische Einflussfaktoren sind von Bedeutung und in ihrer jeweiligen Gewichtung schwer einzuschätzen. Krankheiten sind einfach ein Teil des Lebens, schicksalhafte Faktoren der menschlichen Existenz. Wir können ihnen gleichwohl einen Sinn und eine Bedeutung für das Leben geben, können versuchen, den Umgang mit Krankheiten so zu gestalten, dass auch darin das Leben bejaht werden kann.

Die Chance einer Erkrankung, auch einer Krebserkrankung, liegt für manche Menschen darin, wieder in lebendigen Fühlkontakt mit eigenen zentralen Bedürfnissen zu kommen und nach Lebensveränderungen zu suchen, die der Individuation, dem »Werde der/die du bist«, wieder Raum geben.

19.5 Wiedergewinnung der Kräfte der Heilung

Für mich basiert die therapeutische Arbeit auf einem spirituellen Grundverständnis. Therapeúein bedeutet Wegbegleitung sein, nahe sein, sich in den Dienst stellen, also: sich mit einer anderen Person auf einen Such- und Veränderungsprozess einlassen, bei dem es um Heilung geht. Neben den professionellen therapeutischen Hilfen zur Bewältigung einer Krebserkrankung muss eine echte PsychotherapeutIn eine nahe WegbegleiterIn sein, die die PatientInnen nicht allein lässt und sich selbst auch nicht verweigert. Das Jung'sche Bild dafür ist das Vas hermeticum, das geschlossene Gefäß, in dem beide in diesen Prozess involviert sind und unter Umständen auch durchgeschüttelt und transformiert werden.

Heilung ist immer ein Prozess des Wieder-heil-Werdens des ganzen Menschen. Dabei geht es nicht um ein harmonistisch-idealistisches Bild von Ganzheit, sondern darum, das Gelungene und Misslungene, die lichtvollen und die Schattenseiten anzunehmen, Brüche und Fragmente in das Ganze eines Lebens zu integrieren.

Im Zusammenhang mit diesem spirituellen Verständnis therapeutischer Arbeit kommen mir auch immer wieder archaische, archetypische Bilder: In der Therapie von manchen PatientInnen geht es darum, die abgerissenen und verworrenen Lebensfäden zu ordnen und zusammen mit ihnen zum Gewebe ihres Lebens neu zu verknüpfen. Therapeutische Begleitung ist manchmal auch eine Art Hebammendienst, wenn es für die PatientInnen darum geht, sich selbst ins Leben zu gebären, im Leben wirklich anzukommen, die begonnene Geburt zu vollenden. Und TherapeutInnen können dabei achtsame, begleitende, stützende Hebammen sein.

Psychotherapie zielt auf Selbstwerdung, Selbstverwirklichung und Selbstintegration durch Beseitigung von Störungen und Blockaden und Entfaltung der eigenen Potentiale. Spirituelle Praxis zielt letztlich auf Selbsttranszendenz. Sie kann bei vorhandenen psychischen Problemen eine Psychotherapie nicht ersetzen. Ich erlebe zunehmend häufiger, dass zeitgemäße MeditationslehrerInnen ihre SchülerInnen dann auch in Therapie schicken.

Heilung und psychotherapeutische Behandlung ist jedoch nicht etwas, das ein Mensch für und an einem anderen tut. Es ist eine spezifische Form von Beziehung und Verbundenheit, ein Prozess, der sich innerhalb der Beziehung zwischen einer TherapeutIn und einem Heilung suchenden Menschen entwickelt. Das Geschehen ist für beide, wenn auch auf unterschiedliche Weise, existentiell bedeutsam und nur auf einer Basis von Vertrauen und therapeutischem Eros, als Heilung in der Begegnung möglich. Ich stimme der Kollegin Ursula Wirtz von ganzem Herzen zu, wenn sie schreibt: »Psychologische Theorien und analytisches Handwerkszeug reichen nicht aus, um einen Menschen in diesen Heilungs- und Wandlungs-prozess hineinzubegleiten. Ohne die Liebe, ohne den wirklichen Dialog, der mehr ist als empathisches Verstehen, kann die Seele nicht heil werden. Es braucht die wahre Begegnung in der Therapie, das Sich-Hineinlassen in den anderen und das Abrücken von der Haltung des ›Als-Ob‹« (Wirtz 1989, S. 162).

Die spirituelle Ausrichtung von TherapeutInnen manifestiert sich in Haltung und Ausstrahlung. Ich finde an Grundhaltungen wichtig:

1. Wache Präsenz, Achtsamkeit und Aufmerksamkeit im Hier und Jetzt. Dies wird m. E. am besten geschult durch die eigene Praxis der regelmäßigen Meditation.
2. Die Kunst des Zuhörens als Hören mit dem dritten Ohr, dem Ohr des Herzens.
3. Ein unverbrauchtes, sich immer wieder erneuerndes Mitgefühl, ein wirkliches Anteil-nehmen-Können, ein Interesse, In-Beziehung-Sein. Die Qualität der therapeutischen Beziehung ist bekanntlich der wichtigste Faktor für Therapieerfolg.
4. Das Prinzip Hoffnung und Ermutigung vertreten, ein »Nicht müde werden, sondern dem Wunder leise die Hand hinhalten«, so wie es in einem Gedicht von Hilde Domin heißt (Domin 2002, S. 117). Und das Wunder ist das Leben selbst.

Literatur

Baumeister R (1991) Meanings of Life. New York: Guilford.

Bucher A (2007) Psychologie der Spiritualität. Handbuch. Weinheim: Beltz.

Domin H (2002) Gesammelte Gedichte. 8. Aufl. Frankfurt a.M.: Fischer.

Dorst B (2006) Burnout-Prophylaxe und die Sorge um sich selbst. In: Ditz S, Diegelmann C, Isermann M (Hrsg.) Psychoonkologie – Schwerpunkt Brustkrebs. Ein Handbuch für die ärztliche und psychotherapeutische Praxis. Stuttgart: Kohlhammer. S. 198–206.

Dorst B (2008) Therapeutischer Umgang mit Schicksals- und Sinnfragen. Zum Verhältnis von Psychotherapie und Spiritualität. In: Neuen C, Riedel I, Wiedemann H-G (Hrsg.) Freiheit und Schicksal. Vom therapeutischen Umgang mit Zeit- und Lebensgeschichte. Düsseldorf: Patmos. S. 11–35.

Dorst B (2010) Lebenskrisen. Die Seele stärken durch Bilder, Geschichten und Symbole. Mannheim: Walter.

Dorst B (2013) C. G. Jung: Schriften zu Spiritualität und Transzendenz. Ostfildern: Edition C. G. Jung im Patmos Verlag.

Dorst B (2015a) Resilienz. Seelische Widerstandskräfte stärken. Ostfildern: Patmos

Dorst B (2015b) Therapeutisches Arbeiten mit Symbolen. Wege in die innere Bilderwelt. 2., aktualisierte und erweiterte Aufl. Stuttgart: Kohlhammer.

Fischer KM (Hrsg.) (2003) Heimkehr der Seele. Psychotherapie und Spiritualität. Linz: edition pro mente.

Fleming R (2001) Depression and spirituality in Australian aged carehouse. Journal of Religious Gerontology 13:107–116.

Galuska J (2003) Religiöse und spirituelle Störungen. In: ders. (Hrsg.) Den Horizont erweitern. Die transpersonale Dimension der Psychotherapie. Berlin: Leutner. S. 182–203.

Helg F (2000) Psychotherapie und Spiritualität. Östliche und westliche Wege zum Selbst. Düsseldorf: Walter.

Jäger W (2007) Westöstliche Weisheit. Visionen einer integralen Spiritualität. Stuttgart: Theseus.

Jung C G (1971 ff.) Gesammelte Werke (GW) 20 Bde. Hrsg. von Jung-Merker L, Rüf E, Zander L et al. Olten/Düsseldorf: Walter. Pannikar R (2007) Vorwort. In: Jäger W (Hrsg.) Westöstliche Weisheit. Visionen einer integralen Spiritualität. Stuttgart: Theseus, S. 7–11.

Riedel I (2005) Die Welt von innen sehen. Gelebte Spiritualität. Düsseldorf: Patmos.

Schmid W (2005) Die Kunst der Balance. 100 Facetten der Lebenskunst. Frankfurt a. M.: Insel.

Stefanek M, McDonald PG, Hess SA (2004) Religion, spirituality, and cancer: Current status and methodological challenges. Psycho-Oncology 14:450–463.

Steinmann RM (2008) Spiritualität – die vierte Dimension der Gesundheit. Berlin: LIT.

Teasedale W (2004): Das mystische Herz. Spirituelle Brücken bauen. Bielefeld: Kamphausen.

Utsch M (2005) Religiöse Fragen in der Psychotherapie. Stuttgart: Kohlhammer.

Wirtz U (1990) Seelenmord. Inzest und Therapie. 3. Aufl. Stuttgart: Kreuz.

V   Körper ermutigen

20 Psychoonkologische Beratung und Begleitung von PatientInnen mit tumorbedingter Fatigue

Susanne Ditz

20.1 Was bedeutet Fatigue?

Der Begriff »Fatigue« wurde aus dem französischen und englischen Sprachgebrauch ins Deutsche übernommen. Eine Definition aus den USA von David F. Cella lautet: »Die Tumorerschöpfung, auch Fatigue genannt, bedeutet eine außerordentliche Müdigkeit, mangelnde Energiereserven oder ein massiv erhöhtes Ruhebedürfnis, das absolut unverhältnismäßig zu vorangegangenen Aktivitätsänderungen ist« (Cella 1998).

Die Tumor-assoziierten Fatigue (Cancer-related fatigue (CrF)) ist nicht selten eine alles überschattende, subjektive Erfahrung, die den gesamten Tagesablauf beeinträchtigen kann. Viele PatientInnen scheinen darunter mehr zu leiden als unter Schmerzen oder psychischen Begleiterscheinungen. Ihr chronischer Verlauf reduziert die Lebensqualität der Betroffenen erheblich, kann zu verminderter Therapietreue und zum Abbruch der Behandlung führen.

Es werden drei Dimensionen der Tumor-assoziierten Fatigue (CrF) unterschieden: die physische, die emotionale und die kognitive Müdigkeit. Dieser multisymptomatische Zustand der Erschöpfung tritt bei KrebspatientInnen häufig in Zusammenhang mit oder nach systemischen Therapien auf sowie während oder nach Bestrahlungen, kann aber auch im Krankheitsverlauf ohne diese entstehen. Die Ausprägung der Tumor-assoziierten Fatigue (CrF) ist ebenso individuell wie ihre Dauer und abhängig von der Ausgangssituation (körperlicher/mentaler Status), der psychischen Grundhaltung und der individuellen subjektiven Wahrnehmung.

20.2 Prävalenz

Die Prävalenz von Fatigue wird in der Literatur sehr divergierend beschrieben und ist abhängig vom Fatigue-Diagnoseinstrument, dem Erkrankungszeitpunkt und der Tumorentität (Alexander et al. 2009; Minton & Stone 2008; Whitehead 2009). Bei der Interpretation epidemiologischer Zahlen zur Tumor-assoziierten Fatigue (CrF) ist zu bedenken, dass CrF zwar durch eine charakteristische Gruppe von Symptomen gekennzeichnet ist, aber keine nosologische Einheit darstellt. In epidemiologischen Studien wird daher die Häufigkeit der CrF mit Hilfe von Selbst-einschätzungsfragebögen untersucht. Da allerdings sehr unterschiedliche Frage-bögen eingesetzt werden und die Feststellung, ab welcher Ausprägung die ange-gebenen Beschwerden als CrF betrachtet werden, nicht einheitlich sind, schwanken die Ergebnisse zur Prävalenz zum Teil erheblich. In einer Längsschnittuntersuchung einer repräsentativen Stichprobe in Deutschland zur CrF wiesen 32 % der Krebs-patientInnen bereits bei stationärer Aufnahme, 40 % bei Entlassung und 36 % ein halbes Jahr darauf deutlich stärkere Müdigkeits-und Erschöpfungssymptome auf als eine gesunde Vergleichsgruppe (gemessen mit MFI, Subskala »generelle Fati-gue«) (Singer et al. 2011)

20.3 Erklärungsmodell

Es gibt kein einheitliches Erklärungsmodell über die genauen Ursachen Tumor-assoziierter Fatigue. Alle Erklärungsmodelle zur Ursache und Entstehung von Müdigkeits-und Erschöpfungssyndromen gehen von einem multifaktoriellen und multikausalen Geschehen aus (Piper et al. 1987). Bei der CrF können diese durch den Tumor bedingt oder Folge der Therapie sein, aber auch Ausdruck einer gene-tischen Disposition, begleitender somatischer oder psychischer Erkrankungen, wie auch verhaltens-oder umweltbedingter Faktoren. Damit ergibt sich eine breite Palette möglicher Ursachen und Einflussfaktoren somatischer, affektiver, kogniti-ver und psychosozialer Art, die zu der gemeinsamen Endstrecke Fatigue führen.

Als zugrunde liegende pathophysiologische Faktoren werden diskutiert:

- Störungen der zirkadianen Melatoninsekretion und des Schlaf-Wach-Rhythmus
- Dysregulation inflammatorischer Zytokine
- Veränderungen im serotoninergen System des ZNS
- Störung hypothalamischer Regelkreise
- Genpolymorphismen für Regulationsproteine der oxidativen Phosphorylierung der Signaltransduktion in B-Zellen, der Expression proinflammatorischer Zytokine und des Katecholaminstoffwechsels (Horneber et al. 2012).

20.4 Symptome und Erfassung

Fatigue kann als Sammelbegriff verstanden werden, der eine Vielfalt von Mü-digkeitsmanifestationen umfasst, welche sich in überwiegend physische, aber auch in affektive und kognitive Sensationen klassifizieren lassen (▶ Tab. 20.1). Ent-sprechend der Leitlinie des National Comprehensive Cancer Network (NCCN) sollte im Rahmen der onkologischen Betreuung Symptome der Erschöpfung oder Müdigkeit bei allen Tumorpatientinnen gezielt exploriert werden. Dabei sollte beachtet werden, dass die subjektiv geäußerten Beschwerden häufig nicht objektivierbar sind; wenn doch, erreichen sie selten den von PatientInnen geäußerten subjektiven Schweregrad. Ergänzend zur Objektivierung kann das Führen eines Symptomtagebuchs empfohlen werden. Als Screeninginstrumente lassen sich eine lineare Analogskala (LASA-Skala Bereich 0–10) oder dafür geeignete diagnostische Fragebögen einsetzen (Minton & Stone 2009). Die zentrale Rolle in der diagnostischen Vorgehensweise nimmt das anamnestische Gespräch ein. In diesem sollte genau die Art, Ausprägung und der zeitliche Verlauf der Beschwerden erfragt werden und auf mögliche Zusammenhänge mit vegetativen Funktionen geachtet werden wie:

- Körperliche Aktivität
- Schlafverhalten
- Medikation
- Gebrauch von Genuss-und Rauschmitteln.

Tab. 20.1: Drei Dimensionen der Tumor-assoziierten Fatigue: Anzeichen und typische Symptome

Körperliche Müdigkeit	Affektive Müdigkeit	Mentale Müdigkeit
• reduzierte körperliche Leistungsfähigkeit • vermehrtes Schlafbedürfnis • vermehrtes Müdigkeitsgefühl auch tagsüber • Gefühl von Schwere der Gliedmaßen • erhöhtes Ruhebedürfnis	• Motivations- und Antriebsmangel • Nachlassendes Interesse an vielen Dingen • Wunsch, sich zurückzuziehen • Traurigkeit • Angst	• Konzentrationsstörungen • Gedächtnisstörungen • Ablenkbarkeit • Malaise (allgemeines Krankheitsgefühl)

20.4.1 Kriterien klinischer Diagnostik von Fatigue

Fatigue bei KrebspatientInnen wird oft nicht erkannt oder zu wenig beachtet. Von der American Fatigue Coalition wurde ein Symptomkatalog veröffentlicht mit dem Ziel, die Erfassung von Fatigue zu vereinheitlichen. Zur Feststellung einer Tumor-assoziierten Fatigue kann dieser Kriterienkatalog wie folgt herangezogen werden: Sechs (oder mehr) der 11 in Kasten 1 aufgeführten Symptome bestanden täglich bzw. fast täglich während einer Zwei-Wochen-Periode im vergangenen Monat, und mindestens eines der Symptome ist deutliche Müdigkeit (A1). Wenn sechs der aufgeführten Symptome vorliegen, gilt ein Fatigue-Syndrom als gesichert. Dabei müssen die Kriterien B, C und D vom behandelnden Arzt beurteilt werden.

Kasten 1: Diagnosekriterien Fatigue (Fatigue Coalition USA)

A1. Deutliche Müdigkeit, Energieverlust oder verstärktes Ruhebedürfnis, welches in keinem Verhältnis zu aktuellen Veränderungen des Aktivitätsniveaus steht.

A2. Beschwerden allgemeiner Schwäche oder schwere Glieder.

A3. Verminderte Fähigkeit zu Konzentration und Aufmerksamkeit.

A4. Verringerte(s) Motivation oder Interesse an Alltagsaktivitäten.

A5. Schlaflosigkeit oder vermehrter Schlaf.

A6. Schlaf wird nicht als erholsam und regenerierend erlebt.

A7. Notwendigkeit starker Anstrengung, um Inaktivität zu überwinden.

A8. Deutliche emotionale Reaktionen auf Fatigue-Problematik (z. B. Traurigkeit, Frustration oder Reizbarkeit).

A9. Durch Müdigkeit bedingte Schwierigkeiten, alltägliche Aufgaben zu erledigen.

A10. Probleme mit dem Kurzzeitgedächtnis.

A11. Mehrere Stunden anhaltendes Unwohlsein nach Anstrengung.

B. Die Symptome verursachen in klinisch bedeutsamer Weise Leiden oder Beeinträchtigung in sozialen, beruflichen oder anderen wichtigen Funktionsbereichen.

C. Aus Anamnese, körperlichen Untersuchungen oder Laborbefunden geht eindeutig hervor, dass die Symptome Konsequenzen einer Tumorerkrankung oder ihrer Behandlungen sind.

D. Die Symptome sind nicht primär Konsequenzen einer komorbiden psychischen Störung, wie Major Depression, somatoforme Störung oder Delir.

20.4.2 Ursachen und differentialdiagnostische Abklärung

Grundsätzlich müssen sich ÄrztIn und PatientIn darüber im Klaren sein, dass es nicht immer gelingt, der Müdigkeit eine greifbare Ursache zuzuordnen. Bei der differentialdiagnostischen Abklärung müssen somatische Erkrankungen von Leber, Niere, Endokrinum und Knochenmark ebenso ausgeschlossen werden wie mit der Krebserkrankung zusammenhängende Ursachen (Schmerz, Mangelernährung, Elektrolytstörungen etc.; ▸ Kasten 2). Die Erfahrung im Umgang mit CrF-Patienten zeigt, dass bei vielen keine eindeutige psychosoziale oder somatische Ursache identifiziert werden kann. Dies darf aber nicht dazu führen, dass die Beschwerden von Ärzten und Therapeuten als nicht »legitim« abgetan werden. Vielmehr ist es gerade in diesen Situationen wichtig, die Symptome und Belastungen ernst zu nehmen und Gesprächs-und Handlungsbereitschaft zu signalisieren.

Kasten 2: Mögliche Ursachen Tumor-assoziierter Fatigue

- Tumorerkrankung
- Folgen der Therapie der Tumorerkrankung (Operation, Strahlentherapie Chemotherapie, Zytokine)
- Anämie (tumorbedingt, Störungen des Eisenstoffwechsels)
- Stoffwechselstörungen (z. B. Diabetes mellitus)
- Hormonmangelerscheinungen (Schilddrüse, Nebenniere, Geschlechtshormone)
- Elektrolytstörungen (vor allem Nieren- und Leberfunktion)
- Infektionen (generalisiert oder lokal)
- Schlafstörung (z. B. Schlaf-Apnoe-Syndrom)
- Begleiterkrankungen und Organschäden (z. B. Herz-Kreislauf-Störungen oder Lungenfunktionsstörungen)
- Sedierende Medikamente (z. B. Schmerzmittel, Psychopharmaka)
- Psychologische Auswirkungen (Angst, Depression, Anpassungsstörung)
- Mangelernährung
- Mangel an körperlichem Training (Muskelabbau)
- Immobilisation (z. B. schmerzbedingt)

20.4.3 Fatigue und/oder Depression erkennen

Neben Angst stellt Depression die häufigste seelische Begleiterkrankung bei malignen Tumorleiden dar. Aus therapeutischer Sicht erscheint es notwendig, bei Patienten mit einer Müdigkeitssymptomatik zu unterscheiden, welcher Anteil daran auf eine primäre Tumorfatigue zurückgeht, inwieweit sich eine depressive Entwicklung dahinter verbirgt oder ob beide Aspekte zusammenwirken. Die differentialdiagnostische Abgrenzung von der Depression und/oder der depressiven Krankheitsverarbeitung fällt häufig schwer. Der Übergang ist eher fließend, da nahezu jedes Merkmal des chronischen Fatigue-Syndroms auch bei der Depression wiederzufinden ist. Die Tumorentität und die Art der Behandlung können Anhaltspunkte geben. Es wurde festgestellt, dass Fatigue bei Patienten mit depressiver Stimmungslage häufiger und mit großer Intensität auftritt, aber auch, dass Fatigue eine Depression induzieren und verstärken kann. Eine klare Unterscheidung zwischen Depression und Fatigue wird somit nicht immer vollständig gelingen. Hinweise geben die Vorgeschichte des Patienten, inwieweit es bereits früher Episoden einer depressiven Verstimmung gegeben hat oder ob das Müdigkeitsgeschehen erstmalig im Kontext der Tumorerkrankung aufgetreten ist und einer depressiven Verstimmung vorausging. Dann spräche für ein depressives Geschehen, wenn die Antriebsminderung stark ausgeprägt ist und andererseits auffällige Tendenz zur Selbstentwertung mit Suizidgedanken vorliegt. Überwiegend körperlich empfundene Erschöpfung und Schwäche trotz ausreichenden Schlafes sind eher charakteristisch für das Fatigue-Syndrom. Das Vorliegen von Depressionen in der Anamnese, betonte Antriebsminderung, fehlende Motivation, Schlaflosigkeit, tageszeitliche Schwankungen, Tendenz zur Selbstentwertung, schuldhafte Verarbeitung und Suizidalität sind richtungweisend auf das Vorliegen einer Depression (Kim et al. 2006). Zudem können psychische Faktoren wie starke Ängste in Bezug auf die Erkrankung, eine fehlende Unterstützung in der Familie oder Partnerschaft, drückende finanzielle Sorgen oder anderer schwerer Kummer die PatientIn so belasten, dass er in einen starken Erschöpfungszustand gerät. Die Symptome der Fatigue können auf eine dahinter liegende Depression (»Erschöpfungsdepression«) oder Angststörung hinweisen und/oder sich mit den Symptomen einer körperlich begründbaren Erschöpfung überlappen. In nahezu allen Untersuchungen sind Müdigkeits-und Erschöpfungssymptome mit solchen der Depression korreliert, was nicht verwundert, weil Ermüdbarkeit und Antriebsmangel zu den Hauptsymptomen depressiver Störungen zählen Für die rasche und sensitive Erkennung einer depressiven Störung als mögliche Ursache einer CrF empfiehlt sich in der Praxis der »2-Fragen-Test«:

Frage 1: »Fühlen Sie sich im letzten Monat häufig niedergeschlagen, traurig, bedrückt oder hoffnungslos?«

Frage 2: »Hatten Sie im letzten Monat deutlich weniger Lust und Freude an Dingen, die Sie sonst gerne tun?«

Wenn beide Fragen mit »Ja« beantwortet werden, liegt mit hoher Wahrscheinlichkeit eine depressive Störung vor, die weitergehender Abklärung und Behandlung bedarf (Heim und Weis 2014).

Manchmal bedarf es auch erst der Verlaufsbeobachtung unter therapeutischen Maßnahmen, um klarer zwischen Depression und Fatigue unterscheiden zu können. Vollständig wird das kaum gelingen.

20.5 Fatigue und/oder Depression behandeln

Aus therapeutischer Sicht erscheint es notwendig, bei PatientInnen mit einer Müdigkeitssymptomatik zu unterscheiden, welcher Anteil daran auf eine primäre Tumorfatigue zurückgeht, inwieweit sich eine depressive Entwicklung dahinter verbirgt oder ob beide Aspekte zusammenwirken. So ist vielfach beobachtet worden, dass Fatigue bei PatientInnen mit depressiver Stimmungslage häufiger und mit stärkerer Ausprägung auftritt, aber auch, dass Fatigue eine Depression induzieren oder verstärken kann. Interventionsstudien mit Antidepressiva haben bislang keine Verbesserung der CrF gezeigt. Daher stellen Antidepressiva nur bei klarer Abgrenzung beziehungsweise Diagnose einer depressiven Störung eine Behandlungsmöglichkeit dar.

20.5.1 Multimodale Therapieansätze von Fatigue

Durch normale Erholungsmechanismen wie z. B. Schlaf lässt sich die Tumorerschöpfung nicht beheben. Entscheidend für die effektive Behandlung sind interdisziplinäre Therapiestrategien. Für Teilaspekte von Fatigue gibt es vielversprechende Therapieansätze, doch fehlt bisher ein umfassender Therapieansatz, mit dem Fatigue zufriedenstellend behandelt werden kann. So multifaktoriell die Symptome der Fatigue beschrieben werden, so unterschiedlich sind auch die therapeutischen Ansätze. Je nach Ursache ist ein Behandlungsplan aufzustellen, der die besonderen individuellen Gegebenheiten der PatientIn berücksichtigt (▶ **Kasten 2**). Körperliche oder psychische Erkrankungen mit dem Begleitphänomen Fatigue müssen gezielt kausal behandelt werden (Cella 1998a). Zur Behandlung der CrF werden Medikamente mit sehr unterschiedlichen Wirkprinzipien eingesetzt: Bluttransfusionen, die Erythropoese stimulierende Faktoren, Psychostimulantien (Methylphenidat, Modafinil), Kortikosteroide (Lundstrom & Furst 2006; Minton et al. 2008; Razon et al. 2002).

20.5.2 Körperliches (aerobes) Training

In allen Phasen der Krebserkrankung ist ab dem Zeitpunkt der Diagnosestellung bis zur palliativen Situation für Patienten, die dazu in der Lage sind, dosiertes Bewegungstraining unter kontrollierten Bedingungen indiziert. Die Deutsche Gesellschaft für Sportmedizin und Prävention und die Deutsche Krebsgesellschaft haben Richtlinien für die Gestaltung von Trainings- und Sportprogrammen für TumorpatientInnen veröffentlicht (Deutsche Krebsgesellschaft 2011).

Sport- und Bewegungstherapie vermindert Fatigue, steigert die Immunabwehr, regt die Blutbildung an, beugt Infektionen vor, erhält die Muskelmasse und verbessert die Herz-Kreislauf-Funktion. Die Komorbidität kann durch regelmäßige Bewegung verringert, die Verträglichkeit der Therapiemaßnahmen verbessert werden. Darüber hinaus korreliert die physische Aktivität von Krebspatienten in einigen Studien mit einer verringerten Rezidivrate (Holmes et al. 2005; Wolin et al. 2009). Insgesamt kann durch Sport- und Bewegungstherapie die Lebensqualität erhöht werden.

Im Gegensatz dazu wird PatientInnen auch heute noch dazu geraten, aufgrund der Belastung durch die Krebserkrankung und deren Behandlung die körperliche Aktivität stark einzuschränken. Dies führt in der Folge zu Bewegungsmangel und zu einer Abnahme der körperlichen Leistungsfähigkeit:

- Verringerung der Muskelmasse und des Plasmavolumens,
- Reduzierung der in der Muskelmasse gespeicherten chemischen Energieträger,
- Abnahme der kardiorespiratorischen Leistungsfähigkeit.

Aufgrund der schnelleren Erschöpfbarkeit wird die körperliche Aktivität nicht selten weiter reduziert, was aber zu einer weiteren Abnahme der Leistungsfähigkeit führt. So entsteht ein gefährlicher Teufelskreis aus den Nebenwirkungen der medizinischen Behandlung und den negativen Folgen des Bewegungsmangels. Körperliches (aerobes) Training als therapeutische Maßnahme gegen Fatigue einzusetzen, ist indiziert, um den beschriebenen Teufelskreis zu durchbrechen (Baumann & Schüle 2008).

Besonders die Effizienz eines aeroben Ausdauertrainings wie z. B. Walken, Nordic Walken, Joggen, Aquatraining und Schwimmen zur Behandlung des Fatigue-Syndroms konnte in verschiedenen Studien bestätigen werden (Cramp & Daniel 2009). Aerobes Training ist inzwischen ein etablierter Ansatz zur Behandlung krankheitsbedingter Leistungseinbußen. Es erfüllt drei Voraussetzungen:

- Große Muskelgruppen werden bewegt,
- die Belastungsintensität liegt zwischen 70 und 80 % der maximalen Belastbarkeit (die Energiebereitstellung erfolgt über den aeroben Stoffwechsel),
- die Belastung erstreckt sich über eine ausgedehnte Zeit.

In Deutschland liegen bislang nur wenige konkrete Übungsprogramme vor, die eigenständig von den PatientInnen durchgeführt werden können. Empfohlen werden mindestens 30 Minuten Ausdauersportarten wie schnelles Gehen, Joggen oder Fahrradfahren an mindestens fünf Tagen pro Woche (Cramp & Daniel 2009). Adaptiert an den Behandlungsstatus (Operation, medikamentöse Therapie, Strahlentherapie) sollte in Zusammenarbeit mit erfahrenen PhysiotherapeutInnen oder SportwissenschaftlerInnen ein spezielles Sportprogramm für die jeweilige PatientIn erstellt werden. Das Training sollte langsam beginnen und möglichst Flexibilitäts-, Ausdauer-, Kraft- und Koordinationskomponenten enthalten in Abhängigkeit von der Krankheitsphase, dem Trainingsziel und den Möglichkeiten der einzelnen PatientIn (Rank et al. 2012).

Etabliert ist das Übungsprogramm »Fitness trotz Fatigue – Bewegung und Sport bei tumorbedingtem Müdigkeitssyndrom«, welches von der »Deutschen Fatigue Gesellschaft« in Zusammenarbeit mit der »Rehabilitationswissenschaftlichen Abteilung der Sportschule Köln« entwickelt wurde. Zwar haben sich Sport- und Bewegungsprogramme als unterstützende Maßnahmen während oder unmittelbar nach der Behandlung etabliert, sie sind aber längst nicht flächendeckend in die onkologische Versorgung integriert.

20.5.3 Psychoonkologische Beratung und Begleitung

Die Psychoonkologische Beratung vermittelt PatientInnen mit Fatigue-Syndrom einerseits Sachinformation (Krankheitsentstehungsmodell, Information über Ursachen, Formen, Verlaufsformen der Fatigue), andererseits ist sie als Orientierungshilfe anzusehen. Ziel ist es, die PatientInnen dabei zu unterstützen, den Lebensstil und die Lebensführung an die veränderten individuellen Bedingungen anzupassen (Anleitung zur Verhaltensänderung). Die Beratung zur Prävention oder Linderung der Fatigue beinhaltet u. a.:

- Hilfe bei der Umstrukturierung des früher normalen Tagesablaufes. Besonders Tätigkeiten, die Energie kosten, müssen in die energetischen Hochphasen verlegt werden und sich mit Ruhephasen oder Energiespendern abwechseln (Stundenplan nach Aktivitätsniveau, strukturierte tägliche Routine, Prioritäten im Leben setzen). Der Einsatz eines Fatiguekalenders bietet dabei die Möglichkeit, die tageszeitlichen Energiekurven kennenzulernen und zu nutzen. Als Energie-spender kommen beispielsweise Meditation und Yoga in Betracht.

- Einbeziehen der Angehörigen in die Erarbeitung der verschiedenen Bewälti-gungsformen. Die Erschöpfung in ihren unterschiedlichen Ausprägungen stellt nicht nur für die PatientInnen, sondern auch für ihre PartnerIn, Familie und FreundInnen eine große Herausforderung dar. Gemeinsam können Muster er-arbeitet werden, wie im täglichen Leben die Kräfte sinnvoll eingeteilt werden können und Energie eingespart werden kann.
- Information zur Schlafhygiene, zur Stimuluskontrolle und zur Einteilung des Schlafes (z. B. keine langen Schlafperioden nachmittags, regelmäßig zu Bett ge-hen, kein Koffein etc.). Etablierung eines regelmäßigen Schlafrhythmus, der beim Versagen allgemeiner Maßnahmen ggf. mittels Medikamenten zum Ein- bzw. Durchschlafen reguliert werden kann.
- Anleitung zu Erholung und zum bewussten Einsatz von Ablenkungsstrategien: Naturerlebnisse, Musik hören, Spiele etc. verbessern das Konzentrationsver-mögen und die Problemlösefähigkeit (kognitive Fatigue).
- Aufklärung über Schulungsmaßnahmen bei der Einschränkung kognitiver Fä-higkeiten (das Gehirn sollte wieder an Denkprozesse gewöhnt werden, einfache schulische Maßnahmen scheinen hier weiterzuhelfen).
- Ernährungsberatung mit dem Ziel, Mangelernährung zu vermeiden oder zu behandeln (adäquate Nährstoffzufuhr, Elektrolytbalance, Flüssigkeitszufuhr).
- Beratung der PatientInnen zur körperlichen Aktivitätssteigerung (u. a. Anleitung und Training zu aeroben Sportarten).

Die Anerkennung des Erschöpfungszustands als Befindlichkeitsstörung von Krankheitswert ist Basis für die psychoonkologische Beratung und Behandlung von PatientInnen mit Fatigue-Syndrom. Für die PatientInnen ist die Einordnung von Fatigue im Kontext der Erkrankung sowie der sozialen Rollen und der Persön-lichkeit von immenser Bedeutung. Erst wenn die PatientIn dieses Symptom als erkrankungs- und therapiebedingt akzeptieren kann, wird sie sich von schuldhafter Verarbeitung und Kränkung distanzieren können. Auf dieser Grundlage können dann individuelle Bewältigungsstrategien erarbeitet werden.

20.5.4 Psychoonkologische Interventionen: Motivationspsychologische Prinzipien

Grundlage der psychoonkologischen Interventionen von PatientInnen mit Fatigue-Syndrom sind die folgenden motivationspsychologischen Prinzipien:

- *Stärkung des Selbstmanagements.* Die PatientInnen werden selbst in die Lage versetzt, das Maß an Selbstbestimmung und Autonomie im Zusammenhang mit dem Problem Fatigue zu erhöhen und eigene Ressourcen zu nutzen. Die Patient-Innen erleben, dass sie zur Verbesserung ihrer Situation etwas beisteuern können.
- *Steigerung der Selbstwirksamkeitserwartung.* Die Selbstwirksamkeitserwartung wird durch direkte Erfahrung gestärkt, indem sich die PatientInnen realistische

Ziele setzen, die Umsetzung selbst überwachen und nach einem Feedback ihre Ziele oder ihr Vorgehen anpassen.

- *Ressourcenorientierung.* Die PatientInnen werden ermuntert, sich stärker als bisher ihrer Ressourcen bewusst zu werden und sie zu nutzen.
- *Einbeziehung des beruflichen und sozialen Umfelds* (PartnerIn, Familie und FreundInnen).

20.5.5 Psychoonkologische Interventionen: Bewältigungsstrategien

Zielsetzung der psychoonkologischen Begleitung ist es, die Alltagshandlungsfähigkeit und Lebensqualität der Betroffenen zu verbessern. Psychoonkologische Interventionen beim Fatigue-Syndrom fokussieren vor allem auf:

- *Problemwahrnehmung.* Die PatientInnen sollen die Fatigue als Problem wahrnehmen und die Hintergründe kennen.
- *Konsequenzen erkennen.* Die PatientInnen sollen die Auswirkungen von Fatigue auf ihren Alltag und ihre sozialen Beziehungen erkennen.
- *Motivationsarbeit.* Die PatientInnen sollen zur Änderung von Verhaltensweisen unter Berücksichtigung ihrer individuellen Bedürfnisse und Möglichkeiten motiviert werden.
- *Selbstwirksamkeitserwartung.* Die PatientInnen sollen erkennen, dass sie selbst etwas zur Linderung der Fatigue und zur Verbesserung des Umgangs mit den von der Fatigue verursachten Einschränkungen beitragen können.
- *Handlungsplanung.* Die PatientInnen sollen sich sowohl Ziele setzen als auch deren Umsetzung planen und in Angriff nehmen.
- *Handlungskontrolle.* Die PatientInnen prüfen die Umsetzung und berichten über Erfolge und Hindernisse/Probleme.

20.5.6 Psychoedukative Schulungsprogramme

Die Wirksamkeit strukturierter Schulungsprogramme bei Tumor-assoziierter Fatigue wurde bisher nur wenig untersucht (Yates et al. 2005). Es mangelt an prospektiven Untersuchungen mit ausreichend hohen Fallzahlen, die psychoedukative Schulungsprogramme evaluieren (Goedendorp et al. 2009). Spezifische Schulungsprogramme, die dem Bedürfnis der PatientInnen nach gezielter Aufklärung und Information entgegenkommen, die Tumor-assoziierte Fatigue reduzieren und die Lebensqualität steigern, sind in Deutschland nicht etabliert. Hier besteht eine erhebliche Versorgungslücke. Es ist hinlänglich bekannt, dass vorhandene Informationsmaterialien PatientInnen entweder nicht erreichen oder die Information ohne spezifische Anleitung nicht angemessen individuell umgesetzt werden kann. Ein spezifisches Schulungsprogramm könnte einerseits durch angemessene Information und andererseits durch individuelle Hilfestellung und praktische Anleitung bei der Umsetzung (Verhaltensänderung) Abhilfe schaffen.

20.6 Zusammenfassung

Fatigue ist ein häufiges, vielfach stark unterschätztes Syndrom bei Tumorpatient-Innen. Ursachen und Entstehung der CrF sind komplex. Sie bewirkt einen Teu-felskreis aus abnehmender Leistungsfähigkeit, Vermeidung von Anstrengung, Inaktivität, fehlender Regeneration, Hilflosigkeit und Herabgestimmtheit. Die Be-troffenheit des ganzen Menschen spiegelt die Multidimensionalität des Phänomens. Die Wahrnehmung von Fatigue-Manifestationen und das alltägliche Screenen – respektive die Nachfrage nach Müdigkeit – sollte routinemäßig zur onkologischen Versorgung gehören.

Ein umfassendes Angebot zur Behandlung der multifaktoriell ausgeprägten Fatigue einschließlich der psychischen, emotionalen und kognitiven Facetten fehlt im klinischen Alltag. Für Teilaspekte von Fatigue gibt es inzwischen vielverspre-chende Therapieansätze, doch fehlt bisher ein umfassender Therapieansatz, mit der Fatigue zufriedenstellend behandelt werden kann. Die Therapie gliedert sich in Aufklärung, praktische Hilfestellungen, Umstellung der Lebensgewohnheiten und medikamentöse Ansätze. Dabei sollten die Angehörigen der PatientInnen einge-bunden sein, um die Akzeptanz zu erhöhen und den Therapieerfolg zu sichern.

Vorhandene Informationsmaterialien erreichen die PatientInnen häufig nicht. Insbesondere fehlen strukturierte psychoedukative Schulungs-/Interventionsange-bote, mit dem Ziel spezifisches Wissen zu vermitteln und Anleitung zur Verhal-tensänderung zu geben.

Weiterführende Informationen

Deutsche Fatigue Gesellschaft e.V. Maria-Hilf-Str.15, 50677 Köln, Tel.: 0221-9311596 http://www.deutsche-fatigue-gesellschaft.de

Literatur

Alexander S, Minton O, Stone PC (2009) Evaluation of screening instruments for cancer-related fatigue syndrome in breast cancer survivors Journal of clinical oncology. Official journal of the American Society of Clinical Oncology 27(8):1197–1201.

Baumann FT, Schüle K (Hrsg.) (2008) Bewegungstherapie und Sport bei Krebs. Köln: Deut-scher Ärzteverlag. S. 274.

Cella DF (1998) Quality of life. In: Holland J (Hrsg.) Psycho-Oncology. New York: Oxford University Press S. 1135–1146.

Cella DF (1998a) Factors influencing quality of life in cancer patients: anemia and fatigue. Seminars in Oncology 25 (suppl. 7):43–46.

Cella DF, Davis K, Breitbart W, Curt G, Fatigue Coalition (2001) Cancer-related fatigue: prevalence of proposed diagnostic criteria in a United States sample of cancer survivors. J Clin Oncol 15; 19(14):3385–3391.

Cramp F, Daniel J (2009) Exercise for the management of cancer-related fatigue in adults. Cochrane Database of Systematic Reviews 2.

Deutsche Krebsgesellschaft (Hrsg.) Sport und Krebs. Kann man dem Krebs davonlaufen? FORUM, Band 26, Ausgabe 03.2011.Kim S H, Park B W, Ahn S H,

Goedendorp MM, Gielissen MFM, Verhagen CAHHVM, Bleijenberg G (2009) Psychosocial interventions for reducing fatigue during cancer treatment in adults. Cochrane Database of Systematic Reviews 1.

Heim M, Weis J (2014). Fatigue bei Krebserkrankung. Stuttgart: Schattauer.

Holmes MD, Chen WY, Feskanich D, Kroenke CH, Graham A, Colditz MD (2005) Activity and Survival After Breast Cancer Diagnosis. JAMA 293:2479–2486.

Horneber M, Fischer I, Dimeo F, Rüffer JU, Weis J (2012): Cancer-related fatigue: epidemiology, pathogenesis, diagnosis and treatment Dtsch Arztebl 109(9):161-72

Lundstrom SH, Furst CJ (2006) The use of corticosteroids in Swedish palliative care. Acta Oncologica 45:430–437.

Minton O, Stone P C (2008) How common is fatigue in disease-free breast cancer survivors? A systematic review of the literature. Breast cancer Res Treat 112:5–13.

Minton O, Stone PC (2009) Systematic review of the scales used for the measurement of cancer-related fatigue (CRF). Annals of Oncology 20(1):17–25.

1. National Comprehensive Cancer Network (2008) Cancer-related Fatigue-Guidelines. V.I. www.nccn.org.

Noh DY, Nam SJ, Lee ES, Yun YH (2006) Prevalence and correlates of fatigue and depression in breast cancer survivors: Breast cancer quality care study. Journal of Clinical Oncology 24 (18S):683.

Piper BF, Lindsey AM, Dodd MJ (1987) Fatigue mechanisms in cancer patients: Developing nursing theory. Oncology Nursing Forum 14(6):17–23.

Rank M, Freiberger V, Schoenberg MH (2012): Sporttherapie bei Krebserkrankungen. Schattauer Stuttgart 180 S

Razon M, Dreisbach A, Lertora JJ, Kahn MJ (2002) Palliative uses of methylphenidate in patients with cancer: A review. J Clin Oncol 20:335–339.

Siegmund-Schultze N (2009) Onkologie: »Sport ist so wichtig wie ein Krebsmedikament«. Dtsch Arztebl 106(10): A-444.

Singer S, Kuhnt S, Zwerenz R et al. (2011): Age-and sex-standardised prevalence rates of fatigue in a large hospital-based sample of cancer patients. Br J Cancer 105:445-51

Whitehead L (2009) The measurement of fatigue in chronic illness: a systematic review of unidimensional and multidimensional fatigue measures. J Pain Symptom Manage 37 (1):107–128.

Wolin K Y, Yan Y, Colditz G, Lee I-M (2009) Physical Activity and Colon Cancer Prevention: A Meta-analysis. British Journal of Cancer 100:611–616.

Yates P, Aranda S, Hargraves M, Mirolo B, Clavarino A, McLachlan SA, Skerman H (2005) Randomized Controlled Trial of an Educational Intervention for Managing Fatigue in Women Receiving Adjuvant Chemotherapy for Early-Stage Breast Cancer. Journal of Clinical Oncology 23 (25):6027–6036.

21 Die Rolle von Ernährung, Sport und Bewegung bei Krebs in Prävention, Therapie und Rehabilitation

Anke Kleine-Tebbe

21.1 Einleitung

Jährlich erkranken in Deutschland rund 430 000 Menschen an Krebs. Etwa 210 000 sterben an den Folgen der Krankheit, damit rangiert Krebs – nach Herz- und Kreislauf-Erkrankungen – an zweiter Stelle der Todesursachen. Etwa ein Drittel aller Krebsfälle ist auf unvernünftige Ernährung und fehlende Bewegung zurückzuführen (Wolin 2009). Heute verursacht nicht der Mangel, sondern ein Überfluss an Nahrung Probleme. Im 11. Ernährungsbericht der Deutschen Gesellschaft für Ernährung (Bonn 2008) wird berichtet, dass 68 % der Männer und 50 % der Frauen Übergewicht haben, mit allen Folgen für den Gesundheitszustand, wie ein erhöhtes Risiko für Diabetes mellitus, Bluthochdruck, andere Herz-Kreislauf-Probleme und ein erhöhtes Krebsrisiko. Die WHO bezeichnet dieses Problem als eine »globale Adipositasepidemie«.

Der Lebensstil hat nachweislich großen Einfluss auf die Entstehung von Herz-Kreislauf- und bestimmten Krebs-Erkrankungen (Orsini 2008). Um das persönliche Risiko zu senken, wird aktuell eine gesunde, kalorienarme, vorwiegend aus pflanzlichen Lebensmitteln zusammengesetzte Ernährung und viel körperliche Bewegung empfohlen (Bericht der Internationalen World Cancer Research Fund/ WCRF und dem Amerikanischen Institut für Krebsforschung/AICR).

21.2 Ernährung und Krebs-Prävention

Als günstig zur Krebsvorsorge haben sich ein niedriges Körpergewicht und eine Ernährung mit viel Obst und Gemüse erwiesen. Empfohlen wird ein Body-Mass-Index (BMI) von 21 bis 23. Mit mindestens 600 g pro Tag sollten Obst und Gemüse den Hauptanteil am Speiseplan ausmachen. Auch die Aufnahme von Ballaststoffen ist wichtig, hingegen sollte die Menge stark verarbeiteter stärkehaltiger Lebensmittel begrenzt werden. Der Verzehr stark zucker- oder fetthaltiger, kalorienreicher Lebensmittel und Getränke ist einzuschränken. Von geräucherten, gepökelten und stark gesalzenen Fleisch- und Wurstprodukten rät man derzeit ab, außerdem sollte nicht mehr als 300 g rotes Fleisch pro Woche verzehrt werden. Alkohol ist ein Risikofaktor für bestimmte Krebserkrankungen und sollte nur in Maßen genossen werden. Der gelegentliche Verzehr umweltkontaminierter Lebensmittel ist aktuell kein Grund zur Sorge. Das größte Problem ist jedoch das Übergewicht, da zwischen dem BMI ($\geq$ 25 Übergewicht, $\geq$ 30 Adipositas) und der Krebsmortalität eine signifikante Korrelation besteht (Calle et al. 2003, S. 310). Aktuell gilt als gesichert, dass Übergewicht das Risiko für ein Ösophaguskarzinom, Darmkrebs, das Mammakarzinom sowie ein Endometrium- und Nierenkarzinom erhöht. Als gesichert gilt auch, dass Alkoholkonsum das Risiko von Karzinomen der Mundhöhle, des Rachenraumes und Kehlkopfes steigert bzw. der Leber, und auch die Zahl der Brustkrebserkrankungen sich mit zunehmendem Alkoholkonsum erhöht (Schneider 2002). Unklar ist derzeit der Wert einer Nahrungsergänzung zur Krebsprävention. Vitaminhaltige Nahrungsergänzungsmittel sind in diesem Zusammenhang eher überflüssig oder teilweise sogar schädlich. Möglich, aber nicht gesichert und bisher vor allem nicht ausreichend durch eindeutige Studien belegt, sind laut der WHO, die Schutzwirkungen von Ballaststoffen, Soja und Sojaprodukten, Omega-3-Fettsäuren, Vitaminen wie B2, B6, B12, Folsäure, Vitamin C, D und E, Kalzium, Zink, Selen sowie Einzelstoffen aus Pflanzen, wie etwa die Flavonoide.

21.3 Ernährungsintervention und Krebs

Die meisten Menschen, die eine Krebserkrankung erleben, äußern den Wunsch nach einer Nahrungsumstellung. Für Betroffene zählt die Ernährung zu den wichtigsten Themen während der Krebsbewältigung. Insgesamt werden mit einer möglichen Umstellung der Ernährung, der Sublimierung von Vitamin- und Spurenelementen oder der Hinzunahme von Kräutern sehr hohe Erwartungen an deren Wirkung gesetzt. KrebspatientInnen erhoffen sich dadurch eine verbesserte Lebensqualität, Linderung von Symptomen, eine Lebensverlängerung und sogar Heilung. Starke Motive sind die Stärkung des Immunsystems, aber auch der Wunsch nach Selbstbestimmung und danach, an der Krankheitsbewältigung aktiv teilhaben zu wollen. Dennoch zeigte die Auswertung einer Umfrage von insgesamt 114 355 Erwachsenen bezüglich der früheren Krebserkrankung und des gegenwärtigen Lebensstils, dass Veränderungen des Lebensstils nach einer Krebserkrankung nicht langfristig wirksam waren. Im Vergleich zu gesunden Befragten waren die Krebsüberlebenden häufiger weiterhin übergewichtig und trieben seltener Sport (Thune 1997). Um eine optimale Versorgung mit Nährstoffen zu gewährleisten, eignet sich eine abwechslungsreiche Vollwertkost. Da durch die Erkrankung der Nährstoff- und Energiebedarf erhöht sind, steht eine optimale Versorgung mit Nährstoffen im Vordergrund, eine erhöhte Kalorienzufuhr ist jedoch zu meiden. Eine Ernährungsweise, deren Nahrungsmittel besondere Beschaffenheiten aufweisen, kann möglicherweise die Abwehrkräfte stärken und das Wohlbefinden steigern. Ernährungsintervention:

- Optimale Versorgung mit Vollwertkost,

- reichhaltiges Frühstück (Müsli, Früchte, Nüsse, Brot, Marmelade),
- mittags leichte Zwischenmahlzeit (Obst, Gemüse, Joghurt),
- Abendessen mit wenig Kohlenhydraten, stattdessen Eiweiß (Fisch) sowie reichlich Gemüse, Salat,
- frische, naturnahe, saisonale, nicht prozessierte Nahrungsmittel,
- Alkohol moderat und möglichst zum Essen, 2–3 Liter Wasser/Tag,
- Nahrungsergänzungsmittel bei vielseitiger Ernährung nicht erforderlich,
- Ernährungsberatung nach Krebserkrankung als sinnvolle Intervention.

21.4 Mangelernährung und Krebs

Im Rahmen eines Krebsleidens kann sich eine Tumorkachexie, d. h. der Verlust von Fett- und Muskelmasse entwickeln, etwa durch eine verminderte Kalorienzufuhr z. B. im Rahmen einer Depression, durch ausgeprägte Anorexie, Passagehindernisse oder die Tumortherapie. Diese beeinträchtigt nachweislich die Lebensqualität, das Operations-Outcome, die Therapieverträglichkeit, die Wundheilung sowie Infektanfälligkeit und die Dauer des Klinikaufenthalts. Aus diesem Grund ist das Aufdecken einer Mangelernährung im klinischen Alltag wichtig. Folgende Punkte sind für die Erhebung notwendig:

- allgemeine Anamnese,
- Ernährungsprotokoll (ein Tages-recall),
- Body-Mass-Index, Gewichtsverlust in den letzten Monaten,
- Bioelektrische Impedanzanalyse (BIA),
- Laborparameter, insbesondere Albumin,
- Ernährungsscore.

Mit diesen Parametern lassen sich RisikopatientInnen mit einer möglichen manifesten Mangelernährung erfassen. Eine Indikation zur Ernährungstherapie ist dann gegeben, wenn ein Gewichtsverlust von über 10 % in sechs Monaten beschrieben wurde oder eine verminderte Nahrungsaufnahme (< 500 Kalorien/Tag über mindestens sieben Tage) vorliegt. Auch bei einer eingeschränkten Energieaufnahme von < 60 % des Bedarfs über einem Zeitraum von zwei Wochen ist eine Indikation zur Ernährungstherapie gegeben. Hier gilt es, das zu ersetzende Energiedefizit zu errechnen, mit dem Ziel der Verbesserung des Ernährungszustandes durch eine möglichst 100 %ige Zufuhr des individuellen Energiebedarfs. Die Stufen der Ernährungstherapie – Normalkost, hochkalorische Trinknahrung, Sondennahrung und parenterale Ernährung – können kombiniert werden. Der Schwerpunkt sollte auf der oralen Optimierung liegen. Hierbei können viele kleine Mahlzeiten mit hoher Nährstoffdichte, die energiereich und fetthaltig sind, auch mit Maltodextrin angereichert werden. Im Vordergrund steht die individuelle Wunschkost der PatientIn. Sondennahrung oder parenterale Ernährung sollte bei Schluckstörungen, gastrointestinalen Stenosen bzw. im Rahmen des Fast Track in der postoperativen frühenteralen Ernährungstherapie zur Verbesserung des operativen Outcome genutzt werden. Die Indikation für die parenterale Ernährung liegt bei einer geringen Energieaufnahme von $< 50\,\%$ trotz Ausschöpfung aller enteralen Therapeutika, aber auch bei rezidivierendem Ileus oder Subileuszuständen bzw. einem Kurzdarmsyndrom.

21.5 Sport und Krebs: Prävention

In allen Etappen der Tumorerkrankung spielt die körperliche Aktivität eine wichtige Rolle (Prävention, Unterstützung der begleitenden Therapie, im Rahmen der Rehabilitation mit Verbesserung der Funktion und Heilungschancen). In den letzten Jahrzehnten haben wissenschaftliche Untersuchungen den Einfluss der sportlichen Betätigung bestätigt (Siegmund-Schultze 2009). Wie genau die krebshemmende Wirkung des Sports zustande kommt, ist noch unklar. Bewegung beeinflusst den Insulinspiegel und weitere Botenstoffe im Blut, die in den Zellen als Wachstumssignale wirken (Levin 2009). Außerdem wirkt sich regelmäßiges Training auf das Körpergewicht und die Fettdepots aus. Besonders ausgeprägt ist der schützende Effekt des Sports bei den hormonabhängigen Tumoren wie Brust- und Prostatakarzinom sowie dem Dickdarmkrebs. Die Bedeutung regelmäßiger körperlicher Bewegung für die Primärprävention von Malignomen, aber auch für die Vorbeugung von Rezidiven, im Sinne einer Tertiärprävention, wird derzeit in Deutschland unterschätzt. Nach wie vor herrscht in Deutschland ein Bewegungsmangel. Jeder vierte. Deutsche treibt Sport, davon nur 13 % so viel, wie es die Leitlinien vieler Fachgesellschaften vorgeben. Diese lauten: drei- bis fünfmal die Woche mindestens 30 Minuten. Hier eignen sich Ausdauer-Sportarten wie rasches Gehen, Joggen oder Radfahren. 30 % der Deutschen sind kaum sportlich aktiv und 45 % verzichten ganz auf ein körperliches Training. Diese Ergebnisse sind von Bedeutung, da durch regelmäßige körperliche Aktivität die Senkung der Letalität um 30–40 %, bei Frauen sogar um 50 % für Krebserkrankungen und Herz-Kreislauf-Erkrankungen erreicht werden können (Schmidt 2008). Hier gilt, je höher die Intensität der körperlichen Aktivität, desto größer die Mortalitätssenkung.

21.6 Sport und Krebs: Intervention während der Erkrankung

Dass körperliche Aktivität auch zu einer Reduktion des Rezidivrisikos führen kann, hat bezüglich des Kolonkarzinoms und des Mammakarzinoms die Nurses-Health

Studie nachweisen können (Holms 2005). Hier verbesserte sich die Überlebenschance durch körperliche Aktivität signifikant. Als plausible Mechanismen für Schutzeffekte beim Kolonkarzinom werden diskutiert:

- verringerte gastrointestinale Transitzeit,
- Reduktion von Körperfett,
- Effekte auf den endogenen Steroid-Hormon-Metabolismus,
- Verminderung der Konzentration von Glukose und Insulin im Blut,
- verminderte Produktion von Wachstumsfaktoren wie Insulin-like Growth-Factor (IGF).

Für das Mammakarzinom liegen über 40 Studien vor, die auf eine inverse Beziehung zwischen der Aktivität und dem Rezidivrisiko eines Mammakarzinoms hinweisen. Es zeigte sich, dass vier Stunden moderate Bewegung pro Woche mit einer Risikoreduktion von 23 % assoziiert ist und eine intensivere regelmäßige Aktivität sogar mit einer Reduktion von 47 % (Meyerhardt 2006).

Empfohlen werden mindestens 30 Minuten schnelles Gehen, Joggen oder Radfahren an mindestens fünf Tagen in der Woche, besser 45–60 Minuten. Körperliche Bewegung unter kontrollierten Bedingungen ist für PatientInnen, die dazu in der Lage sind, notwendig in allen Phasen einer Krebserkrankung: ab der Zeit zwischen Diagnosestellung und Behandlungsbeginn, während der stationären Phase, in Rehabilitation, Nachsorge und palliativen Situation. Regelmäßige Bewegung verringert die Komorbidität, macht die Therapie besser verträglich und erhöht die Lebensqualität. Sie mindert die Fatigue- und Stress-Symptomatik, steigert die Immunfunktion, regt die Blutbildung an, beugt Infektionen vor, erhält die Muskelmasse und verbessert Herz-Kreislauf-Funktionen (Baumann 2005, S. 152). Das Training sollte auf den einzelnen PatientInnen abgestimmt sein, langsam beginnen und möglichst Flexibilitäts-, Ausdauer- Kraft- und Koordinationskomponenten enthalten. Die Intensität ist abhängig von der Krebsphase, dem Trainingsziel und den Möglichkeiten der PatientInnen.

Einschränkungen zur körperlichen Aktivität während einer Krebsbehandlung sind:

- Beschwerden wie Übelkeit, Schwindel oder Erbrechen,
- akuter oder schwerer Infekt und erhöhte Körpertemperatur über 38 °C,
- Thrombozytopenie (weniger als 10 000 mg/l Blut),
- Anämie (Hb unter 8 g dl),
- koronare Herzkrankheit mit instabiler Angina pectoris,
- unzureichend eingestellter Diabetes mellitus oder unzureichend kontrollierte Hypertonie.

Derzeit gibt es einige Ansätze für spezielle Bewegungsprogramme Tumorerkrankter. Für verschiedene Patientengruppen werden derzeit Therapieziele und dazu das optimale Trainingsprogramm erarbeitet.

Literatur

Baumann F, Schüle K, Fauser A (2005) Auswirkungen von Bewegungstherapie bei und nach Knochenmark-/Stammzelltransplantation. Deutsche Zeitschrift für Onkologie 37:152–158.

Baumann FT (2008) Ausdauertraining mit Krebspatienten. In: Baumann FT, Schüle K (Hrsg.) Bewegungstherapie bei Sport und Krebs. Köln: Deutscher Ärzte-Verlag.

Calle EE, Kaaks R (2004) Overweight, obesity and cancer: epidemiological evidence and proposed mechanisms. Nature Reviews on cancer 4:579–591.

Elter T, Baumann F, Stipanov M, Heuser E, Von Bergwelt-Baildon M, Bloch W, Hallek M (2008) Is Physical Exercise Possible in Patients with Critical Cytopenia Undergoing High-dose Chemotherapy for Acute Leukaemia or Aggressive Lymphoma? Blood (ASH Annual Meeting Abstracts) 112:719.

Gesundheitsberichterstattung des Bundes (2008) Krebs in Deutschland. Berlin: Robert-Koch-Institut.

Holmes M, Chen W, Feskanich D, Kroenke C, Colditz G (2005) Physical Activity and Survival after Breast Cancer Diagnosis. JAMA 293:2479–2486.

Levin M, Varma K, Alvarez-Reeves M, Yu H (2009) Randomized Controlled Trial of Aerobic Exercise on Insulin and Insulin-like Growth Factors in Breast Cancer Survivors: The Yale Exercise and Survivorship Study. Cancer Epidemiology Biomarkers & Prevention 18:306–313.

Meyerhardt J, Giovannucci E, Holmes M, Chan A, Chan J, Colditz G, Fuchs CS (2006) Physical Activity and Survival after Colorectal Cancer Diagnosis. Journal of Clinical Oncology 24:3527–3534.

Orsini N, Mantzoros CS, Wolk A (2008) Association of Physical Activity with Cancer Incidence Mortality, and Survival: A Population-based Study of Men. British Journal of Cancer 98:1864–1869.

Schmidt M E, Steindorf K, Mutschelknauss E, Slanger T, Kropp S, Obi N, Flesch-Janys D, Chang-Claude J (2008) Physical Activity and Postmenopausal Breast Cancer: Effect Modification by Breast Cancer Subtypes and Effective Periods in Life. Cancer Epidemiology Biomarkers & Prevention 17(12):3402–3410.

Siegmund-Schultze N (2009) Onkologie: Sport ist so wichtig wie ein Krebsmedikament. Dtsch Arztebl 106(10):A-444.

Schneider CP, Höffken, K (2002) Prävention und Ernährung. Der Onkologe 3:224–233.

Thune I, Brenn T, Lund E, Gaard M (1997) Physical Activity and the Risk of Breast Cancer. NEJM 336:1269–1275.

Wolin KY, Yan Y, Colditz G, Lee I-M (2009) Physical Activity and Colon Cancer Prevention: A Meta-analysis. British Journal of Cancer 100:611–616.

22 Krebs und Sexualität: Mut zu Zärtlichkeit und Lust

Ulrike Völkel

Ob wir uns anderen Menschen anvertrauen, wenn wir in Not sind, ob körperliche Berührungen für uns eine positive, eine unterstützende Wirkung, eine hilfreiche und erstrebenswerte Bedeutung haben, ob Sexualität eine Möglichkeit für uns sein kann, Verbindung und Verbundenheit zu erleben und Lust und Lebensfreude zu spüren, ob wir eine gelassene, humorvolle Einstellung zu unserem Körper haben, … das alles hat mit unseren lebensgeschichtlichen Erfahrungen von Körperlichkeit zu tun.

Krebs ist bereits ein Tabuthema, für das Worte gefunden werden müssen und Distanz zu überbrücken ist. Eine durch die Krebsbehandlung veränderte Sexualität stellt uns vor eine weitere schwierige Aufgabe mit dem Ziel der Verständigung und des Verständnisses füreinander. Die Sexualität eines Menschen ist sein ureigenstes Produkt, einzigartig und durch sein gesamtes Leben geprägt. Und gleichzeitig leben wir unsere Sexualität bezogen auf ein Du, einen anderen Menschen mit einer eben solchen einzigartigen Ausprägung seines sexuellen Empfindens, seiner sexuellen Vorlieben und Praktiken. Die sexuelle Harmonie und Zufriedenheit eines Paares erscheint uns daher oft wie ein Geschenk, ein zufälliges glückliches Zusammentreffen von zueinander passenden Körpern. Mit einer akzeptierenden Haltung gegenüber dem Anders-Sein oder Anders-Werden der PartnerIn gelingt es Paaren, ihre Sexualität gemeinsam weiterzuentwickeln.

Wenn die Passung aber durch gravierende Veränderungen nahezu vollständig verloren geht, ist das für die Beziehung insgesamt eine besondere Herausforderung. Manche Paare, bei denen die bisher gelebte Sexualität infolge der Krebsbehandlung nicht mehr möglich ist, geben diesen Teil ihrer Beziehung auf und werten andere Verbindung stiftende Gemeinsamkeiten auf: Die gemeinsamen Kinder und Enkelkinder bieten Erfüllung, gemeinsamen Reisen und anderen Interessen wird eine größere Bedeutung für die Beziehung zugesprochen. Oft sollen die »inneren Werte« von Mann oder Frau den Verlust der gewohnten und vertrauten Sexualpraktiken quasi ausgleichen, wenn etwa nach einer Prostata-Operation sich der Penis nicht mehr erigiert oder die Vagina aufgrund einer Schamlippen-Operation verengt ist. Diese Verringerung der Bedeutung der Sexualität für die Beziehung kann eine Entlastung sein – vor allem dann, wenn die gegenseitigen Erwartungen stark voneinander abwichen und auch vor der Krebserkrankung kaum zu erfüllen waren.

Wenn beide Partner aber den Verlust von körperlicher Nähe, inniger Verbindung und der Berührung nackter Haut bedauern, dann lohnt sich ein Neuanfang. Es ist nämlich nicht nur die zufällige und miteinander entwickelte gewohnte Passung, die uns in der sexuellen Begegnung mit einem anderen Menschen glücklich sein lässt.

Mit Sanftmut, Zeit, Gelassenheit und Humor können wir den versehrten Körper des Anderen neu kennen und lieben lernen. Wir können nach und nach wieder eine annehmende, vielleicht sogar liebevolle Haltung zu unserer eigenen körperlichen Unzulänglichkeit gewinnen, wie z. B. zu entstellenden Narben, einer amputierten Brust, dem Stomabeutel oder Schweißausbrüchen aufgrund einer antihormonellen Therapie.

Womit wir uns oft selbst im Wege stehen, ist unser Wunsch nach Makellosigkeit und Unversehrtheit. Menschen schämen sich für Abweichungen von der Normalität und genügen dann ihrem eigenen hohen Anspruchsniveau nicht mehr. Wir erleben Krankheit als Kränkung, die uns in unserem Selbstwertgefühl mindert. Oft neigen wir dazu, diesen kritischen Blick, den wir auf unseren eigenen Körper haben, unserem Partner zu unterstellen. Aber keine noch so liebende PartnerIn ist in der Lage, uns diese negative Sicht auf uns selbst auszureden. Es ist unsere eigene Aufgabe, mit dem eigenen Körper Frieden zu schließen, wenn wir eine erfüllende Sexualität erleben wollen.

22.1 Den Blick auf das Hier und Jetzt ermöglichen

Wie können PsychoonkologInnen Menschen mit Krebs dazu ermutigen, ihre eigene und die partnerschaftliche Sexualität wieder zu einem bedeutsamen Bestandteil ihres Lebensgefühls werden zu lassen? Wichtig im Gesprächskontakt mit PatientInnen ist vor allem, was ich die »Erweiterung des Möglichkeitsraums« nennen möchte: Sprache anbieten für das Unaussprechliche, konkrete Wege aufzeigen für Sexualpraktiken, die bei versehrten und schmerzenden Körpern Befriedigung bringen könnten, und mit einer offenen und entspannten Haltung zu diesem Thema als TherapeutIn selbst ein gutes Modell bieten. Zum Beispiel können wir Hinweise darauf geben, dass es im medizinischen Fachhandel Dildos zu kaufen gibt, die mit ihren unterschiedlichen Größen einer Frau mit krebsbedingter Scheidenoperation erlauben, die Ausdehnung ihrer Vagina zunächst zu erspüren und dann – in Eigenregie – zu trainieren, bis sie sich an einen Geschlechtsverkehr mit ihrem Partner wieder herantraut.

Die sexuelle Wiederannäherung nach wochen- oder monatelanger Abstinenz ist meist mit viel Unsicherheit und Ängsten verbunden. Hinzu kommt eine Überlagerung des Themas Sexualität mit anderen zentralen Lebensthemen. Der Wunsch nach einer Rückkehr zur gewohnten Sexualität drückt die Sehnsucht nach der mit der Krebserkrankung verloren gegangenen Kontrolle, Sicherheit und Selbstverständlichkeit des Lebens aus. Die Erkenntnis, wie bedeutsam stabile und harmonische Beziehungen für ein Menschenleben sind, kann ein starkes Motiv sein. Außerdem kann die Sexualität – wie auch z. B. die Rückkehr in den Beruf – zu einem existentiell bedeutsamen Prüfstein werden: Wenn das wieder funktioniert, dann habe ich die Krebserkrankung überwunden! Je stärker unsere gelebte Sexualität mit Erwartungen und Ängsten überfrachtet ist, umso weniger gelingt sie uns.

Störungen der Sexualität eines Menschen mit Krebs sind möglicherweise ein Ausdruck für den

- Verlust der Sinnlichkeit, des Sich-Spürens, der Berührbarkeit (körperlich und psychisch),
- Verlust der Liebesfähigkeit und der Beziehungszuversicht (frühere Zweifel an der Qualität der Beziehung werden verstärkt wahrgenommen),
- Verlust des Gefühls für die eigene Weiblichkeit/Männlichkeit,
- Verlust des Körper-Selbst (Haarausfall, starke Gewichtszunahme aufgrund antihormoneller Therapie, behandlungsbedingte Müdigkeit, Schmerzen, unwillkürlicher Harnverlust etc.),
- Verlust der Selbstverständlichkeit des Lebens, Angst vor dem Verlust des Lebens.

Wer als PsychoonkologIn diesen vielschichtigen Hintergrund sexueller Störungen versteht und würdigt, muss nicht zwangsläufig einer KrebspatientIn gleich zu einer längerfristigen Psychotherapie raten! Aus meiner psychoonkologischen Sicht gilt es, Menschen den Blick auf das Hier und Jetzt zu ermöglichen, die heilenden Inseln im Unheil zu finden und auszubauen. Und eine solche Seele und Körper gleichermaßen besänftigende Inselerfahrung könnte ein zarter und achtsamer Neubeginn in der Sexualität sein.

Es lohnt sich in jedem Fall, Zärtlichkeit zuzulassen und eine befriedigende Sexualität zu entwickeln. Körper, Geist und Seele profitieren davon: Körpereigene Hormone werden freigesetzt, die unser Schmerzempfinden vermindern und die nervöse Aktivität und den Muskeltonus insgesamt senken. Das sogenannte »Bindungshormon« Oxytocin lässt uns Verbundenheit spüren mit dem Anderen, und auch ein Gefühl des Mit-sich-eins-Seins kann entstehen. Sexualität zieht unsere Aufmerksamkeit auf die Körperbereiche, die gerade in diesem Augenblick berührt und enerviert werden – so verblassen sorgende Gedanken und Ängste, die eben noch im Vordergrund standen. Vergangenes und Zukünftiges verliert an Bedeutung. Wir sind im Hier-und-Jetzt des Erlebens und des Lebens.

22.2 Sexualität ist ein Beziehungsthema

Sexualität ist ein Beziehungsthema: Die Beziehung zu sich selbst und die Beziehung zum Partner. Wenn die Scham vor dem Partner, der Partnerin zu groß ist und damit die Angst des Sich-zeigen-Müssens ein eventuelles eigenes Lusterleben gar nicht zulässt, dann könnte der Beginn sexueller Suchbewegungen darin bestehen, erst einmal den eigenen Körper zu erkunden: Wie fühlt sich die amputierte Brust an, die Dellen und Hügel der Teilamputation, wie weit lassen sich die Finger in die Scheide einführen, welche Creme hilft, den Verlust der Scheidenflüssigkeit auszugleichen, welche Berührungen sind angenehm/unangenehm?

Man muss nicht die Sexualität komplett aufgeben, nur weil das bisher selbstver-ständliche Funktionieren der Geschlechtsorgane verloren gegangen ist. Auch ein weich bleibender Penis lässt sich mithilfe der eigenen Hand in die Scheide einführen und kann für beide Partner lustvolle Empfindungen entstehen lassen, wenn er an diesem Ort auf Erkundung geht. Sexualität besteht aus viel mehr als aus dem Vollzug des Geschlechtsaktes. Sexualität kann eine besonders innige Form der Begegnung zweier Menschen sein, die bereit sind, sich aufeinander einzulassen, und die sich in ihren vielleicht anfangs holprigen Versuchen der Verständigung, des Mitteilens von Wünschen und vorhandenen schmerzbedingten Grenzen gegensei-tig unterstützen. Ein gemütliches Aneinander-Kuscheln zu sorgsam von Störungen freigeplanter Zeit bereitet »ein Bett« für die liebevoll-neugierige Zuwendung zu-einander. Dabei ist das sinnliche Wohlbefinden im Beisammensein bereits ein erstrebenswertes Ziel – nicht erst der Orgasmus.

Hilfreich ist dafür ein allgemeines Training der Sinne. Genüssliches Schmecken, Essen, Kochen, Tanzen, Natur erleben, Musik hören usw. trainiert die sinnliche Empfindungsfähigkeit und erweitert das Gefühl von einem lebendigen Leben. Dazu gehören auch Museumsbesuche, die den Sinn für Schönheit stärken, und Gespräche mit vertrauten Menschen, in denen wir uns gegenseitig von dem erzählen, was uns gerade berührt, und den Anderen teilhaben lassen an erlebtem Leid und ersehntem Glück.

Lust entsteht im Tun. PsychoonkologInnen können Menschen mit Krebs dazu ermutigen, auf Erkundungsreise zu ihrer Sexualität zu gehen, und ihnen dabei helfen, Sexualität wieder als Quelle eines lustvollen Lebens- und Körpergefühls erfahrbar werden zu lassen.

23   GuoLin-Qigong

Kerstin Schwabe

郭
林
新
气
功

GuoLin-Qigong ist eine in China entwickelte Übungsfolge, die zum medizinischen Qigong und damit zur Traditionellen Chinesischen Medizin (TCM) gehört und hauptsächlich bei Krebserkrankungen eingesetzt wird. Die Professorin Guo Lin, eine berühmte Malerin, stellte diese Übung aus verschiedenen daoistischen Qigong-Übungen, die sie als Kind von ihrem Großvater erlernt hatte, zusammen, nachdem sie mit knapp 40 Jahren selbst unheilbar an Krebs erkrankte und nach der sechsten Operation von ihren Ärzten mit einer ihr verbleibenden Lebenszeit von drei Monaten aufgegeben worden war. Schon nach einer relativ kurzen Zeit des Übens verbesserte sich ihr Allgemeinbefinden, ohne dass sich jedoch zunächst am Tumor-Wachstum etwas änderte. Aber nach fünf Monaten lebte sie noch immer, was ihre Ärzte verwunderte. Ermutigt durch diesen ersten Erfolg verfeinerte und ergänzte sie die Übungen und spezifizierte die Atemtechnik. Durch konsequentes Praktizieren konnte Guo Lin ihre Krebserkrankung nach ungefähr eineinhalb Jahren vollständig ausheilen. Relativ schnell begann sie, andere Menschen in diese Technik einzuweisen und sammelte so über viele Jahre Erfahrungen. Ihre »zusammengebastelte« Übung nannte sie »Neue Qigong-Übung«. Der Erfolg dieser Übung bei Krebs machte Guo Lin in ganz China berühmt. Man sagt noch heute, sie sei die Erste, die sich getraut hätte, den Krebs »zurückzubeißen«. Sie selbst lebte krebsfrei weitere 38 Jahre und verstarb 78-jährig an einem Schlaganfall. Ganz China trauerte.

Seit 1984 ist die »Neue Qigong-Übung« vom Chinesischen Gesundheitsministerium als medizinische Übung anerkannt, wird seither wissenschaftlich untersucht und erhält regelmäßig das Zertifikat als wirkungsvollste medizinische Qigong-Übung bei Krebserkrankungen. Derzeit gilt sie als einzige ausreichend erforschte, überprüfte und empfohlene Übung bei Tumorerkrankungen überhaupt.

23.1   Krebs als Folge eines Prozesses

Das chinesische Wort für Krebs heißt übersetzt »giftiger Körper« und wird in der Traditionellen Chinesischen Medizin als Folge eines Prozesses betrachtet. Aus Sicht der TCM sind viele chronische Erkrankungen das Ergebnis eines lange bestehenden Staus im Qi-Fluss (Qi kann man übersetzen mit Lebensenergie). Diese Stagnation beeinträchtigt den gesunden Ablauf aller Körperfunktionen, indem sie den harmonischen Fluss des Qi behindert und damit die Versorgung der Organe, der mentalen und psychischen Ebenen mit der lebensnotwendigen Energie nicht mehr ausreichend gewährleistet.

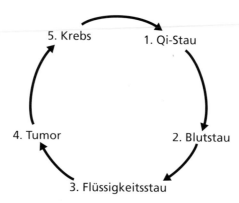

Abb. 23.1: Prozess der Tumor-Entstehung

Hält eine Qi-Stagnation über geraume Zeit an, kommt es in der Folge zu einem Blut- und Flüssigkeitsstau, der langfristig durch eine Art »Kondensation« zur Tumorbildung führt, die primär nicht bösartig sein muss (z. B. gutartige Tumore wie Myome, Zysten, Knoten etc.). Belasten andauernde, ungelöste Emotionen den Menschen und/oder besteht eine Schwäche des Immunsystems, liegt ein länger bestehender Sauerstoffmangel vor, ist die Kapillarkreislaufdurchblutung reduziert, kann Krebs entstehen. Das Qi wird dann »negativ«, die Energiestruktur verändert sich, und damit verändert sich zwangsläufig auch die materielle Organisation des Körpers. Die Zellen folgen diesem Prozess und werden bösartig, giftig.

23.2   Wirkungsweise des GuoLin-Qigong

Die Wirkungsweise des GuoLin-Qigong lässt sich aus der dahinterliegenden Medizintheorie der *Traditionellen Chinesischen Medizin* verstehen.

Neben der Theorie von Yin und Yang sind insbesondere die *Fünf Wandlungsphasen* interessant. Erde, Metall, Wasser, Holz und Feuer repräsentieren dabei Grundelemente der Natur, die mit ihren Eigenschaften und Entsprechungen auf den Menschen übertragen und mit Himmelsrichtungen, Jahreszeiten, Körperorganen, Farben, Zeiten, klimatischen Faktoren und vielem mehr in Zusammenhang gebracht werden. Mit dem Entsprechungsdenken der Fünf Wandlungsphasen werden energetische, geistige, emotionale und materielle Phänomene des Menschen erklärt.

So wird z. B. dem Holz-Element im Bereich der Medizin das Organpaar Leber/ Gallenblase mit der Emotion Wut, Ärger, unterdrückter Zorn zugeordnet. Die Himmelsrichtung ist der Osten, der für den Frühling, die aufgehende Sonne, den Beginn (des Lebens, des Tages) steht. Zu den Aufgaben dieses »Funktionskreises« gehört es vor allem, den harmonischen Fluss des Qi, der Lebensenergie, zu gewährleisten. Kann das Qi nicht ungehindert fließen, werden alle nachfolgenden Elemente nicht ausreichend mit Energie versorgt und können wiederum ihre Funktion nicht erfüllen, was in der Folge zu einer Schwäche im gesamten System führt. So hängen alle fünf Elemente miteinander zusammen, bedingen sich gegenseitig und können sich unterstützen oder aber auch schaden.

Kommt es beispielsweise durch lang anhaltenden Ärger zu einem Stau im Leber-Gallenblasen-Funktionskreis, so wird dieser Energiestau, der meist in Hitze übergeht, in den nächsten Funktionskreis »Herz-Dünndarm« abgeleitet. Da das Herz (und das Blut) wiederum die mentalen und emotionalen Aktivitäten eines Menschen beeinflussen, kann es bei der Regulation dieses Leber-Qi-Staus zu Störungen im Bewusstsein, im Gedächtnis, im Denken oder im Schlaf kommen. Schlafstörungen (besonders in der »Leberzeit« zwischen 1:00 und 3:00 Uhr), Albträume, Konzentrationsstörungen etc. können die Folge sein.

Tab. 23.1: Einige der wichtigsten Zuordnungen der Fünf Elemente

	Holz (grün)	Feuer (rot)	Erde (gelb)	Metall (weiß)	Wasser (blau/schwarz)
Yin-Organ	Leber	Herz	Milz/Pankreas	Lunge	Niere
Yang-Organ	Gallenblase	Dünndarm	Magen	Dickdarm	Blase
Emotion	Wut, Zorn	Freude	Grübeln, Sorgen	Trauer	Angst
Sinnesorgan	Auge	Zunge	Mund/Lippen	Nase	Ohr
Gewebe	Sehnen/Bänder/Gelenke	Blutgefäße	Muskeln	Haut	Knochen
Geschmack	Sauer	Bitter	Süß	Scharf	Salzig
Tageszeit (höchste Aktivität)	23:00-3:00	11:00-15:00	7:00-11:00	3:00-7:00	15:00-19:00
Klimafaktor	Wind	Hitze	Feuchtigkeit	Trockenheit	Kälte

Tab. 23.1: Einige der wichtigsten Zuordnungen der Fünf Elemente – Fortsetzung

	Holz (grün)	Feuer (rot)	Erde (gelb)	Metall (weiß)	Wasser (blau/schwarz)
Jahreszeit	Frühling	Sommer	Spätsommer	Herbst	Winter
Himmelrichtung	Osten	Süden	Mitte	Westen	Norden
Farbe	grün	rot	gelb	weiß	blau/schwarz

Bei sehr großer Hitze im Leber-Gallenblasen-Element wird auch der übernächste Funktionskreis »Erde« mit dem Organpaar Magen/Milz als »Ventil« zur Hitzeausleitung genutzt. Die Erde steht u. a. für die Umwandlung von Nahrung in Energie, sodass es bei Störungen zu Beeinträchtigungen im Verdauungstrakt kommen kann. Diese Störungen können sich als Blähungen, Appetitlosigkeit, Verstopfung, Durchfall, weicher Stuhl, Nahrungsmittelunverträglichkeiten, Ödeme, Aszites u. a. ausweisen. Wenn der Magen-Milz-Funktionskreis nun selbst gestört ist, kann er seine eigentliche Aufgabe, die Transformation von Nahrung in Energie, nur noch ungenügend bewältigen und es kommt langfristig zu einem Energiemangel mit Müdigkeit und Leistungsschwäche.

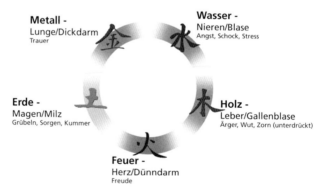

Metall -
Lunge/Dickdarm
Trauer

Wasser -
Nieren/Blase
Angst, Schock, Stress

Erde -
Magen/Milz
Grübeln, Sorgen, Kummer

Holz -
Leber/Gallenblase
Ärger, Wut, Zorn (unterdrückt)

Feuer -
Herz/Dünndarm
Freude

Abb. 23.2: Die Fünf Wandlungsphasen

Eine weitere Aufgabe der Milz ist es, das Blut zu kontrollieren. Fehlt aber aufgrund der beschriebenen Erschöpfung des Funktionskreises »Erde« Blut, so können die einzelnen Organe nicht ausreichend mit Sauerstoff versorgt werden, Kohlendioxid kann entsprechend nur ungenügend abtransportiert werden und der Organismus wird weiter geschwächt, der Mensch erkrankt. Dieser »Blutmangel« verstärkt den Energiemangel, weil dem Qi, das auf dem Blut »reitet«, weniger Transportmöglichkeit zur Verfügung steht, um zu den einzelnen Organen zu gelangen. Das Organpaar Magen/Milz ist auch dafür zuständig, die über die Nahrung aufgenommene Flüssigkeit in Energie umzuwandeln und im Körper zu verteilen. Besteht nun ein Energie-/Qi-Mangel, kommt es zu einer ungenügenden Transformation von Flüssigkeit, die sich dann, aufgrund des verlangsamten Qi-Flusses, in sog. »Schleim« kondensiert und eine Tumorbildung begünstigt. Die bei einer Qi-Stagnation meist auftretende Hitze fördert das »Eindicken« von Körper-Flüssigkeiten, sodass es in der Folge zu einer »Schleim-Hitze-Erkrankung« kommt. Viele der Krebserkrankungen kann man als »Schleim-Hitze-Erkrankung« bezeichnen. Abbildung 23.3 zeigt einige der möglichen Zuordnungen.

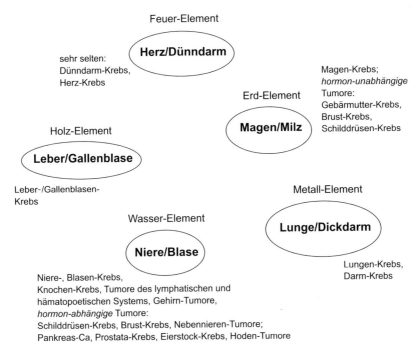

Abb. 23.3: Zuordnung von Tumoren zu den Fünf Funktionskreisen

23.3 Die GuoLin-Übung

Die GuoLin-Übung ist leicht zu erlernen und wird in der freien Natur geübt. Um den bestmöglichen Erfolg zu erzielen, sollte zweimal am Tag geübt werden. Das Vormittagsprogramm besteht aus drei Geh-Übungen, die mit der sog. Wind-Atmung kombiniert werden. Dabei korrespondiert die Atmung mit den Schritten, der Hand- und Körperhaltung. Die erste Geh-Übung dient im Wesentlichen der Einstimmung und Vorbereitung des Körpers auf die energetischen und medizinischen Wirkungen. Die zweite Form der Geh-Übung ist die »schnellste«. Hier ist die Sauerstoff-Zufuhr besonders hoch, weshalb sie von

231

den Chinesen gern »Rettungsübung« genannt wird. Der Bewegungsablauf des dritten Teils der Übung ist langsamer, dafür etwas komplexer, die Atemtechnik etwas schneller.

Ergänzt werden diese Geh-Übungen durch die sog. Stimmansatzübung. Dabei wird ein von Guo Lin speziell für Krebspatienten entwickelter Laut entsprechend der Organ-Zugehörigkeit des Tumors in einer bestimmten Anzahl getönt (dies Tönen kann auch im Anschluss an die Übung zuhause geschehen und wird dann mit einer Vorübung praktiziert). Nach der traditionellen chinesischen Auffassung gilt der Einsatz lauter Stimmübungen als zusätzlich entgiftende Methode.

Am Nachmittag folgen die sog. Punkt-Übungen. Es handelt sich dabei um ebenfalls mit der Windatmung kombinierte Geh-Übungen, die aber die einzelnen Akupunkturpunkte stärker aktivieren und insbesondere der Kräftigung des Immunsystems dienen, der Verstärkung der Entgiftungsfunktion, der Beseitigung von Qi-, Blut- und Flüssigkeitsstau (Ödeme, Lymphstau, Aszites etc.) sowie der Stärkung der Funktionskreise von Leber, Niere, Magen und Milz, die besonders wichtig sind für die körperliche Stärkung wie auch für die Beseitigung von Schwächezuständen.

Mithilfe der Windatmung nimmt man um ein Vielfaches an Sauerstoff auf und Kohlendioxid wird entsprechend gut ausgetauscht. Diese Form der Atmung verstärkt den Kapillarkreislauf und reguliert den Wärmehaushalt. Gleichzeitig werden die Organe über das Zwerchfell massiert und die Lungenaufnahmekapazität verstärkt. Mit den aufeinander abgestimmten Bewegungsabläufen wird der Fluss der Lymphe im Körper angeregt und somit die Entgiftung bis in jede einzelne Zelle gefördert. Die Blutzirkulation wird optimal unterstützt, die Organe werden dadurch ausreichend mit Nährstoffen und Sauerstoff versorgt, der Abtransport von Stoffwechselendprodukten kann besser vonstattengehen. So hat jeder einzelne Teil dieser medizinischen Übung seine bestimmte Funktion für Körper, Geist und Psyche.

Die Übungseinheiten sollten dem jeweiligen Befinden der PatientInnen angepasst werden. Während einer Chemo- oder Strahlentherapie kann das GuoLin-Qigong weiter geübt werden, eine Parallel-Behandlung stellt kein Problem dar. Im Gegenteil: Je früher man mit dem GuoLin-Qigong anfängt, umso eher kann man das Immunsystem stärken und die Nebenwirkungen anderer Therapieverfahren lindern helfen.

23.3.1 Wirkungen auf den Organismus

Steigerung der Sauerstoffaufnahme, Verbesserung der Verträglichkeit von Chemo- und Strahlentherapie: Es konnte gezeigt werden, dass die Sauerstoffaufnahme durch das regelmäßige Üben von GuoLin-Qigong erheblich verbessert wird. Wir wissen heute, dass Sauerstoffmangel ein wesentlicher Faktor für die Entstehung von Krebs und vieler anderer chronischer Erkrankungen ist. So konnte nachgewiesen werden, dass Tumore unter Sauerstoffmangel aggressiv werden, was nichts anderes heißt, als dass der Tumor schneller wächst und sich leichter ausbreitet, Metastasen bildet.

Man hat ferner herausgefunden, dass gut mit Sauerstoff versorgte Tumore effektiver mit Chemotherapie oder Bestrahlung zu behandeln sind als solche Tumore, bei denen eine »Unterversorgung« mit Sauerstoff besteht. Der Sauerstoffmangel schwächt offenbar direkt die Verteilung und Wirkung der Chemotherapeutika. Je besser also ein Tumor durchblutet, und damit mit Sauerstoff versorgt wird, desto geringer ist das Metastasierungspotential der Krebszellen, desto höher ist der Erfolg einer Behandlung mit konventionellen Methoden (Chemotherapie/Strahlenbehandlung), desto leichter kommt es zu einer Rückbildung des Tumors und desto größer ist damit die Heilungschance.

Ebenso weiß man heute auch, dass die Wirkung von Gamma- und Röntgenstrahlen sauerstoffabhängig ist. Besteht im Tumorgewebe ein Sauerstoffmangel, wird eine fast dreifach höhere Strahlendosis benötigt, um den gleichen Therapie-Effekt zu erzielen. Ähnlich verhält es sich mit der verbesserten Wirksamkeit bei der Chemotherapie mit sauerstoffabhängigen Zytostatika, wie z. B. Anthrazykline, Zyklophosphamid und Bleomycin.

Das *GuoLin-Qigong* hilft sowohl aufgrund der speziellen Atemtechnik als auch der Bewegungen während der Übung dabei, mehr Sauerstoff aufzunehmen als beim normalen Gehen im Freien. Durch die Geh-Übungen wird das Zwerchfell gelockert, massiert und entspannt, sodass sich die Lunge besser ausdehnen und damit mehr Sauerstoff aufnehmen kann. Der Herz- und Lungenfunktionskreis wird gestärkt. Die erweiterte Beweglichkeit des Zwerchfellmuskels um nur 1 cm bewirkt eine Zunahme von 270 ml eingeatmeter Luft. Durch regelmäßiges Üben bei richtiger Bewegung und Atmung kann sich das Zwerchfell bis zu 9 cm weiter nach unten ausdehnen. Die bessere Verträglichkeit von Chemo- und Strahlentherapie während des regelmäßigen Übens wird durch die erhöhte Sauerstoffaufnahme erklärbar.

Normalisierung der Blutwerte, Stärkung des Immunsystems: Wir wissen heute, dass eine Anämie bei Krebspatienten durch den Tumor selbst oder durch die gegen den Krebs eingesetzte Chemo- und Strahlentherapie entstehen kann. Ebenso verringern sich die Leukozyten therapiebedingt oft drastisch. Je weniger rote Blutkörperchen (Erythrozyten) aber vorhanden sind, desto schlechter ist die Sauerstoffversorgung im Körper. Je weniger weiße Blutkörperchen (Leukozyten), desto schlechter ist die Abwehrlage.

Durch die *GuoLin-Qigong-Übung* wird insbesondere der Nierenfunktionskreis stimuliert. Die Niere ist aus chinesischer Sicht u. a. für das Knochenmark und damit für die Blutbildung verantwortlich. Durch das »massierende Bewegen« der Nierengegend während des Gehens wird über den Nierenfunktionskreis das Knochenmark stimuliert und es kommt zur Regulation der roten und weißen Blutkörperchen bei Anämie oder Leu-kopenie (Verminderung der roten oder weißen Blutkörperchen). Da der Nierenfunktionskreis ebenfalls große Teile des Immunsystems »verwaltet«, hat das regelmäßige Üben eine Stärkung der Immunzellen zur Folge, was auch den Rückgang der Tumor-Marker begünstigt.

Verbesserung der Kapillarkreislaufdurchblutung: Das *GuoLin-Qigong* fördert durch eine Verbesserung des Qi-Flusses und der damit verbundenen Unterstützung der für das Blut und die Gefäße zuständigen Funktionskreise die Durchblutung im

Kapillarkreislauf sowie die Ausbildung neuer Kapillargefäße und sorgt so für eine bessere Versorgung der Gewebe mit Sauerstoff.

Förderung der Entgiftung: Während des Übens werden die ausscheidenden und die für die Entgiftung zuständigen Organe Leber, Gallenblase, Darm und Blase angeregt. Die Lymphtätigkeit wird aktiviert und trägt somit zur Entgiftung bei.

Lösung emotionaler Blockaden: Interessanterweise löst das GuoLin-Qigong auch emotionale Blockaden. Wie wir aus der Psycho-Neuro-Immunologie wissen, können psychische Faktoren ein Krankheitsgeschehen in beide Richtungen beeinflussen. Emotionen haben direkten Einfluss auf das Qi, unsere Lebensenergie. Wie **Abbildung 23.2** zeigt, ordnet man die verschiedenen Emotionen bestimmten Organen bzw. deren Funktionskreisen zu. So schaden beispielsweise Stress, Schock und Angst dem Nieren- und Blasen-Funktionskreis, Ärger, Wut, Ungeduld machen die Leber krank, Kummer und Traurigkeit schwächen Lunge und Dickdarm, Sorgen und übermäßiges Grübeln schädigen Magen und Milz.

Ferner besagt die chinesische Lehre, dass Hass, Neid, Rache und andere negative Emotionen die Qi-Struktur verändern, das Qi giftig werden lassen. Ein Zuviel an negativen Emotionen über einen langen Zeitraum bringt Qi und Blut durcheinander und treibt Yin und Yang auseinander.

Das regelmäßige Üben von Qigong bringt Ruhe in die Emotionen, leitet negatives Qi ab, führt positive Energie zu und unterstützt damit den Gesundungsprozess. Durch die harmonischen Bewegungen im *GuoLin-Qigong* werden die einzelnen Organe »massiert«, die mit diesen Organen vergesellschafteten Emotionen werden so »bewegt«, erlebbar und einer bewussteren Auseinandersetzung zugänglich. Der psychische Zustand der PatientInnen verbessert sich und stärkt auf diese Weise wiederum das Immunsystem.

Verbesserung des Allgemeinbefindens: Erfahrungen zeigen, dass es den meisten PatientInnen schon nach kurzer Zeit deutlich besser geht. Sie fühlen sich wohler, leistungsfähiger und aktiver. Das Selbstvertrauen, aktiv etwas für die Gesundung tun zu können, stärkt gleichfalls. Der Schlaf reguliert sich, der Appetit bessert sich meist und auch die psychische Verfassung ändert sich zum Positiven. Die PatientInnen haben oft weniger Ängste und sind emotional stabiler. Insbesondere wird immer wieder betont, dass die größere Naturanbindung das »Bei-sich-Ankommen« fördert und Zeit und Raum gibt, sich eigenen wichtigen Dingen zu widmen. So wird auch, wie bereits erwähnt, die Chemo- und Strahlentherapie aufgrund der erhöhten Sauerstoffaufnahme besser vertragen. Die PatientInnen fühlen sich weniger schlapp und erschöpft, die Übelkeit kann positiv beeinflusst werden.

23.3.2 »Nebenwirkungen«/Reaktionen

Da es sich um eine medizinische Übung handelt, können verschiedene Wirkungen eintreten: Kribbeln, leichtes Schwellungsgefühl der Hände oder der Haut, vermehrter Hunger, vermehrtes Wasserlassen sind Zeichen dafür, dass das Qi arbeitet und brauchen nicht zu beunruhigen. Diese Wirkungen treten nur kurzfristig in der

Anfangszeit des Übens auf. Eine Kälte der Finger ist meist »Symptom« eines schwachen Kapillarkreislaufs.

Trüber und eventuell riechender Urin, selten Durchfall, komischer Geschmack, dicker Zungenbelag, vermehrtes Schwitzen, Schweißgeruch und verstärkte Müdigkeit sind meist Zeichen der Entgiftung, insbesondere nach Chemotherapie.

In der Regel werden Schlaf und Appetit schnell und deutlich besser. Die anfängliche Müdigkeit wird ersetzt durch mehr Vitalität, größere Leistungsfähigkeit und ein besseres Allgemeinbefinden.

Insgesamt lässt sich sagen, dass das GuoLin-Qigong mit seinem Wirkungsspektrum eine realistische Chance zur Behandlung bösartiger Erkrankungen bietet und bei richtig erlernter Technik nebenwirkungsfrei ist.

Das GuoLin-Qigong ist eine aktive Methode, bei der die PatientInnen ihr Leben in die Hand nehmen und eigenverantwortlich an der Gesundung mitarbeiten. Um die Wirkungen des GuoLin-Qigong voll auszuschöpfen, den Sauerstoffgehalt im Blut optimal anzuheben, das Immunsystem zu stärken und das Qi im Körper gut fließen zu lassen, ist es Ziel, die Übung im Laufe der Zeit auf täglich insgesamt ca. 2,5 Stunden auszudehnen. Viele Menschen erschrecken bei dieser Zeitangabe. Betroffene, die regelmäßig über einen langen Zeitraum geübt haben, wollten schon nach kurzer Zeit diesen Aspekt ihres persönlichen Einsatzes im »Kampf« gegen die Erkrankung nicht mehr missen und wurden in der Regel belohnt für ihr Durchhaltevermögen. Nach wenigen Monaten des Übens hatte sich nicht nur ihre Lebensqualität verbessert, sondern es normalisierten sich auch die Laborwerte, Tumor-Marker sanken, die psychische Verfassung verbesserte sich und Tumore verkleinerten sich oder verschwanden gar.

23.4   Noch eine Bitte ...

Das sich hinter den einzelnen Übungen verbergende Wissen der chinesischen und westlichen Medizin ist sehr komplex und nicht ohne weiteres erkennbar. Dennoch muss sehr sorgfältig und verantwortungsvoll mit diesen medizinischen Übungen umgegangen werden. *Lassen Sie sich diese Übungen deshalb nur von im GuoLin-Qigong ausgebildeten Lehrern beibringen!* Andernfalls sparen Sie vielleicht Geld, aber was Sie sich dabei aneignen, ist oft ungenau, weil das für den Erfolg der Übung nötige Hintergrundwissen nicht beherrscht und weitergegeben wird und dadurch die Qualität der Übung leidet, unter Umständen kann sogar Schaden angerichtet werden.

Literatur

Adams B (2001) Wenn erst einmal Luft an den Krebs kommt ... oder die Frage: Warum wird Krebs immer aggressiver? (http://www.uni-protokolle.de/nachrichten/id; Zugriff am 28.03. 2009).

Goldmann-Posch U, Martin R (2009) Über-Lebensbuch Brustkrebs: Die Anleitung zur aktiven Patientin. 4. Aufl. Stuttgart: Schattauer.

Kaptschuk T (1983) Das große Buch der Chinesischen Medizin. München: Barth.

Maciocia G (1997) Die Grundlagen der Chinesischen Medizin. Kötzting: VGM.

Schwabe K (2006) Das Handbuch zur Ernährung nach den Fünf Elementen. Qy-Mittelberg: Joy.

Simm M (2009) Mit Sauerstoff gegen den Krebs (http://www.simmformation.de/html/krebs.¬ html; Zugriff am 28.03.2009).

Vaupel P, Briest S, Höckel M (2002) Hypoxia in breast cancer: pathogenesis, characterisation und biological therapeutics implications. Wiener Med. Wochenschrift 152:334–344.

Wiehl M (2002) Sauerstoffversorgung des Tumors hat Einfluss auf die Brustkrebsbehandlung (http://www.innovations-report.de/html/berichte/medizin_gesundheit/bericht-11342.html; Zugriff am 28.03.2009).

24 Mit Feldenkrais Körper und Psyche ermutigen: Die bewusste Körperwahrnehmung in den Alltag integrieren

Gabriele Schilling

24.1 Die Feldenkraismethode

Die Feldenkraismethode ist nach ihrem Entwickler, dem aus Israel stammenden Physiker Moshe Feldenkrais (1904 bis 1984) benannt. Sie ist eine körperorientierte Lernmethode. Feldenkrais war der Überzeugung, dass das Erlernen körperlicher Bewegungsmuster mit psychischen Reaktionsmustern verbunden ist. Bewegungsabläufe sollen wie unbewusst optimiert werden und somit den Alltag erleichtern. Mithilfe von Bewegungen werden Lernprozesse aktiviert, die helfen, Fehlhaltungen zu erkennen und das Bewegungsmuster zu verbessern. Feldenkrais meint nicht nur die Verbesserung der kognitiven Fähigkeit, er fragt insbesondere nach in der Lebensgeschichte erworbenen Mustern von Erleben und Verhalten. Daraus ergibt sich, dass das Zusammenwirken von Feldenkraisarbeit und psychotherapeutischen Arbeitsweisen eine kreative und sich ergänzende Methodenkombination bilden kann. Beide Ansätze können Handwerkszeug vermitteln, das es Menschen in besonderen Krisensituationen ermöglicht, ihre Balance wiederzufinden. Bei der Arbeit mit Feldenkrais erreichen wir, durch Selbstbeobachtung unsere Lernbereitschaft im Nervensystem zu stimulieren. Dadurch empfinden wir den Lernprozess als sinnliche Erfahrung. Wir verstehen unsere Verhaltensweisen auf körperlicher, geistiger und psychischer Ebene besser. Feldenkrais entwickelte zwei Anwendungen:

- ATM, Awareness Through Movement, d. h. Bewusstheit durch Bewegung und
- FI, Functional Integration, d. h. funktionale Integration.

ATM wird sowohl in der Gruppe als auch einzelnen Personen verbal vermittelt. Zum Einsatz kommen sog. Lektionen, die eine Serie von Variationen eines Bewegungsmusters beinhalten. Bei den Bewegungsmustern handelt es sich um Koordinationsübungen, die auf die Körperwahrnehmung aufbauen. Zum Teil greifen die Übungen auf frühkindliche Entwicklungsstufen zurück. Die sensomotorische Entwicklung des Kindes ist der Pfad, der verfolgt wird, um zu verstehen, wie Körper und Gehirn zusammenarbeiten. Es geht darum, die bewusste Körperwahrnehmung anzusprechen und zu verbessern, bis sie unbewusst in das Bewegungssystem übernommen wird. Auch regen die Lektionen dazu an, das individuelle Selbstbild zu überdenken, neue Möglichkeiten von Bewegung auszuprobieren, d. h. neugierig mit der Bewegung auf Entdeckungsreise zu gehen.

FI wird Einzelpersonen non-verbal vermittelt. In dieser Arbeit entsteht ein Austausch zwischen SchülerIn und LehrerIn. Erkennt die LehrerIn Fehlhaltungen oder Bewegungseinschränkungen, kann sie mithilfe von geführten Bewegungen Lernprozesse aktivieren. Durch Berührung werden Impulse dort gesetzt, wo keine Bewegung stattfindet – der SchülerIn hilft dies, Fehlhaltungen zu erkennen und das Bewegungsmuster zu optimieren. Durch FI kann sich eine Verbesserung der Selbstorganisation ergeben, da Körper und Geist lernen, sich neu bzw. leichter zu orientieren.

ATM wie auch *FI* bieten Einsicht darein, wie Menschen ihren Körper und ihr Gehirn koordinieren. Über die bewusste körperorientierte Bewegung können wir lernen, unsere Bewegungsmuster zu verfeinern, um zu kräftesparenderen Handlungen im Alltag zu gelangen und gar parasitären Bewegungen den Garaus zu machen.

24.2   Für wen eignet sich Feldenkrais?

Die Feldenkraismethode ermöglicht, das wechselseitige Spiel von Körper und Gehirn neu zu ordnen. Dabei gibt es keine Grenzen bezüglich des Alters, kranken oder gesunden Menschen. Kinder lernen, durch die sensomotorische Arbeit ihre Konzentration zu steigern. Ältere Menschen erhalten über die Experimentierfreude bei der Feldenkraisarbeit ihre Beweglichkeit. Kranken Menschen hilft die Methode, die Balance wiederzufinden und das angegriffene Selbstbild in ein positives zu verwandeln.

Mit der Feldenkraismethode wird auch bei posttraumatischen Belastungsstörungen gearbeitet. Susanne Bleick zitiert eine Beobachtung des bekannten Traumatherapeuten Ulrich Sachsse: »Für komplex traumatisierte Patientinnen hat sich uns die Feldenkraisarbeit besonders bewährt. Die hirnorganische Grundlagenforschung von Frau Prof. Dr. Eva Irle hat ergeben, dass die sensomotorische Raumorientierung im Parietallappen des Gehirns bei diesen Patientinnen meist gestört ist. Die Behandlung gerade dieser Störungen ist kompliziert und darf keine traumabezogenen Erinnerungen triggern. Mit Feldenkrais ist eine rationale Körperarbeit möglich, die nicht triggert« (Bleik 2008, S. 15).

Eingesetzt wird die Feldenkraismethode auch in der Psychoonkologie. Die Methode kann KrebspatientInnen eine unterstützende Hilfe sein, um wieder Vertrauen in den eigenen Körper zu bekommen. Die Herangehensweise verläuft so, dass die Aufmerksamkeit in einer Lektion zunächst auf den gesunden Teil des Körpers gelenkt wird, da nach einer Krebserkrankung die Defizite viel deutlicher wahrgenommen werden. Damit wird die Bildung eines positiven Körperbildes unterstützt, die Wahrnehmung vermehrt auf Funktionen gerichtet, die nicht eingeschränkt sind, und schließlich werden die eigenen Kraftquellen, sog. Ressourcen aktiviert. Indem der gesamte Körper und die Atmung in die Bewegung mit einbezogen werden, können Spannungen ausgeglichen und Ungleichgewichte gelindert werden. PatientInnen lernen ihre Kraft besser zu verteilen, sich ökonomischer zu bewegen und bringen damit allmählich immer mehr Leichtigkeit in den Alltag und empfinden mehr Lebensqualität.

Aus eigener Erfahrung weiß ich, wie sehr mir die Feldenkraismethode nach meiner Brustkrebsoperation geholfen hat, Fallen zu erkennen, die sich nach dem Eingriff auftaten, wie z. B. das Annehmen von Schonhaltungen. Ich illustriere dies an zwei Beispielen.

Erfahrungsbeispiele

Nach meiner Brustkrebsoperation im Bett liegend hat mir folgende Übung Bewegungsfreiheit in den Schultergelenken gebracht: Beide Arme zur Seite hin ausstrecken, die Hände zu Fäusten geballt. Die Fäuste einmal nach oben drehen und einmal nach unten drehen. Durch die Drehung aufwärts und abwärts spürte ich Bewegung in den Schultergelenken, spürte, wie meine Schulterblätter sich zusammen und auseinander bewegten. Allmählich, als ich das Gefühl von Bewegung nach meinem operativen Eingriff wiedererlangt hatte, begann ich mit dem Drehen der Fäuste bei ausgestreckten Armen zu experimentieren. Drehte eine Hand aufwärts, während ich die andere Hand abwärts drehte, machte die Drehungen mal größer, mal kleiner und verfolgte, wie die Bewegung zusammen mit meiner Genesung an Leichtigkeit und Fluss gewann.

Die Feldenkraislektionen haben mir geholfen mutiger zu werden, indem ich versucht habe, meine Grenzen zu erweitern und sie neu zu stecken. Die größere Bewusstheit meines Körpers half mir, mich auf mich selbst zu konzentrieren und Irritationen durch viele wohlgemeinte Ratschläge zu vermeiden.

Wie sich durch Vordenken wieder Bewegungsfreude einstellt: Als ich bemerkte, dass ich durch die Operation in einigen Bewegungen eingeschränkt war, versuchte ich, die gewünschte Bewegung an der gesunden Stelle auszuprobieren. Dann übertrug ich die Erfahrung auf die eingeschränkte Körperstelle und dachte die Bewegung zunächst nur. Mit Konzentration und vorsichtigem Ausprobieren gelang es mir, durch die gedachten Impulse in Bewegung zu kommen. Es kam mir so vor, als hätten sich diese Körperbereiche von dem Schreck abgewandt und sich an ihre Beweglichkeit von vor dem Eingriff erinnert. Die Feldenkraismethode war mir eine treue Begleiterin während des Krankenhausaufenthaltes, die mir bei meiner Neuorientierung mit der Krankheit geholfen hat, meinen Weg zu finden.

Die folgenden vier Beispiele der kleinen Reorganisationen eröffnen die Möglichkeit, mit sich selbst auf Entdeckungsreise zu gehen und im Alltagsund Berufsleben Momente ganz allein für sich zu finden.

24.3 Bewegungsbeispiele für die bewusste Körperwahrnehmung und zur Integration in den Alltag

Optimale Bedingungen zur Erreichung einer Übungssituation sind:

- Erforschend und spielerisch vorgehen mit einer Portion von Neugier.
- Nach Bewegungsalternativen suchen und mit Variationen experimentieren.
- Bewegungsimpulse aussenden durch das Vordenken von Bewegungen.
- Auf die persönliche Körperwahrnehmung eingehen und die Grenzen respektieren.
- Auf den Bewegungsfluss achten. Je fließender und kräftesparender eine Bewegung verläuft, umso leichter ist sie und wird gerne zu Verbesserung der Alltagsbewegungen integriert.

Wir beginnen eine Lektion immer mit einer kurzen Zeit des achtsamen Innehaltens. Fragen uns, in welcher Stimmung wir sind und ob wir offen sind für neue Entdeckungen an unserem Körper. Eine Hilfe, um sich auf den eigenen Körper zu konzentrieren, ist, den Atem wahrzunehmen und den Atemrhythmus in die Bewegung mit hineinzunehmen.

Die Beckenschaukel: Setze dich aufrecht auf einen Hocker oder einen Stuhl mit harter Auflage, spüre beide Fußsohlen ganz auf dem Boden und lege deine Hände auf die Oberschenkel. Kippe dein Becken im Ausatmen zum Kreuzbein, beobachte, wie dein Rücken rund wird, sich dein Kopf senkt und deine Augen zum Boden blicken. Im Einatmen kippe dein Becken nach vorn zum Schambein und bemerke, wie sich dein Rücken aufrichtet, sich dein Kopf hebt und deine Augen zur Decke blicken. Wiederhole einige Male die Bewegung, bis sie dir vertraut ist und sie leicht und fließend läuft. Danach nimm deinen Atemrhythmus in die Bewegung mit hinein und beobachte, ob sich die Qualität beim Schaukeln vor und zurück verbessert. Jetzt, wo du vertraut bist mit der Bewegung, beginne mit ihr zu experimentieren, mache sie mal langsamer, mal schneller, mal größer, mal kleiner und finde deine Variation, die für dich die sympathischste ist.

Die Beckenschaukel in Rückenlage: Lege dich in Rückenlage auf den Boden, auf eine nicht zu weiche Unterlage, und strecke deine Beine aus. Beobachte, wie du liegst, an welchen Stellen dein Körper Kontakt zum Boden hat und an welchen Stellen nicht. Jetzt stell deine Füße auf, spüre beide Fußsohlen auf dem Boden, lege die Arme entlang des Körpers. Kippe dein Becken im Ausatmen kopfwärts und danach im Einatmen fußwärts. Wiederhole das Kippen deines Beckens wieder so lange, bis sich die Bewegung fließend und leicht anfühlt. Während du dich so bewegst, bemerkst du, wie deine Lendenwirbel den Boden berühren und sich dann wieder vom Boden abheben? Spürst du, wie sich dein Kopf mitbewegt und wie dir deine Augen helfen, die Bewegung zu verbessern, indem du sie in die jeweilige Richtung mit- bzw. vorschickst? Strecke dich aus, ruh dich aus und beobachte dabei deine Auflage. Können deine Rückenmuskeln loslassen und kommt dir dein

Rücken breiter vor als zu Anfang? Dann nimm die Bewegung wieder auf, jetzt, wo sie dir vertrauter geworden ist, kannst du beginnen, mit ihr auf Entdeckungsreise zu gehen. Abschließend schau dir mit deinem inneren Auge deinen Rücken an, steh über die Seite auf und fühle dich im Stehen und im Gehen.

Beckenwalzer: Setze dich aufrecht auf einen Hocker oder Stuhl mit harter Sitzfläche, spüre deine Fußsohlen auf dem Boden und lege deine Hände auf die Oberschenkel. Hebe die rechte Beckenhälfte von der Sitzfläche ab und danach im Wechsel die linke. Wiederhole die Bewegung so oft, bis du das Gefühl bekommst, sie leicht und fließend zu machen. Beobachte während du die Bewegung ausführst, wie sich dein Kopf in die Bewegung einfügt, was deine Schultern machen, wie dein Oberkörper auf die Beckenbewegung reagiert. Nach einer Weile versuche die Bewegung schneller zu machen, bis du beginnst, mit Becken und Oberkörper zu tanzen. Lege zwischendurch kleine Pausen ein, entspanne dich und versuche danach wieder in die Bewegung zu kommen.

Sich selbst umarmen: Setze dich aufrecht auf einen Stuhl, fühle deine Fußsohlen auf dem Boden, umfasse mit deiner rechten Hand die linke Schulter und danach mit deiner linken Hand die rechte Schulter. Die Arme liegen überkreuzt, der linke Arm auf dem rechten. Hebe jetzt deine Arme im Einatmen in Schulterhöhe an und lass sie dann wieder im Ausatmen sinken. Wiederhole die Bewegung mehrere Male in deinem Atemrhythmus, bis sie dir vertraut geworden ist. Jetzt beginne auszuprobieren, wie weit du deine Arme über die Schulterhöhe hinaus heben kannst, suche deine eigene Grenze, wo dir die Dehnung noch als angenehm erscheint. Spürst du die Streckung in deinem Brustkorb, wie durch die Bewegung mehr Raum entsteht für deinen Atem? Nach einer kleinen Pause lege die Arme so überkreuz, dass der rechte Arm auf dem linken liegt, und wiederhole die Bewegung. Vielleicht wirst du feststellen, dass sich durch die veränderte Armhaltung die Bewegung fremd anfühlt. Versuche, die Bewegung angenehm, leicht und fließend im Rhythmus deines Atems zu gestalten.

Weiterführende Informationen

Feldenkrais-Gilde Deutschland e.V. Jägerwirtstr. 3, 81373 München karin-kohler@feldenkrais.de

Literatur

Bleick S (2008) Wenn der Körper Angst auslöst. Feldenkraisforum 61:15. Feldenkrais M (2000) Bewusstheit durch Bewegung. Frankfurt a. M.: Suhrkamp.

25 Einführung in zapchen – Entwicklung von Wohlbefinden inmitten von allem, was ist: Sanfte Übungen mit dem Körper aus tibetisch/westlichen Heilweisen

Cornelia Hammer

25.1 »Wohl-Sein« als Ressource

Eine Einführung in eine Körperarbeit, die das »Wohl-Sein« (well-being) unterstützt, mag im Zusammenhang mit so schwerwiegenden Belastungen, wie sie eine Krebserkrankung mit sich bringt, geradezu befremdlich wirken. Wie soll es möglich sein, inmitten von Unsicherheit, tiefen Ängsten, großen körperlichen und seelischen Belastungen und zumindest zeitweise großen Veränderungen im Alltag, sich dem »Wohl-Sein« zuzuwenden? Es geht hier nicht um »so tun, als ob alles in Ordnung wäre« oder »wenn ich nur positiv bin, wird alles gut«. Es geht um eine Hinwendung zum Potential, sich so gut wie möglich zu fühlen in jeder Herausforderung, die das Leben mit sich bringen mag und um die Unterstützung der uns zur Verfügung stehenden Heilkräfte. Inmitten von schwierigen Erfahrungen und Belastungen stellt sich umso dringender die Frage, wie es möglich sein kann »Wohl-Sein« (well-being) zu erleben und immer wieder zu bestärken. Denn gerade das eigene Wohlgefühl ist die Kraftquelle, die es ermöglicht, schwierigste Situationen zu bewältigen und Selbstheilungskräfte zu mobilisieren.

Dass »Wohl-Sein« (well-being) eine erlernbare Möglichkeit ist, zeigt immer deutlicher auch die neurobiologische Forschung, z.B. um Prof. Richard Davidson an der Universität von Wisconsin-Madison (Davidson & Begley 2012).

25.2 Was ist Zapchen?

Zapchen (gesprochen: zaptschen) ist ein tibetisches Wort für spontan, ungehindert oder auch dafür, über eine Grenze zu gehen. *Zapchen* ist eine körperbezogene Arbeit, die entwickelt wurde von Julie Henderson aus dem Wissen und Können westlicher Körperpsychotherapie, Hypnotherapie, den Erkenntnissen der Neurobiologie und dem jahrhundertealten Erfahrungswissen des tibetischen Vajrayana-Buddhismus über die Körper-Geist-Einheit. Daraus ist eine Übungsweise entstanden, die in ihrer Schlichtheit ihre profunden Grundlagen nur selten durchscheinen lässt, und die sich in vielfältiger Hinsicht an die Bedingungen und Bedürfnisse der Übenden anpasst. In einfachen, leicht durchzuführenden Grundlagenübungen wird auf das zurückgegriffen, was wir schon als Kinder getan haben, um uns gut, beweglich und frei zu fühlen. Die dem Körper angeborenen und innewohnenden Selbstregulationsmechanismen werden damit (wieder) zugänglich gemacht. Das heißt, dass im Üben auf Vertrautes und damit bereits zerebral Repräsentiertes zurückgegriffen wird. Daran lässt sich anknüpfen, wenn wieder neu das Erleben von Stabilität, Balance und Wohlgefühl bestärkt wird. Im fortschreitenden Üben wird die direkte Kommunikation mit komplexen Körperstrukturen geübt, z. B. mit Organen, dem Immunsystem, der Hormonregulierung und der Stressregulation, mit dem Ziel, eine Ausbalancierung zu erreichen. Achtsamer Grenzrespekt und wohlwollende Entdeckung und Integration eigener Ressourcen der Selbstregulation sind wesentlich in der Übungsweise. Es wird möglich, Ängste, Spannungen und Belastungen anzuerkennen, diese sich aber nicht beliebig ausbreiten zu lassen, sondern inmitten schwieriger Situationen das Bestmögliche für sich selbst zu tun.

25.2.1 Körper-Bewusstheit

In den Übungen des *Zapchen* wird es möglich, allmählich Körper-Bewusstheit und Achtsamkeit für die Impulse des eigenen Körper-Seins zu entwickeln. Unser Körper-Sein als Bewusstheit zu erleben, als Präsenz, die alle Strukturen durchdringt, ist ungewohnt in unserer westlichen Kultur, in der wir am stärksten mit unserem Verstand, unserem Denken identifiziert sind und unseren Körper immer wieder als ein Anhängsel erleben, einen »Sack voller Organe«, der erst durch »Funktionsstörungen« und damit durch Krankheiten in unser Bewusstsein drängt.

Das Erleben des Körpers als Bewusstheit verfeinert die Achtsamkeit für das eigene Befinden und unterstützt ein Wahlvermögen, eine vergrößerte Flexibilität in den eigenen Reaktionen auf Lebenssituationen.

25.2.2 Basisübungen und Übungsweise

Die Basisübungen, wie z. B. Seufzen und Gähnen, sich Strecken und Schaukeln, Wippen und Hocken, sind eine Einladung, zu basalem Wohlgefühl zurückzukehren. Die Übungen unterstützen die Pulsation im Körpergeschehen, die Beweglichkeit der Diaphragmen, die Beweglichkeit der Körperflüssigkeiten (Blut, Lymphe, zerebrospinale Flüssigkeit), sie erhöhen die Serotoninproduktion, helfen Muskeln und Gelenke zu entspannen, befreien Atem und Stimme. Während des Übens wird immer wieder eingeladen zu kleinen Nickerchen. Diese Nickerchen ermöglichen dem Körper zu integrieren, was zuvor gelernt wurde, und sie sind der Weg, die Übungen nicht als weitere Aufgabe und Anstrengung zu erleben, sondern als eine Einladung, aus dem Stressprogramm wirklich auszusteigen. In angeleiteten Gruppen oder auch in Einzelbegleitung entsteht allmählich eine erste Vertrautheit mit den Übungen. Dabei wird z. B. zunächst dazu eingeladen, im Stehen einen feinen Schüttelrhythmus für den Körper zu finden und mit Achtsamkeit dieses Wippen sich in alle Körpersysteme ausbreiten zu lassen. Dieses Wippen stimuliert den Stoffwechsel und erhöht die verfügbare Energie – es vitalisiert, wenn man erschöpft oder träge ist und lockert, wenn man sich starr fühlt. Eine weitere wesentliche Übung ist das Gähnen, das unter anderem hilft, den Fluss der zerebrospinalen Flüssigkeit ins Gleichgewicht zu bringen und das die Serotoninproduktion im Gehirn anregt. Übungen wie »Pferdeschnauben«, »Welt absetzen«, »Komisch Sprechen« (Henderson 2005) unterstützen neben den direkt körperlichen Wirkungen auch die Lockerung verkörperter psychischer Gewohnheiten, wie z. B. die Gewohnheit, sich zu kurz gekommen zu fühlen, überverantwortlich zu sein oder immer das Schlimmste zu befürchten. Es wird immer wieder zu PartnerInnen- übungen eingeladen, die anleiten, in achtsamem und respektvollem Kontakt gegenseitig Wohlbefinden zu unterstützen. Die wichtigste Regel dabei ist, nur das zu tun, was man tun möchte. Übungsanweisungen sind immer Einladungen, und die Übenden lernen, auf die eigenen Wünsche und Bedürfnisse genau zu achten.

25.2.3 Summen als Übung

In den Körper summen, ist wesentlicher Bestandteil der *Zapchen*-Übungsweise. Beim Summen wird eine selbst erzeugte pulsierende Schallwelle durch alle Körperge- webe geschickt, die dabei feine Vibration erzeugt. Durch gerichtete Aufmerksamkeit können einzelne Körperbereiche gezielt »berührt werden«. Nachdem man sich daran gewöhnt hat durch den Körper zu summen, kann mit liebevoller, wohlwol- lender Intention z. B. in das Zentralnervensystem gesummt werden, das Immun- system summend gestärkt werden oder auch bis in die Zellebene heilsame Hinwen- dung geschehen. Für das Summen wie auch für die anderen Übungen des *Zapchen* gilt, dass Beschreibungen nur eine kleine Annäherung an das Üben sein können, gewissermaßen eine Einladung. Die Übungsweise lebt von der direkten Erfahrung. Die Beschreibung ist sozusagen das Rezept einer Torte, der Geschmack der Torte erschließt sich den Sinnen aber erst beim wirklichen Essen. Julie Henderson hat über die Wirkungsweise des Summens und die möglichen Übungen ein ganzes Buch ver- öffentlicht (Henderson 2007). Ist das Summen eingeübt, kann es darüber hinaus in vielen Situationen hilfreich sein. In medizinischen Behandlungssituationen kann Summen angstmindernd und spannungslösend wirken. Traumatisierte Menschen machen z. B. die Erfahrung, dass Summen sie aus Flashbacks in die Gegenwart zu- rückführt, es kann beim Einschlafen helfen und auch zur Schmerzlinderung beitra- gen. In den Körper summen, heißt, sich dem Körper-Sein auf wohlwollende Weise zuzuwenden. Summen erinnert den Körper an die kleinen Möglichkeiten des Los- lassens, des Erweiterns, des Entspannens. Jede angespannte Situation, in der man sich befindet, lädt Geist und Körper ein, sich mit anzuspannen. Dem kann man mit einer geschickten Einladung zur Entspannung begegnen. Wirkungen des Summens, die weit über das leicht Beschreibbare hinausgehen, können nur selbst erfahren werden.

25.3 Zapchen in der Onkologie

Das Wohlbefinden zu unterstützen, Zentrierung und Balance zu fördern, Stress abzubauen und das Immunsystem zu stärken, sind Möglichkeiten, die in jeder

Lebenssituation hilfreich sind. Sie sind es auch und besonders für Menschen, die von Krebserkrankungen betroffen sind und für Menschen, deren nahe Verwandte oder Freunde erkrankt sind.

Zugleich hat sich *Zapchen* auch für alle Menschen, die im onkologischen Bereich arbeiten, als eine höchst hilfreiche und wirkungsvolle Übungsweise zur Selbstfürsorge und Psychohygiene bewährt.

25.3.1 Zapchen für an Krebs Erkrankte und die sie begleitende Menschen

In der Gruppe machen erkrankte Menschen für sich allein oder auch zusammen mit PartnerInnen oder FreundInnen die Erfahrung, wie das Füreinander-da-Sein ohne Anstrengung gestaltet werden kann, wie es möglich ist, sich gegenseitig zu unterstützen und es sich dabei »wohlergehen« zu lassen. Die kleinen Übungen lassen sich leicht in den Alltag integrieren und sind dann hilfreich in vielfältigen Situationen, sie erinnern immer wieder an das Wohlgefühl und das Zurückkehren in den jetzigen Moment (Hammer 2013). Größere Übungssequenzen in Gruppen oder in Einzelbegleitung erlauben ein tiefes Sich-sinken-Lassen, Regenerieren und Kraftsammeln. Alte Gewohnheitsmuster von Anspannung, Stress oder Furcht können allmählich eingeladen werden, sich zu verändern. Autorisierte *Zapchen*-LehrerInnen sind darin geschult, die Übungen an die Bedürfnisse der GruppenteilnehmerInnen anzupassen, sodass diese möglichst viel von den Übungen profitieren. Auch Menschen, die erleben müssen, dass die medizinischen Behandlungen nicht mehr helfen, dass sie dem Sterben entgegengehen, erleben die *Zapchen*-Übungen als unterstützend, hilfreich und lösend. *Zapchen*-Lehrende sind durch ihre langjährige Ausbildung im Umgang mit den entstehenden Prozessen vertraut.

25.3.2 Zapchen zur Selbstfürsorge

Die Bestärkung von grundlegendem Wohlbefinden und Übungen, die es auch im Alltag ermöglichen, die eigene Kraft zu bestärken und Anspannung zu lösen sind eine hilfreiche Ressource für Menschen, die im onkologischen Bereich arbeiten und hier vielfältigen Belastungen ausgesetzt sind. Die Ermutigung von Freude und Lebendigkeit inmitten der alltäglichen Belastung ist eine bedeutsame Kraftquelle (Hammer 2013).

Zum einen geht es dabei um Möglichkeiten, inmitten der alltäglichen Anforderungen mit kleinen achtsamen Übungen Geist und Körper darin zu unterstützen, Stressmuster zu lösen und zurückzufinden zu Offenheit und Achtsamkeit für den jeweiligen Moment. Zum anderen bietet Zapchen vielfältige Anregungen und Einladungen zu tiefgehender Regeneration und sich ausbreitendem Wohlbefinden, auf leichte, spielerische und humorvolle Weise.

Literatur

Davidson R & Begley S (2012) Warum wir fühlen wie wir fühlen. München: Arkana
Hammer C (2013) DA SEIN – Wege zum guten Selbstgefühl. 2.Aufl. Kassel: gawa-verlag
Hammer C (2013) EINFACH SEIN –Wege aus der Anstrengung. 2.Aufl. Kassel: gawa-verlag
Henderson J (2005) Embodying Well-Being oder wie man sich trotz allem wohl fühlen kann. 2. Aufl. Bielefeld: AJZ.
Henderson J (2007) Das Buch vom Summen – The Hum Book. Bielefeld: AJZ.

26 Energetische Psychotherapie – Bifokale multisensorische Neurostimulation: Techniken und Strategien im Umgang mit Angst, Schmerz und Trauma bei KrebspatientInnen

Servatia Geßner-van Kersbergen

26.1 Was ist Energetische Psychotherapie – Bifokale multisensorische Neurostimulation?

Energetische Psychotherapie ist der Oberbegriff für einen innovativen Ansatz, der verschiedene Strategien und Techniken umfasst, die hocheffektiv und dabei sehr schonend sind bei der Bewältigung von Ängsten, Traumata und Schmerzen, – d. h. bei Zuständen, die mit einem hohen physiologischen und emotionalen Erregungsniveau verbunden sind. Dabei ist das zentrale Element der Behandlung – ähnlich wie bei EMDR (Eye Movement Desensitization and Reprocessing, Shapiro 1998) – den Fokus auf das Problemerleben mit seinen emotionalen, kognitiven und physiologischen Aspekten zu setzen und gleichzeitig eine sensorische Stimulierung, oft in Form taktiler Reize (wie Halten, Reiben, Klopfen bestimmter Körperpunkte oder -areale), aber auch visueller, auditiver oder olfaktorischer Reize hinzuzufügen. Es findet also eine multisensorische Stimulierung bei gleichzeitiger Exposition statt.

Die »Energetische Psychotherapie« (EP) stellt eine Verbindung dar zwischen der aus der Traditionellen Chinesischen Medizin stammenden Meridianlehre und Konzepten der Humanistischen Psychologie (Selbstakzeptanz) sowie der Verhaltenstherapie (Exposition) und modernen kurzzeittherapeutischen Verfahren wie Hypnotherapie, NLP und EMDR.

Die Meridiantheorie geht von der Grundannahme aus, dass durch das Stimulieren von Akupunkturpunkten Einfluss auf das Energiesystem des Körpers und damit auf den physischen und psychischen Zustand des Menschen genommen werden kann. Die Meridiantheorie ist bei uns in den letzten Jahren bekannt geworden durch die Verbreitung der Akupunktur, die – in der Folge von groß angelegten Studien – mit immer mehr Indikationen in den Leistungskatalog der Krankenkassen aufgenommen wurde.

Als Väter der Energetischen Psychotherapie (EP) gelten der australische Psychiater John Diamond und der amerikanische Psychologe Roger Callahan, die sich seit den 1970er Jahren – ausgehend von der Angewandten Kinesiologie – mit dem Einbeziehen der Meridiantheorie und dem Behandeln von Akupunkturpunkten im Bereich der Psychotherapie beschäftigten. Dieser Ansatz wurde von verschiedenen Vertretern weiterentwickelt, ausdifferenziert und verbreitet – auch im deutschsprachigen Raum –, wobei hier v. a. die Techniken EFT (Emotional Freedom Techniques) nach Gary Craig und EDxTM (Energy Diagnosis and Treatment

Methods) nach Fred Gallo oder auch TAT (Tapas Acupressure Technique) nach E. Tapas Fleming bekannt wurden.

Seit den 1970er Jahren wurden in den USA wissenschaftliche Untersuchungen zum Nachweis von Meridianen und der Wirksamkeit von Akupunktur durchgeführt (Gallo 2000).

Im Zuge der Entwicklung der Neurowissenschaften und der modernen Geräte zur Erfassung der Aktivität in den verschiedenen Hirnarealen konnte mithilfe von EEG, fMRI und PET gezeigt werden, dass die für Panikzustände, traumatische Zustände und Schmerzen charakteristische hohe Erregung in der Amygdala durch die gleichzeitige sensorische Stimulierung reduziert wird und dass dabei die unter Stress zu beobachtende Hemmung im präfrontalen Kortex aufgehoben wird (Andrade 2004, 2009). Auch konnte durch den Vergleich der Neurotransmitter-Level gezeigt werden, dass mittels sensorischer Stimulierung wie Klopfen, Halten, Streichen sowie auch durch akustische Reize wie Summen die Sekretion von Endorphinen, von Serotonin und Oxytocin angeregt wird, was zu Veränderungen im emotionalen Erleben führt (vgl. Andrade & Feinstein 2003; Andrade 2009; Uvnäs-Moberg 1988, 2003).

So gibt es heute unterschiedliche *Wirkungshypothesen* und Erklärungsmodelle zu Wirkweise und Wirkfaktoren der EP-Methoden:

- das *Energie-Modell* der Meridianlehre und Akupunktur, nach dem der psychischen Störung eine Störung im körpereigenen Energiesystem zugrunde liegt, die mit der Aufhebung der Blockaden und Imbalancen im Energiesystem durch die Stimulierung der Akupunkturpunkte aufgehoben wird (Gallo 2000),
- das *neurophysiologische/biochemische Erklärungsmodell* unter Einbeziehung der Erkenntnisse der Neurowissenschaften über die Neuroplastizität des Gehirns und über psychoneuroendokrine Prozesse (Andrade 2004, 2009),
- das *Modell der systematischen Desensibilisierung* und *reziproken Hemmung* bei Exposition in Verbindung mit einem neutralen oder positiven Reiz, wie es J. Wolpe (1961) postulierte.

Die Bezeichnung *Bifokale multisensorische Neurostimulation* beschreibt die Methode als einen *neuro-kognitiven Ansatz*, wobei das Expositions-Modell mit den Erkenntnissen der Neurowissenschaften und Biochemie verbunden wird.

»Bifokal« bedeutet hierbei, dass über die Exposition ein Fokus der Aufmerksamkeit auf die Angst bzw. das akute Problemerleben gelegt wird und ein zweiter Fokus auf die gleichzeitige sensorische Stimulierung – wie Klopfen, Halten, Reiben, Streichen oder auch akustische, visuelle oder olfaktorische Reize –, wodurch eine Desensibilisierung, eine Unterbrechung der Stress-Reaktionsmuster erreicht wird. Dabei entstehen präfrontal neue neuronale Verbindungen (neue Kognitionen wie: »Mir geht es jetzt besser; das habe ich hinter mir; es ist ein Teil von mir.« etc.). Durch Aktivitäten wie Klopfen, Reiben, Halten, Sehen, Riechen, Summen werden dabei nicht nur afferente Bahnen der sensorischen Wahrnehmung aktiviert, sondern auch efferente Bahnen i. S. einer bewusst gesteuerten motorischen Aktivität und bewussten Verhaltens. Dies wird als »Complexification« (Fradin & Aalberse 2008; Andrade 2009) – Anreicherung, Erweiterung – als ein weiterer Wirkfaktor zur Musterunterbrechung und »Präfrontalisierung« (Aalberse 2008), also bewusst gesteuerten statt konditionierten Verhaltens betrachtet. Biochemisch gesehen wird in diesem Prozess die Produktion von Hormonen und Botenstoffen angeregt, die sich positiv auf das emotionale Erleben auswirken und damit – wie wir aus der Psychoneuroimmunologie wissen – positiv auf das Immunsystem wirken (Andrade 2009).

Die Exposition kann dabei sehr schonend (je nach Erfordernis verbunden mit Screen- und Beobachter-Techniken, Metaphern, Symbolen, Container, u. a. zur Distanzierung und De-assoziierung) erfolgen.

Der Behandlungsprozess mit multisensorischen Interventionen ist mit dem neurokognitiven Erklärungsmodell wie folgt zu beschreiben: Durch die multiple neuronale Stimulierung während der Exposition werden die kognitiven und emotionalen Verarbeitungsprozesse angestoßen. Die bei Angst, Schmerz und traumatischem Stress typischen Erregungsmuster im Gehirn – von Übererregung im limbischen System mit gleichzeitiger Hemmung im präfrontalen Kortex – werden im Behandlungsprozess modifiziert in Richtung Reduzierung der Übererregung im limbischen System bei Aktivierung der zuvor gehemmten Bereiche im präfrontalen Kortex. Die Steuerung durch die im limbischen System gespeicherten Konditionierungen wird aufgelöst und die Regulierung aus dem präfrontalen Kortex entsprechend den aktuellen Werten, Zielen, Kompetenzen ermöglicht. Einschränkende, im traumatischen Kontext entstandene Glaubenssätze können in förderliche, selbstwertstärkende Kognitionen transformiert werden.

In dem multisensorischen Interventionsprozess werden – psychotraumatologisch gesprochen – die disparat abgespeicherten, unintegrierten Splitter von sensorischen Wahrnehmungen und Körperempfindungen aus dem impliziten Gedächtnis sowie die Gefühle von Hilflosigkeit und Kontrollverlust fokussiert und in einem selbstorganisatorischen, autonomen Verarbeitungsprozess in das semantische, narrative Gedächtnis überführt. Das ehemals belastende Erlebnis wird so in ein Vorher und Nachher eingebettet, erfährt eine räumliche, zeitliche und sinnhafte Einordnung in den Lebenslauf, wie die Kognitionen zeigen, die ganz autonom in dem Behandlungsprozess generiert werden und als stärkende Affirmationen und neue Glaubenssätze mit multisensorischen Techniken wiederum verankert werden können. In diesem selbstorganisatorischen Prozess entwickeln sich neue Sichtweisen, Einordnungen und Einsichten.

Bei akutem Stress helfen die multisensorischen Interventionen, schnell wieder aus den von der Amygdala dominierten Zuständen von Hilflosigkeit und Überforderung in den »präfrontalen mode« zu kommen.

Ähnlich wie mit EMDR können auch mit EP-Techniken positive Kognitionen, Gefühlszustände und Körperempfindungen verankert und Ressourcen gestärkt werden. Die Techniken der Energetischen Psychotherapie können in die unterschiedlichen Behandlungsansätze und mit anderen Interventionen wie EMDR, Achtsamkeit, Hypnotherapie, oder Ego-State-Therapie kombiniert werden.

Die EP-Behandlungstechniken können sehr gezielt im psychotherapeutischen Bearbeitungsprozess eingesetzt werden. Ein weiterer Vorteil der EP-Techniken ist, dass die PatientInnen sie als »Selbsthilfewerkzeug« leicht erlernen und jederzeit eigenständig nutzen können, was ein wichtiges Mittel ist, um die Selbstwirksamkeit und das Gefühl der eigenen Kontrolle zu erhöhen. Neben der ganz gezielten Lösung von Ängsten können Klopf-Sequenzen unspezifisch zur Entspannung überhaupt (z. B. als tägliche Klopf-Routine mit bestimmten Behandlungspunkten) genutzt werden.

26.2 Einsatz von Energetischer Psychotherapie – Bifokaler multisensorischer Neurostimulation bei KrebspatientInnen

Multisensorische Interventionen können im psychoonkologischen Bereich sehr vielfältig eingesetzt werden: von der Unterstützung der PatientInnen bei der Verarbeitung der traumatischen Erfahrungen im Zusammenhang mit der Krebsdiagnose und -behandlung bis zur Vorbereitung auf medizinische Untersuchungen und Eingriffe, wie auch bei Schmerzen, bei Nebenwirkungen von Chemo-, Radio- und Hormontherapie bis hin zur Sterbebegleitung und Begleitung der Angehörigen in dem Prozess des Loslassens und Trauerns. Auch werden oftmals die Angehörigen und Nahestehenden durch die Konfrontation mit der Erkrankung eines geliebten Menschen – sei es die PartnerIn, das Kind, die Eltern oder die beste FreundIn – so traumatisiert oder erschüttert, dass sie psychotherapeutische Hilfe aufsuchen.

Wie aus der vorangegangenen Einführung zu »Energetischer Psychotherapie – Bifokale multisensorische Neurostimulation« ersichtlich, sind diese Interventionen besonders geeignet sowohl für die akute *Krisenintervention* und *Beratung* als auch für die *traumatherapeutische Behandlung* mit Stabilisierung, spezieller Traumaexposition und Integration, weil sie sehr schonend, sehr gezielt und auch allgemein entspannend und damit beruhigend und stabilisierend einsetzbar sind und zudem den PatientInnen als Selbsthilfewerkzeug an die Hand gegeben werden können.

KollegInnen, die PatientInnen im Bereich der Onkologie psychologisch betreuen, haben oft nicht die Möglichkeiten, die PatientInnen oder deren Angehörige häufiger zu sehen, aber auch in diesem zeitlich begrenzten Rahmen können EP-Interventionen – abhängig von Beziehung, Rapport und Anliegen der PatientInnen – sehr hilfreich sein.

Wenn es um die gezielte Bearbeitung und Bewältigung von Angst, Schmerz und Trauma mit den EP-Methoden geht, ist eine sorgfältige Identifizierung erforderlich, was genau von den gesamten Erlebnissen mit der Erkrankung die traumatischen Erinnerungen sind: eine exakte Fokussierung auf die einzelne belastende Erfahrung mit ihren verschiedenen belastenden Aspekten (z. B. das Erschrecken über das eigene Ertasten eines Knotens, die Art der Diagnoseübermittlung, der Tonfall etc.).

Es ist mit den EP-Methoden aber auch möglich, wenn die schmerzhaften Gefühle zu überflutend sind, zunächst mit einer distanzierten, eher globalen Benennung (z. B. »diese schlimme Zeit«) zu beginnen, um die Belastungsspitzen zu senken und sich so langsam den konkret belastenden und noch zu bearbeitenden einzelnen Wahrnehmungssplittern visueller, akustischer oder olfaktorischer Art anzunähern und Erlebnisaspekten wie etwa Gefühlen von Ohnmacht, Hilflosigkeit, Wut, Trauer, Schuld und Schmerz etc., die dann jeweils einzeln fokussiert werden.

Oft werden durch die Krebserkrankung frühere traumatische Erfahrungen und unverarbeitete Erlebnisse aktualisiert, die ebenfalls mit EP-Methoden verarbeitet werden können.

Auch bei *Schmerzen* infolge der Erkrankung und der medizinischen Maßnahmen wie z. B. Narbenschmerzen haben sich die EP-Methoden als sehr hilfreich erwiesen – durch genaues Fokussieren auf den schmerzhaften körperlichen Bereich, auf eine metaphorische Beschreibung (Farbe, Bild, Ton, u. Ä.) des Schmerzes, auf die damit verbundenen emotionalen Schmerzen und Bewertungen (Wut auf den eigenen Körper, sich entstellt fühlen, Ärger oder Trauer über die empfundene Einschränkung etc.) oder auf weitere dahinter liegende Traumata oder Konflikte (sich nicht gut behandelt gesehen, unterstützt zu fühlen).

Neben der traumatherapeutischen Verarbeitung und gezielten Angst- und Schmerzbewältigung können die EP-Methoden unspezifisch allgemein zu *Entspannung* und damit zu *Beruhigung* eingesetzt werden (etwa als tägliches Ritual, verbunden mit positiven Affirmationen) sowie auch zur Ankerung und Stärkung von positiven Gefühlen, Kognitionen, Empfindungen, Körperwahrnehmungen.

Auch auf *Unverträglichkeit und Nebenwirkungen* (z. B. der chemotherapeutischen Behandlung) kann durch die EP-Techniken Einfluss genommen werden. Dabei kann entweder das körperliche Unwohl-Gefühl direkt fokussiert werden (»Übelkeit«-»Es ist zum Kotzen« etc.) oder auch auf die aversiven Gedanken zu dem Medikament (»Ich schade mir mit der Chemotherapie« – »Das ist Gift für meinen Körper«) und es können positive Affirmationen mit dem Klopf-Ritual verbunden werden.

Die Methode als Selbsthilfewerkzeug immer bei sich zu haben, gibt Sicherheit, ein Gefühl von Selbstwirksamkeit, Kontrolle, Unabhängigkeit von TherapeutInnen. Auch das Vorgehen als bestimmtes *Ritual* zur Verfügung zu haben, gibt *Sicherheit*.

Wie Margarete Isermann in »Traumatherapeutische Methoden in der Psychoonkologie« (Isermann 2006) ausführt, spielt bei der Krebserkrankung der eigene *Körper* im Unterschied zu anderen traumatischen Stressoren eine besondere Rolle – nämlich als »Angreifer« –, was in der psychotherapeutischen Behandlung von KrebspatientInnen im Unterschied zur »klassischen Traumatherapie« besondere Berücksichtigung finden müsse. Um wieder ein positives Verhältnis zum eigenen Körper zu entwickeln und die Fragen hinsichtlich Vertrauen und Kontrolle im Umgang mit dem eigenen Körper zu klären, ist der eigene Körper in besonderer Weise Gegenstand der Auseinandersetzung. Gerade hierbei halte ich die EP-Methoden für besonders hilfreich, da das konkrete Vorgehen *sehr körperbezogen* ist, und das Berühren des Körpers, bestimmter Körperpunkte und -bereiche (was nach Vorlieben oder Abneigung individuell variabel zu gestalten ist) wie auch die genau dadurch hervorgerufenen positiven Empfindungen und Gefühle *integraler Bestandteil* der Methode ist. Die einzelnen Elemente von EP-Behandlungen beinhalten neben Affirmationen zur Selbstannahme Gesten und eigene Berührungen des

Körpers, die als selbstfürsorglich, selbstannehmend, tröstend, haltend und beruhigend erlebt werden.

Auch soll an dieser Stelle auf *Forschungsergebnisse* zu den Effekten von multisensorischen Interventionen im Bereich der Psychoonkologie aus vorläufigen Studien hingewiesen werden: Joaquin Andrade, der in Uruguay und Argentinien seit über 20 Jahren die Wirkung von multisensorischen Interventionen bei Ängsten, Phobien, Depressionen, Traumata, u. Ä. erforscht (Andrade & Feinstein 2003), hat mit seinem Team im Institute of Neurology of Buenos Aires Untersuchungen gemacht, die die Annahme zulassen, dass multisensorische Interventionen durch die psychoneuroimmunologische Wirkung in den verschiedenen Stadien der Krebserkrankung nützlich sind. Nach Andrade wurde in den vorläufigen Studien beobachtet, dass BMSA (Brief Multi Sensory Activation) – ein Akronym für eine Reihe verschiedener Techniken bifokaler multisensorischer Simulierung, das von Andrade, Aalberse und Sutherland 2004 kreiert wurde – die Aktivität der Killerzellen des Immunsystems sowie auch die Konzentration von Serotonin in den Blutplättchen erhöht. Da die Lymphozyten, die speziellen Abwehrzellen des Körpers, über Serotonin-Rezeptoren verfügen, geht man davon aus, dass durch BMSA nicht nur eine antidepressive Wirkung erzielt wird, sondern auch eine psychoimmunologische i. S. einer stärkeren Abwehr. Diese Zusammenhänge werden weiter untersucht (persönliche Mitteilung von Dr. Andrade, 26.3.2009).

26.3 Standard-Protokoll einer Behandlung mit EFT

Im Folgenden sollen am Beispiel des Standard-Protokolls einer EFT-Behandlung, als einer von verschiedenen Optionen multisensorischer Intervention, die verschiedenen Gesten, Berührungen und Bewegungen des Körpers bei den einzelnen Schritten des Vorgehens deutlich gemacht werden.

In der im Protokoll genannten »Gehirnbalance« oder »9-Gamut-Folge« werden unter Beklopfen eines Punktes auf dem Handrücken neun verschiedene Aktionen ausgeführt, die eine alternierende Stimulierung der rechten und linken Hirnhemisphäre beinhalten, was eine weitere entspannende, belastungsreduzierende Wirkung hat.

- Fokussierung auf das Problem/das zu bearbeitende Thema
  - Herausarbeitung und Benennung des Problems/Symptoms (Angst, Panik etc.)
  - Wo genau im Körper spüren Sie das?
  - Wie genau fühlt es sich an? Welches Bild haben Sie davon? Welche Farbe? (»wie ein riesiger Berg«, »wie ein großer schwarzer Stein«, »ganz nah und überwältigend«, u. Ä.)
- Zielorientierung
  - Was genau möchten Sie für sich erreichen?

Den PatientInnen soll diese Frage dabei helfen, eine Zielvision für sich zu entwickeln

- **Einschätzung** des subjektiven Belastungswertes des Problems (SUDWert) auf einer Skala von 0–10 zum Vorher-Nachher-Vergleich
- **Atemgleichgewicht – Balanced Breathing Exercise**
  linken über rechten Fuß kreuzen; rechtes über linkes Handgelenk kreuzen, Finger verschränken, Hände zur Brust ziehen; durch die Nase einatmen, dabei die Zungenspitze an den Gaumen hinter die Schneidezähne halten; durch den Mund ausatmen und Zunge dabei entspannen; auf das Wort »Gleichgewicht« konzentrieren; 1–2 Minuten so atmen
- **Set-up (Vorbereitung, Einstimmung)**
  Reiben des neurolymphatischen Reflexpunktes (NP) unter Nennung des Themas, das in einem Mustersatz mit einer Aussage der Selbstannahme verknüpft ist (gegebenenfalls. kann statt des neurolymphatischen Reflexpunktes der »Handkantenpunkt« benutzt und beklopft werden): »Auch wenn ich dieses Problem (Angst, Schmerz, Schuldgefühl, u. Ä.) habe, liebe und akzeptiere ich mich (und meinen Körper oder: mich und das Kind in mir) so, wie ich bin.« Das Behandlungs-Ritual sieht vor, diesen Satz unter Reiben des NP-Punktes (oder Klopfen des »Handkantenpunktes«) dreimal zu wiederholen.
  Je genauer das Problem/Thema benannt, eingegrenzt, spezifiziert ist, desto effektiver!
- **Klopfsequenz**
  Die Meridianpunkte, die hier Verwendung finden (▶ Abb. 26.1), werden unter Benennung des Themas leicht beklopft (z. B. mein Schreck beim Ertasten des Knotens in meiner Brust«, »dieses Gefühl, wie ein Schlag in den Magen, als der Arzt sagte: es ist bösartig«).
- **Überprüfen**, SUD-Wert bestimmen

Falls der SUD-Wert nicht oder nur wenig reduziert ist, sollten die Set-up-Sätze/Aspekte überprüft werden. Wenn der SUD-Wert um einige Punkte reduziert aber nicht 0 oder 1 ist, folgen weitere Schritte:

- **Gehirnbalance (9-Gamut-Folge)**
  Unter kontinuierlichem Klopfen des Handrückenpunktes (Meridianpunkt HR ▶ Abb. 26.1)
  – Augen schließen
  – Augen öffnen
  – ohne Kopfbewegung nach links unten schauen
  – dann nach rechts unten schauen
  – mit den Augen im Uhrzeigersinn kreisen
  – mit den Augen im Gegenuhrzeigersinn kreisen
  – summen
  – zählen, multiplizieren
  – summen
- **Klopfsequenz wiederholen**
- **Erneut überprüfen**, SUD-Wert feststellen

- Wenn weitere Reduzierung des SUD, aber noch nicht 0: *Neubestimmung des Problems;* evtl. »restliches Problem«, dann *zweiter Durchgang* mit: »Auch wenn ich *noch diese restliche* Angst habe, liebe und akzeptiere ich mich, sowie ich bin.«
- **Dann SUD-Wert überprüfen;**
  - Wenn nicht 0 oder 1: *Neubestimmung des Problems;* evtl. »restliches Problem« oder neuer Aspekt des Problems oder ein weiteres neu aufgetauchtes Problem, das dann in einem weiteren Durchgang mit dem neuen Setup-Satz genauso behandelt werden kann, bis der Belastungswert bei 0 liegt bzw. entscheidend gesunken ist
- **»Augen gleiten«,** wenn SUD-Wert bei 1 oder 2
  zur Verstärkung der Ergebnisse der Schrittfolgen, zum Verankern des positiven Ergebnisses und zur Auflösung der restlichen Belastung: Unter kontinuierlichem Klopfen des HR-Punktes nach unten schauen, ohne den Kopf mitzubewegen; die Augen langsam und gleichmäßig vom Boden weg an einer gedachten geraden Linie nach oben bewegen bis an die Decke und dann wieder langsam zurück bis ganz nach unten.
- **»Testen«** – durch Nachfragen prüfen, ob die Stressreaktion noch zu triggern ist

Literatur

Aalberse M, Geßner-van Kersbergen S (Hrsg.) (2012) Die Lösung liegt in deiner Hand! Von der Energetischen Psychologie zur bifokalen Achtsamkeit Emotionsregulation und Neurowissenschaften. Tübingen: dgvt-Verlag

Andrade J (2012) Die Lösung liegt in der Hand des Patienten! Techniken der bifokalen multisensorischen Aktivierung BMSA (Bifocal Multi-Sensory Activation) zur Behandlung von Angststörungen, Stressreaktionen, Trauma, Zwang und Depression. In: Aalberse M, Geßner-van Kersbergen S (Hrsg.) Die Lösung liegt in deiner Hand! Von der Energetischen Psychologie zur bifokalen Achtsamkeit. Emotionsregulation und Neurowissenschaften. Tübingen: dgvt-Verlag

Bohne M, Eschenröder CT, Wilhelm-Gößling C (2006) Energetische Psychotherapie – integrativ: Hintergründe, Praxis, Wirkhypothesen Tübingen: dgvt-Verlag.

Bohne M (Hrsg.) (2013) Klopfen mit PEP. Prozess- und Embodiment-fokussierte Psychologie in Therapie und Coaching. Heidelberg: Carl-Auer Verlag

Fradin J (2008) L' Intelligence du Stress. Paris: Eyrolles.

Gallo F (2002) Handbuch der Energetischen Psychotherapie. Freiburg: VAK.

Geßner-van Kersbergen S (2012) Bifokale multisensorische Interventionen in der Psychoonkologie. Zur Behandlung von Trauma, Angst und Schmerz bei Krebspatienten. In: Aalberse M, Geßner-van Kersbergen S (Hrsg.) Die Lösung liegt in deiner Hand! Von der Energetischen Psychologie zur bifokalen Achtsamkeit. Emotionsregulation und Neurowissenschaften. Tübingen: dgvt-Verlag. S. 39-53

Isermann M (2006) Traumatherapeutische Methoden in der Psychoonkologie. In: Ditz S, Diegelmann C, Isermann M (Hrsg.) Psychoonkologie-Schwerpunkt Brustkrebs. Stuttgart: Kohlhammer. S. 255–263.

Kronshage U (2008) Klopfen gegen Schmerzen; Signale verstehen – Selbsthilfe aktivieren, Energetische Psychologie praktisch. Reinbek: Rowohlt.

Shapiro F (1998) EMDR – Grundlagen und Praxis: Handbuch zur Behandlung traumatisierter Menschen. Junfermann: Paderborn.

Uvnäs-Moberg K (2003) The Oxytocin Factor, Tapping the Hormone of Calm, Love and Healing. Cambridge MA: Da Capo Press.

Uvnäs-Moberg K, Petersson M (1988) Oxytocin, a Mediator of Anti-stress, Well-being, Social Interaction, Growth and Healing. Acta physiologica scandinavica 132:29–34.

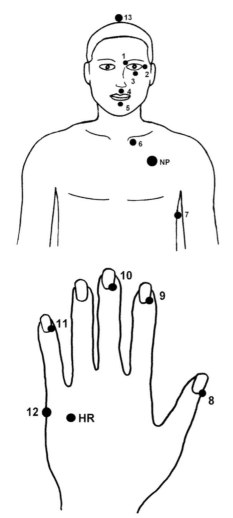

NP – Neurolymphatischer Reflexpunkt

1 – Augenbrauen-Punkt
Blase 2
2 – Seitlicher Augen-Punkt
Gallenblase 1
3 – Jochbein-Punkt
Magen 1
4 – Unter-Nase-Punkt
Gouverneursgefäß 26/27
5 – Unterlippen-Punkt
Konzeptionsgefäß 24
6– Schlüsselbein-Punkt
Niere 27
7 – Unterachselhöhlen-Punkt
Milz-Pankreas 21
13 – Scheitel-Punkt
Gouverneursgefäß 20

8 – Daumennagel-Punkt
Lunge 11
9 – Zeigefingernagel-Punkt
Dickdarm 1
10 – Mittelfingernagel-Punkt
Kreislauf-Sexus/Perikard 9
11 – Kleiner-Fingernagel-Punkt
Herz 9
12 – Handkanten-Punkt
Dünndarm 3
HR – Handrücken-Punkt
Dreifacher Erwärmer 3

Abb. 26.1: Darstellung der Meridianpunkte, die zum EFT-Behandlungsablauf gehören

255

27 Hypnotherapeutische Interventionen zur Symptomlinderung in der Onkologie

Elvira Muffler

27.1 Hypnotherapeutische Aspekte in der Kommunikation

Die Diagnose »Krebs« löst in allen Phasen von Diagnostik und Behandlung bei dem erkrankten Menschen selbst und auch in seinem Umfeld veränderte Bewusstseinszustände aus. Große Teile der Wahrnehmung, der Gedanken und Emotionen sind fokussiert auf das Geschehen rund um die Erkrankung und Behandlung. Krebserkrankungen führen zu spontanen Trancen, in denen die Betroffenen anhaltend in einem Zustand hoher Suggestibilität und damit sehr empfänglich für verbale und nonverbale Suggestionen sind. Im Unterschied zu anderen Lebenssituationen, in denen das Feld von Wahrnehmung und Aufmerksamkeit weiter gefächert ist, besteht eine weitaus geringere Wahl- und Filtermöglichkeit, welche Suggestionen angenommen und wirksam werden.

Dies betrifft sowohl die verbale und nonverbale Kommunikation mit anderen Menschen als auch die eigenen Autosuggestionen, die häufig als Worst-Case-Szenarien im inneren Selbstgespräch endlos wiederholt werden. Auch der Kontext, in dem ein Mensch sich bewegt, ist von erheblicher Suggestionskraft. Die medizinischen Apparaturen wirken mächtig, der Organisationsbetrieb auf der Station oder in der Praxis ist fremd und vielschichtig, die medizinische Fachsprache veranlasst aufgrund der Unverständlichkeit zu Interpretationen und die behandelnden Personen scheinen die Macht über Leben und Tod zu bekommen. Insgesamt entsteht ein Klima, das besonders dafür geeignet ist, Probleme und Symptome zu intensivieren und zu stabilisieren. In der Hypnotherapie werden Bewusstseinszustände, in denen sich Symptome und Probleme intensivieren und verfestigen, auch als »Problemtrancen« bezeichnet.

In der deutschen Sprache hat der Begriff »Suggestion« eine eher negativ besetzte Bedeutung erhalten, wird oft mit Manipulation durch speziell »begabte« Menschen verbunden und so verwendet, als ob der Mensch, der ihr ausgesetzt ist, kaum einen Einfluss auf die Wirkungsweise habe. Tatsächlich handelt es sich aber um ein stets präsentes Alltagsphänomen, und Suggestionen sind gewöhnlicher Bestandteil unserer Kommunikation. Die Botschaften aus Werbung und Politik sind bekannte (und auch wieder eher negativ besetzte) Beispiele dafür. Weit über diese beiden Beispiele hinaus kann davon ausgegangen werden, dass die Kommunikation insgesamt ein suggestives Geschehen ist und wir damit nicht nur ständig Suggestionen erfahren, sondern auch selbst mehr oder weniger bewusst andere mit Suggestionen versehen. In der englischen und französischen Sprache ist das Verhältnis zu dem Begriff wesentlich alltäglicher und selbstverständlicher. Suggestion bedeutet »Vorschlag, Anregung« und ist in seiner Bedeutung positiv bewertet.

Wir sind sehr wohl in der Lage auszuwählen, welchen Suggestionen wir »erlauben« in uns zu wirken und welche wir ablehnen. In stabiler psychischer Verfassung können wir abwägen und Suggestionen entweder annehmen oder ablehnen. Je belasteter ein Mensch ist, umso weniger besteht die Wahlmöglichkeit, über die Wirksamkeit einer Suggestion zu entscheiden. KrebspatientInnen sind häufig im Verlauf von Diagnostik, Therapie und Nachsorge in einer hoch belasteten psychischen Verfassung. Deshalb ist es von großer Wichtigkeit, dass BehandlerInnen die Kommunikation sorgfältig, reflektiert und zielgerichtet zur Stabilisierung der PatientInnen einsetzen.

Adäquat mit diesem Trancezustand umzugehen, erfordert Kenntnisse über die suggestive Wirkung verbaler und nonverbaler Kommunikation. Wenn eine ÄrztIn z. B. weiß, dass Verneinungen in psychisch belasteten Zuständen emotional nicht verarbeitet werden können, wird sie nicht sagen »Sie werden keine Schmerzen haben« »Sie brauchen keine Angst zu haben« – denn aufgenommen wird vom Gegenüber »Schmerzen haben« oder «Angst haben«. Erst recht ist es nicht sinnvoll z. B. mitzuteilen: »Dieses Medikament wird Übelkeit verursachen« oder »Wenn Sie aus der Narkose aufwachen, werden Sie starke Schmerzen haben«. Diese Informationen können in ihrer suggestiven Wirkung das Auftreten von Symptomen »verschreiben« oder deren Ausprägung unnötig verstärken. Sätze wie »Wir können nichts mehr für Sie tun« oder »Sie sind austherapiert« sind aus diesen Gründen in der Onkologie fehl am Platz. Nicht nur, weil sie eine verheerende suggestive Wirkung haben, sondern auch, weil sie inhaltlich falsch sind. Die modernen Methoden der Palliativmedizin bieten bis zum Sterben Möglichkeiten der Symptomlinderung und hypnotherapeutische Methoden können diese Behandlungen effizient unterstützen. Sätze, die Sicherheit suggerieren und auch die Möglichkeit eines günstigen Verlaufs beinhalten, führen eher zu einer leichteren Ausprägung der Symptome.

27.2 Interventionsbeispiele

Im Folgenden werden beispielhaft anhand häufig auftretender Symptome mögliche hypnotherapeutische Interventionen und Kommunikationsmöglichkeiten aufgezeigt. Dabei werden individuelle Ressourcen verwendet, welche die Imagination des Zustands ermöglichen, in dem »es« besser wäre. Milton H. Erickson entwickelte die moderne Hypnotherapie auf der Erkenntnis, dass nicht Einsicht zu Veränderung führt, sondern das *Erleben* des erwünschten Zustands Veränderung und Entwicklung ermöglicht – und sei es das Erleben in der Imagination. Die folgenden Beispiele können nicht unverändert auf jede beliebige KlientIn übertragen werden. Vielmehr ist es in jeder Begleitung erforderlich, individuell die geeignete Intervention für den betreffenden Menschen zu finden.

27.2.1 Angst

Im onkologischen Kontext ist Angst eine der am häufigsten auftretenden und benannten Emotionen. Ängste treten in allen Phasen auf von der Diagnosestellung über die Behandlungen bis zur Nachsorge oder bei unheilbarem Krankheitsverlauf bis zum Sterben. Es gibt die Angst vor den Behandlungen, vor dem Fortschreiten der Erkrankung, vor sozialer Stigmatisierung, vor dem Ausgeliefertsein, vor einem leidvollen Sterben, vor dem Abschiednehmen, vor Arbeitsunfähigkeit und viele andere ängstigende Themen mehr. Manchmal werden Angstthemen zum Tabu für das gesamte Umfeld. So kann es zum Beispiel sein, dass die gesamte Familie das Aussprechen des Wortes »Krebs« umgeht, als ob das Schlimmste erst geschehen würde, wenn das Wort gesprochen wäre. Und doch bestimmt es alle Gedanken und Gefühle, erhält unausgesprochen immer größere Macht, und die Tabuisierung lässt alle Beteiligten in höchstem Maß mit ihrer Not allein. Seit »Rumpelstilzchen« wissen wir aber, dass der Teufel (der mit der Stelze rumpelt!) genau dadurch seine Macht verliert, dass er beim Namen genannt wird. Oft reicht schon das Anbieten dieser Metapher, um den gedanklichen Spielraum so zu erweitern, dass der im Tabu gefangene Mensch sich zumindest einmal *vorstellen* kann, das Wort, das sein Leben so verändert, auch sagen zu dürfen – ohne Schaden zu nehmen.

Im Zusammenhang mit einer chronischen Erkrankung verliert sich der Sinn unserer Fähigkeit, Angst empfinden zu können, d. h. adäquat und schnell auf eine gefährliche Situation zu reagieren. Die Angst kann lähmen oder in Aktivität versetzen, sie kann sich verselbstständigen und zur Panik werden, sie kann einen wesentlichen Teil der Lebensgestaltung bestimmen und die Lebensqualität massiv mindern. Sie kann aber auch in den Hintergrund rücken und vorübergehend vergessen werden. Die Erfahrung, Einfluss auf die Angst nehmen zu können, sich ihr zuwenden zu können, mit ihr zu verhandeln, mindert das Gefühl der Hilflosigkeit und des Ausgeliefertseins. Die Angst verstärkt körperliche Symptome, wie sie z. B. im Folgenden beschrieben sind – und umgekehrt verstärken körperliche Symptome die Angst. Das heißt, dass die hypnotherapeutische Behandlung von körperlichen Symptomen immer auch die Angstreduktion beinhalten wird.

27.2.2 Schmerz

Die durchaus sehr sinnvolle und überlebenswichtige Fähigkeit, Schmerz zu empfinden, wird zum sinnlosen und leidvollen Erleben, wenn das Symptom chronisch wird. Die Hypnotherapie bietet wirksame Interventionen zur Schmerzlinderung, um mit dem Schmerz besser leben zu können oder Analgesien zu induzieren. In Kombination mit einer medikamentösen Schmerztherapie ist die Hypnotherapie eine sinnvolle Ergänzung. Oft ist eine deutliche Reduzierung der Medikamentendosis möglich, und insgesamt wird weniger subjektives Leiden unter unerwünschten Wirkungen der Schmerztherapie empfunden. Entscheidend ist aus hypnotherapeutischer Sicht, dass die Erfahrung der Einflussnahme auf den Schmerz gemacht werden kann.

Oft geben KlientInnen auch die Rückmeldung: »Der Schmerz ist zwar irgendwie immer noch da, aber er macht mir nicht mehr so zu schaffen.«

Wichtige hypnotherapeutische Interventionen in der Schmerzbehandlung sind die Arbeit mit der Schmerzgestalt und die Aufmerksamkeitslenkung in schmerzfreie Körperregionen. Ähnlich wie bei anhaltenden Angstzuständen ist auch bei der Schmerzwahrnehmung die gesamte Aufmerksamkeit dort, wo der Schmerz zu spüren ist, und das Symptom wird damit intensiv und andauernd wahrgenommen. Die Aufmerksamkeit dorthin zu lenken, wo sich der Körper angenehm anfühlt, ist zunächst ungewohnt und erfordert Begleitung sowie die leichte eigenständige Abrufbarkeit durch hypnotische »Verankerung«.

Die 52-jährige Klientin ist an einem Brusttumor erkrankt und wird nach der Operation bestrahlt. Der Tumor wurde zufällig und in einem frühen Stadium entdeckt, da sie sich infolge anhaltender Schmerzen im Bauchraum einer intensiven Diagnostik unterzogen hat. Für die unveränderten Schmerzen kann keine somatische Ursache gefunden werden. Einerseits schreibt sie den unerklärlichen Schmerzen einen Sinn zu, da diese zur frühen Diagnose des Tumors geführt haben. Andererseits lebt sie in ständiger Sorge, dass es sich um Anzeichen von Metastasen handeln könnte. Die negativen Befunde der verschiedenen FachärztInnen können sie nicht beruhigen, sie werde »... für verrückt erklärt und nach Hause geschickt ...«.

Die therapeutische Trance beinhaltete das genaue Beschreiben des Schmerzes, das Bilden einer »Schmerzgestalt« – die bei der Klientin zu einem »spitzen, feuerroten, bohrenden, heißen« Schmerz wurde, »wie ein scharfer Speer«. In der imaginativen Veränderung dieser Schmerzgestalt lässt die Klientin diese blasser und kühler werden. Dabei verkleinert sie sich und bekommt diffusere Konturen. Die Klientin verändert die Gestalt so lange, bis es ihr diese erlaubt, ihre Aufmerksamkeit in andere Körperregionen zu lenken. Daraufhin tritt eine Veränderung ihrer Atmung ein, die Klientin beschreibt, dass der Atemzug wieder bis in den Bauchraum zu spüren sei und sich die Bauchdecke wieder heben und senken könne. Hypnotherapeutisch folgt in Trance die Verbindung von der Wahrnehmung sich angenehm anfühlender Körperregionen mit der Atmung der Klientin. Sie erhält die Aufgabe, die Veränderung ihrer Schmerzgestalt zu üben und dabei die von selbst eintretende Veränderung ihres Atems aufmerksam wahrzunehmen. Die Klientin ist von der Möglichkeit ihrer Einflussnahme auf den Schmerz begeistert. Nach zwei Terminen ist die Verunsicherung im Zusammenhang mit dem Schmerz aufgelöst. Dass er weiterhin in milderer Form zu spüren war, beruhigte sie, da er ihr ja schon einmal das Leben gerettet habe.

27.2.3 Übelkeit

Übelkeit ist die scheinbar unausweichliche Folge der Behandlung mit bestimmten Zytostatika, obwohl bekannt ist, dass PatientInnen sehr unterschiedlich auf das gleiche Medikament reagieren können. Allein die Ankündigung der Übelkeit trägt wahrscheinlich bereits erheblich zur Entstehung des Symptoms bei. Die Erwartungshaltung und die Angst vor dem Symptom können das Auftreten und die Ausprägung erster Symptome verstärken. Auch wenn die Wirkung hypnotherapeutischer Unterstützung vor und während einer Chemotherapie bisher nicht in Studien belegt ist, beschreiben hypnotherapeutisch arbeitende ÄrztInnen und PsychotherapeutInnen in ähnlicher Weise die deutlichen Effekte einer Symptomlinderung.

Die 62-jährige Brustkrebspatientin leidet während der Chemotherapie an sehr starker Übelkeit. Beim zweiten Zyklus setzte die Übelkeit bereits vor der Infusion ein, als sie die Arztpraxis betritt. Die Medikamente zur Linderung der Übelkeit zeigen keine spürbare Wirkung. Nun steht der dritte Zyklus bevor und sie ist voller Angst, dass es dieses Mal noch schlimmer werden könnte. Sie habe von Mitpatientinnen gehört, dass die Symptome jedes Mal schlimmer werden. Diese Suggestion wirkt.

Ich bitte sie, mir zunächst ihre Form der Übelkeit möglichst genau zu beschreiben. Sie beschreibt, wie die Übelkeit sich ansammle und dann wie eine »pulsierende Eruption« nach oben steige. Das Erbrechen erleichtere sie nicht, die Übelkeit sammle sich sofort wieder, um erneut nach oben zu steigen. Sie zeigt bei ihrer Schilderung mit ihren Händen genau, wo sie das empfindet und auch den Weg, den das Gefühl nimmt: von der unteren Magengegend über Brustbein und Hals und schließlich – mit einer Bewegung der Hände weg vom Mund – wie sich das Erbrochene ergießt. Bevor sie sich verstärkt in diese Erinnerung begibt, unterbreche ich ihre Beschreibung und frage sie, wie sich das denn in ihrem Bauch, in ihrer Brust, im Hals anfühlt, wenn es ihr gut geht – nach dem »Gegenteil des Symptoms«, oder: »Wie ist es, wenn es sich so anfühlt, wie sie es sich wünscht? Wenn Sie sich richtig gut und wohl fühlen?« Sie beschreibt dieses Gefühl ebenfalls sehr genau, wieder unterstützt durch die kommunizierende Gestik, als Gefühl der Weichheit, der Weite, der Ruhe und einer »milden Süße«, »irgendwie auch angenehm kühl«. In der folgenden Trancesequenz rege ich an, sie möge sich an einen Ort begeben, an dem sie sich gut und sicher fühlt und sich ruhig ein wenig dort aufhalten, wenn sie das möchte. Vielleicht werde sie dort etwas finden, das ihr ganz besonders bei dem helfen kann, was sie sich so sehr wünscht. Sie kann alles mitnehmen, was sie dort an Angenehmem und Hilfreichem findet. Und sie kann alles dort lassen, was sie zurzeit in ihrem Leben nicht gebrauchen kann. Immer wieder verwende ich die Begriffe, die sie für den Zustand ihres Wohlbefindens genannt hat.

Als sie sich sichtlich wohlfühlt und entspannt und ruhig wirkt, biete ich ihr an, die aktuelle Empfindung mit ihrem Atem zu verknüpfen, sodass ihre Atmung sie mit jedem Atemzug neben der Aufnahme von Sauerstoff und dem Hergeben des Kohlendioxids mit dem versorgt, was für sie wichtig ist. Sie kann aufnehmen was sie braucht (einatmen) und hergeben, was sie nicht mehr gebrauchen kann (ausatmen).

Nach der Beendigung der Trance beschreibt sie, dass es sehr angenehm war, im Wald umherzugehen, der gleich hinter ihrem Elternhaus beginnt, und dass sie sich an viel Schönes erinnert habe. Am Schönsten sei aber etwas anderes gewesen: das »Nach innen schauen! Nach innen schauen!« Immer wieder wiederholt sie diese Worte und begleitet sie gestisch mit den Händen. Sie führt beide Hände in weitem Bogen von außen auf der Höhe ihres Mundes zusammen und anschließend Handrücken an Handrücken entlang von Hals und Brustbein nach unten, bis sie sich weit unten am Bauch wieder voneinander lösen. Sie ist sehr verblüfft, als ich sie beglückwünsche, dass sie etwas sehr Wirkungsvolles gefunden habe – etwas, das die genaue Gegenbewegung zum Erbrechen ist! Die Suggestion der Mitpatientinnen lässt sich leicht entkräften mit dem Hinweis darauf, dass in ihrer Biographie schon so vieles ungewöhnlich verlaufen ist und sie sich schon so oft nicht an das gehalten hatte, was alle gemacht haben. Mit der Aufgabe, sich jeden Tag etwas Zeit zu nehmen, um nach innen zu schauen und für eine gute Atmung zu sorgen – ganz besonders am Morgen der nächsten Infusion – beenden wir diesen Termin.

Die Klientin erlebte die nächsten Chemotherapiegaben mit deutlich weniger Übelkeit, sie habe sogar auf die Tropfen verzichtet. Das Symptom sei gut auszuhalten gewesen und habe nicht lange angehalten. Sie war sehr gestärkt durch die wiedererlangte Einflussnahme auf ihr Befinden.

27.2.4 Atemnot

Atemnot ist das körperliche Symptom, das die meiste Angst bewirkt und in starker Ausprägung Todesangst auslösen kann. In der therapeutischen Begleitung bedarf es besonderer Sorgfalt, um die bestehende Symptomatik nicht zu verstärken. Die Lenkung der Aufmerksamkeit auf die Atmung, den Ort des Symptoms, kann zu einer massiven Verschlimmerung führen. Die Hypnotherapie bietet eine Vielzahl von indirekten Methoden an, die Vorschläge für die Symptomlinderung beinhalten, ohne sie je direkt zu erwähnen. Sie ermöglichen es der KlientIn, aus sicherer Distanz die therapeutischen Angebote zu betrachten und vorsichtig das eine oder andere auszuprobieren. Größtmögliche Indirektheit bieten Gruppenarbeiten, in denen TherapeutIn oder BeraterIn mit einer TeilnehmerIn arbeitet und alle anderen derweil »unbemerkt« ihre Prozesse machen können. Im folgenden Beispiel konnte dieses Prinzip der Indirektheit bei einem Paar angewendet werden. Der Tumorerkrankte ist lediglich »Begleiter« seiner Frau in den Sitzungen. Damit kann er aus sicherer Entfernung das Geschehen beobachten und die Suggestionen in sich zur Wirkung kommen lassen, die für ihn hilfreich und sicher sind. Denn längst nicht alles, was einer professionellen HelferIn als hilfreich erscheint, ist für PatientInnen auch sicher.

Männlicher Patient, ca. 50 Jahre alt, seit acht Jahren an malignem Melanom erkrankt, das seit mehr als zwei Jahren metastasiert. Er und seine Frau haben die prognostisch schlechte Diagnose über die ganzen Jahre gut bewältigt nach dem Motto: »Wir leben das Leben so lange gemeinsam, wie es geht und unternehmen alles, was uns Freude macht. Wir machen das Beste daraus, egal was kommt.« Unvermittelt teilt der behandelnde Assistenzarzt am Ende einer Besprechung mit: »Sie haben noch sechs Monate « Von diesem Moment an sind beide in großer Angst, machen keine Unternehmungen mehr, obwohl er sich, abgesehen von der Atemnot, körperlich unverändert gut fühlt. Sie sucht psychoonkologische Unterstützung für beide. Im Erstgespräch bildet sich ab, dass er »keine Psychotherapie brauche«, aber er würde gerne seine Frau bei den Terminen begleiten. Sie ist einverstanden, fühlt sich sicherer, wenn er bei ihr ist und möchte ohnehin möglichst wenig Zeit getrennt von ihm verbringen. In diesem Setting finden in ca. 14-tägigem Abstand Termine statt. Beide sitzen auf einem Sofa, ich spreche hauptsächlich mit der Frau. Ihr Auftrag an mich ist, Unterstützung bei der Angstminderung zu bekommen. In der Trance für Sicherheit und Geborgenheit fällt kein Wort zur Atmung. Es werden in allgemeinen Beschreibungen Suggestionen eingeflochten, die z. B. » nach und nach erkennbare Weite«, »regelmäßiges Fließen« und »sichere Leichtigkeit« beinhalten, sowie die Bitte, »alles ganz von selbst so zu regulieren, wie es gut und sicher ist«. Beide kommen gern und regelmäßig zu den gemeinsamen Terminen, fühlen sich einander besonders nah und verbunden während der Trancesequenz, die Angst vermindert sich bei beiden – und er kann bis zu seinem Tod wieder freier atmen, trotz des Wachstums der Lungenmetastasen.

27.3 Hypnotherapeutische Konzepte in der Onkologie

Hypnose und Hypnotherapie werden erfolgreich in Medizin und Psychotherapie eingesetzt. Sowohl zur Symptomlinderung als auch zur Unterstützung von persönlichen Entwicklungsprozessen bietet die Hypnotherapie eine Vielzahl effektiver Interventionen an. In der Onkologie sind hypnotherapeutische Kenntnisse von besonderer Bedeutung, weil zum einen die hohe psychische Belastung zu spontanen Tranceprozessen führt und eine besonders hohe Suggestibilität besteht und zum anderen gezielte Interventionen unmittelbar zu Entlastung führen können. Hypnotherapeutische Aspekte haben deshalb sowohl in der Therapie als auch grundsätzlich in der Kommunikation ein großes unterstützendes Potential.

Literatur

Ebell H (2009) Krebserkrankungen. In: Revenstorf P (Hrsg.) Hypnose in Psychotherapie, Psychosomatik und Medizin. 2. Aufl. Heidelberg: Springer. S. 673–691.
Muffler E (Hrsg.) (2015) Kommunikation in der Psychoonkologie – Der hypnosystemische Ansatz. Heidelberg: Carl Auer.

28 Dann nehmen wir die Höhe dazu: Körpererfahrung durch Morgen- und Abendritual

Hannelore Eibach

Rituale regen zu einem schöpferischen Umgang mit sich selbst an. Sie helfen, den eigenen Körper anzunehmen, zu schützen, zu entängstigen. Sich selbst und seinen Sinnen zu vertrauen, ist ein stabilisierender Faktor bei schwerer Erkrankung. Auch Sinnlichkeit und Freude am kranken Körper können durch Rituale geweckt werden. Das Abendritual ist auch als Abendsegen einsetzbar, als eine Kraft, die wir uns selbst zusprechen und damit eine umfassende Bejahung unseres Selbst erfahren.

28.1 Öffnen der Sinne – Ein Morgenritual

(Wir nehmen die Höhe dazu)

Das Ritual kann in völliger Stille vollzogen werden oder in Begleitung von Musik (erprobt ist: Air on a G-String – CD: Medley KOBIALKA, Lisem Enterprise, Holland 1992, Nr. 2).

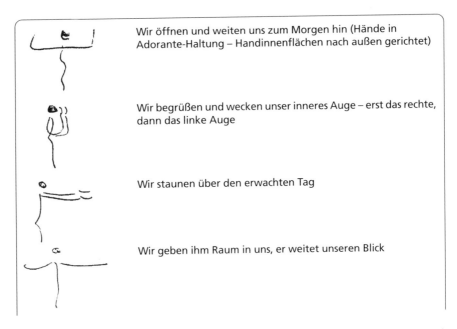

Wir öffnen und weiten uns zum Morgen hin (Hände in Adorante-Haltung – Handinnenflächen nach außen gerichtet)

Wir begrüßen und wecken unser inneres Auge – erst das rechte, dann das linke Auge

Wir staunen über den erwachten Tag

Wir geben ihm Raum in uns, er weitet unseren Blick

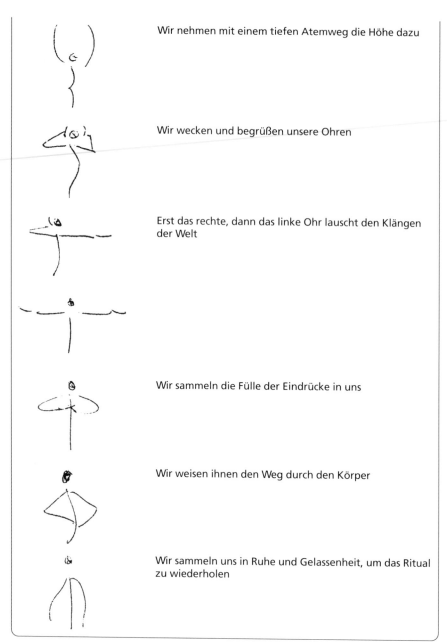

Wir nehmen mit einem tiefen Atemweg die Höhe dazu

Wir wecken und begrüßen unsere Ohren

Erst das rechte, dann das linke Ohr lauscht den Klängen der Welt

Wir sammeln die Fülle der Eindrücke in uns

Wir weisen ihnen den Weg durch den Körper

Wir sammeln uns in Ruhe und Gelassenheit, um das Ritual zu wiederholen

(Choreographie und Gebärde: Nanni Kloke,
Natural Dance Producions, Institut Meditation in Bewegung
Text: Hannelore Eibach)

28.2 Navajo Segen – Ein Abendritual

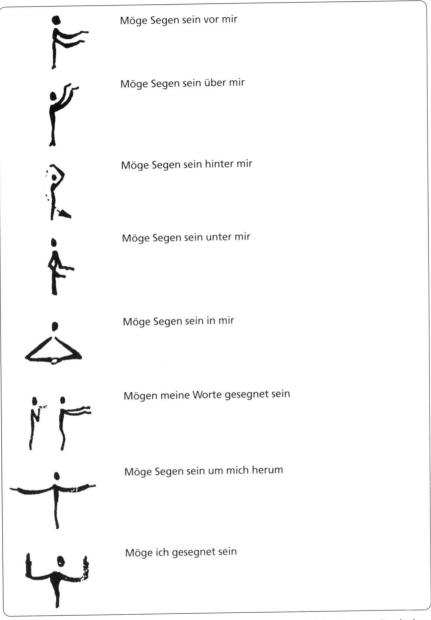

Möge Segen sein vor mir

Möge Segen sein über mir

Möge Segen sein hinter mir

Möge Segen sein unter mir

Möge Segen sein in mir

Mögen meine Worte gesegnet sein

Möge Segen sein um mich herum

Möge ich gesegnet sein

(Choreographie: Nanni Kloke, Institut Meditation in Bewegung, Natural Dance Producions
Musik: Matthias Schlobek, Meditations-Musik, CD Nr. MS 0209, CD Nr. 5: Jean Claude Mara,
Reflets, Pan-Flöte und Orgel)

29 Vom verantwortungsbewussten Umgang mit komplementären Therapieempfehlungen

Jutta Hübner

29.1 Komplementäre und alternative Medizin – Ein Versuch einer Definition

Komplementäre und alternative Medizin – zwei Begriffe, die oft in einem Atemzug genannt und im amerikanischen Sprachgebrauch auch so verstanden werden. Dabei kommt es auf einen wesentlichen Unterschied an, nämlich dass die *alternative Medizin* tatsächlich als »Alternative« zur sogenannten »Schulmedizin« (konventionelle Medizin, akademische Medizin) verstanden und respektive zwar parallel zu ihr gegeben wird, aber nicht in einem abgestimmten Prozess. *Komplementäre Medizin* versteht sich dagegen entsprechend dem Wortgebrauch als ergänzend und begleitend.

Die Komplementäre Medizin hat ihre Wurzeln in wesentlichen Anteilen in der Erfahrungsheilkunde, also in traditionellen, kulturell und ethnisch geprägten Medizinsystemen. Hier finden wir eine Vielzahl an unterschiedlichen Therapiesystemen (z.B. die Pflanzenheilkunde (Phytotherapie), klassische Naturheilverfahren wie Wasseranwendungen, die anthroposophische Medizin, die Homöopathie, die Traditionelle Chinesische Medizin, den Ayurveda und andere), aber auch einzeln stehende Methoden (z.B. Nahrungsergänzungsmittel oder bestimmte Formen der Hyperthermie). Für die traditionellen Medizinsysteme sind historisch gewachsene Vorstellungen von Gesundheit und Krankheit und oft auch laienmedizinische Vorstellungen über Krankheitsursachen prägend. Auch religiöse und spirituelle Einflüsse werden häufig deutlich.

29.2 Wurzeln der Komplementären Therapie

Komplementäre Therapien können aus monotherapeutischen Ansätzen wie zum Beispiel in der Phyto-Pharmakotherapie oder aus komplexen (holistischen) Systemen bestehen, die den Menschen als Wesen aus Körper, Seele und Geist wahrnehmen und auch immer in diesem Dreiklang behandeln wollen. Diese Medizinsysteme haben häufig einen umfassenden, präventiven Ansatz, der gezielt Empfehlungen für die Lebensführung gibt. Führt man diese auf ihre Ursprünge zurück und abstrahiert von den kulturellen und geographischen sowie botanischen

Gegebenheiten, so finden sich häufig sehr ähnliche Wurzeln, die zu allgemein gültigen Aussagen zu einer gesunden Lebensführung führen (z. B. Essen in Maßen, für ausreichend Bewegung sorgen, Schadstoffe vermeiden).

Obwohl in einigen alten Krankenberichten Darstellungen enthalten sind, die vermutlich der Darstellung einer Krebserkrankung entsprechen, hat keine der traditionellen Heilkunden eine den heutigen Vorstellungen von der Entstehung und Entwicklung einer Krebserkrankung nahe kommendes Idee entwickelt. Zum Teil gibt es Erklärungsversuche für die beobachteten Symptome oder auch für die Diagnose »Krebs«, die jedoch unserem heutigen wissenschaftlichen Verständnis nicht entsprechen. Dies bedingt, dass traditionelle Therapieansätze, die versuchen, die Tumorbehandlung auf ihr jeweiliges Verständnis von der Tumorgenese aufbauen, oft zu Empfehlungen kommen, die bestenfalls dem Patienten nicht helfen, ihn teilweise aber sogar gefährden.

Trotzdem hat die ausgeprägte Beobachtungsgabe vieler engagierter ÄrztInnen und HeilerInnen ein Grundwissen geschaffen, das unsere Beachtung verdient und insbesondere zur Linderung von Beschwerden eingesetzt werden kann, wenn die verwendeten Methoden in moderne Therapieabläufe integriert werden können und potentieller Nutzen, aber auch Risiken (Neben- und Wechselwirkungen) bekannt sind. Wichtiger noch scheinen zwei weitere Punkte zu sein: Komplementäre und auch alternative Medhtoden treffen deshalb auf eine hohe Akzeptanz bei den Patienten, weil sie laienätiolgischen Vorstellungen von Krebs entsprechen und damit das unfassbare der Erkrankung erklärbar machen und meist auch Möglichkeiten zu bieten scheinen, den aus Sicht der Schulmedizin oft statistisch determinierten Verlauf individuell zu beeinflussen. Viele sogenannte ganzheitliche Therapierichtungen erfüllen das Grundbedürfnis von TumorpatientInnen, primär als Mensch mit einer Erkrankung und nicht als »Erkrankung« wahrgenommen zu werden. Damit füllen sie eine Lücke, die viele engagierte BehandlerInnen kaum noch erfüllen können. Unter dem Begriff der Salutogenese wurde auch wissenschaftlich die Erkenntnis beschrieben, dass PatientInnen selbstwirksam sein können und damit einen Einfluss auf den Gesundungsprozess haben bzw. im Rahmen einer unheilbaren Erkrankung auch Wege eines erfülltes Leben führen zu können.

29.3   PatientInnenwunsch nach Autonomie

PatientInnen, die sich nach einer ergänzenden Therapie erkundigen, formulieren dies häufig mit der Fragestellung: »Was kann ich sonst noch tun?« Hiermit wird bereits zum Ausdruck gebracht, dass es nicht nur um eine weitere Therapie geht, sondern im Wesentlichen darum, selber die Regie zu übernehmen, die Erkrankung zu verstehen und einen wichtigen eigenen Beitrag zur Therapie leisten zu können.

Dieses Bedürfnis nach Autonomie und einem eigenständigen Beitrag sollten wir BehandlerInnen nicht nur wahrnehmen, sondern fördern, denn es kann einen entscheidenden Faktor zur Verbesserung der Compliance darstellen. Gleichzeitig sollten wir der Verführung »Mehr davon« nicht erliegen und ohne klare Indikation ein paar Vitamintabletten o. ä. empfehlen. Damit wird – auch wenn die Patientin bzw. der Patient zunächst zufrieden gestellt ist – dem eigentlichen Bedürfnis nicht Rechnung getragen.

29.4 Wie viele PatientInnen nutzen Komplementäre Therapien?

Untersuchungen in Europa und den USA haben gezeigt, dass zwischen 20 und über 90 % der PatientInnen mit einer Tumorerkrankung irgendwann im Laufe der Erkrankung, der Behandlung oder danach komplementäre Therapien nutzen. Dabei ist das Nutzerverhalten von Land zu Land unterschiedlich. In den USA zum Beispiel zählen zu den komplementären Therapien auch psychoonkologische Verfahren, Entspannung, Seelsorge, Selbsthilfegruppenarbeit etc. Trotzdem gilt auch in den USA, dass die substanzgebundenen Verfahren einen wesentlichen Anteil haben, dass 50–80 % der PatientInnen neben den antitumoralen Medikamenten und den supportiven Therapien in unterschiedlichster Zusammensetzung komplementäre Substanzen einnehmen.

In Deutschland bestätigen aktuelle Daten die Höhe dieser Nutzerrate.

Das totale Verbot, das häufig heute noch in Studien ausgesprochen wird, führt tatsächlich nicht dazu, dass die Nutzerrate vermindert wird. So haben Untersuchungen in den USA gezeigt, dass ca. 40–50 % der PatientInnen, die an Phase 1-Studien teilnehmen, bei denen tatsächlich ein ausdrückliches Verbot für Komplementäre Therapien gilt, andere Substanzen einnehmen, wenn sie anonym befragt werden. Es ist nicht davon auszugehen, dass dies in Deutschland anders ist. Hier spielt die hohe Not unserer PatientInnen, insbesondere bei fortgeschrittener Tumorerkrankung, sicherlich eine wesentliche Rolle. Angesichts des drohenden Todes fühlt die Patientin bzw. der Patient sich nicht an eine Unterschrift gebunden, wenn sie/er an die Aussicht auf eine Verbesserung der Erkrankung glaubt – selbst wenn diese noch so gering ist.

29.5 Die Kommunikation mit PatientInnen

Wir wissen, dass nur wenige PatientInnen über das Thema der Komplementären Therapie mit ihren Onkologen sprechen. In Deutschland initiieren und verordnen HausärztInnen und HeilpraktikerInnen federführend Behandlungen. Die wesentlichen Informationsquellen sind für PatientInnen jedoch Freunde und Familie, zunehmend auch das Internet.

Von Onkologen erhalten die PatientInnen häufig mit einem Schulterzucken die Antwort, dass sie dieses oder jenes gerne tun können, es würde zwar nichts nützen, aber sicherlich auch nicht schaden. Eine andere Antwortmöglichkeit ist »Leben sie weiter wie bisher«. Das früher häufig ausgesprochene totale Verbot irgendwelcher begleitenden Therapien wird im Rahmen einer zunehmenden Liberalisierung und der Pluralismusdebatte weniger häufig geäußert. Die Frage ist, ob die »moderneren« Antworten tatsächlich die besseren sind.

Eine sehr liberale Haltung hilft unseren PatientInnen nicht weiter. Auf der Suche nach Informationen und Therapiemöglichkeiten treffen sie in Büchern, Zeitschriftenartikeln und im Internet auf eine Vielzahl an Informationen, deren Qualität für den Laien (und auch für nicht spezialisierte BehandlerInnen) praktisch nicht zu beurteilen ist.

Hinzu kommt ein weiterer Aspekt, der zu zunehmenden Angeboten Komplementärer Verfahren an Kliniken und in Praxen führt: Anbieter erwarten sich einen Wettbewerbsvorteil im Kampf um eine interessante »Klientel« - tatsächlich sind AnwenderInnen von Komplementärer Medizin häufiger jung, bisher gesund, gut ausgebildet und gut verdienend.

29.5.1 Kooperationen als Hilfe bei der Informationsvermittlung

Wer als Ärztin/Arzt bzw. TherapeutIn verantwortungsbewusst mit der ihr/ihm gestellten Frage »Was kann ich sonst noch tun?« umgehen will, muss zunächst für sich selber einen Weg zu konkreten Antworten finden. Hierzu gibt es grundsätzlich zwei Möglichkeiten: Entweder man kooperiert mit einer entsprechend kompetenten PartnerIn, ist Teil eines Netzwerkes oder weiß zumindest, an welche Beratungsstellen man die Patientin bzw. den Patienten tatsächlich verweisen kann. Hier ist eine sorgfältige Auswahl von höchster Bedeutung.

In Tumorzentren und Qualitätszirkeln ist es denkbar, dass verschiedene häufig von PatientInnen erfragte und genutzte Methoden analysiert werden und sodann eine gemeinsame Handlungsrichtlinie festgelegt wird. Dieses Vorgehen hat für PatientInnen den Vorteil, dass sie, wenn sie innerhalb eines Behandlungsnetzwerkes an verschiedenen Stellen ihre Fragen zur Komplementären Medizin stellen, vergleichbare Antworten finden und damit eine Sicherheit vermittelt bekommen, die sie sonst auf diesem Gebiet selten erleben.

29.5.2 Wo finde ich als BehandlerIn selber gute Informationen?

Die andere Möglichkeit ist, sich als BehandlerIn selber schrittweise Kompetenz zu erarbeiten. Hierfür stehen verschiedene Informationsquellen zur Verfügung. Die primäre Literatur zu analysieren, kann schwierig sein, aber es gibt einige zusammenfassende Werke, die eine Orientierungshilfe bieten (siehe Literaturverzeichnis).

Grundsätzlich sollten an jede Therapie und Methodik die gleichen Fragen gerichtet werden, die wir auch in der konventionellen Therapie stellen:

1. Welche Wirkung liegt vor, wie ist diese Wirkung und die Wirksamkeit bewiesen?
2. Gibt es Nebenwirkungen der Therapie?
3. Gibt es Wechselwirkungen insbesondere mit der antitumoralen Therapie oder mit anderen Medikamenten?
4. Welche Kosten entstehen für die Patientin bzw. den Patienten?

Zu mindestens für die letzte Frage lässt sich eine recht einfache Regel geben: Je teurer, desto eher sollten wir den Verdacht haben, dass die Therapie weniger der Patientin bzw. dem Patienten als dem Konto des Verkäufers nutzt.

Zur Beantwortung der ersten drei Fragen muss sich die Komplementäre Therapie den Regeln der Evidenzbasierten Therapie stellen, auch wenn dies immer wieder infrage gestellt wird.

Die Evidenzbasierte Medizin folgt dem ausdrücklichen und wohlüberlegten Gebrauch der jeweils besten Information für die Entscheidungen in der Versorgung einer individuellen Patientin bzw. eines individuellen Patienten. Sie beruht damit auf den aktuellen Forschungsergebnissen, insbesondere klinischen Studien (externe Evidenz), der PatientInnenpräferenz und der durch die Ärztin/ den Arzt erfolgenden Anwendung der externen Evidenz auf den individuellen Fall. Evidenzbasierte Medizin ist also grundsätzlich eine wissenschaftliche individualisierte Medizin.

29.6 Komplementäre und evidenzbasierte Medizin

Bei dem Versuch, die Regeln der evidenzbasierten Medizin auf die Komplementäre Onkologie zu übertragen und Empfehlungen auszusprechen, stößt man auf zwei Arten von Problemen:

1. In vielen Fällen von in der Erfahrungsheilkunde etablierten Therapien liegen keine oder qualitativ eingeschränkte Studien vor.
2. Von Befürwortern der Komplementären Medizin wird argumentiert, dass viele insbesondere ganzheitliche Methoden (»holistische Systeme«) nicht in den geforderten, randomisierten placebokontrollierten Studien evaluierbar seien.

Betrachten wir zunächst für die Onkologie den ersten Einwand, so wird die/der weniger erfahrene Ärztin/Arzt möglicherweise überrascht sein, für wie viele Fragestellungen der Komplementären Medizin mittlerweile Evidenz vorliegt. Sicherlich ist es für nicht auf Komplementäre Medizin spezialisierte ÄrztInnen nicht möglich, sich zu jedem Verfahren alle Ergebnisse aus Laborexperimenten zu beschaffen. Aus den Informationen von Anbietern lässt sich oft nicht entnehmen, ob es neben den Behauptungen auch tatsächlich überprüfbare klinische Daten gibt. Die reine Plausibilität einer von Hypothesen gestützten Behauptung zu deren Wirksamkeit reicht nicht aus. Fehlende klinische Daten sollten immer Anlass sein,

PatientInnen vor der Anwendung zu warnen, weil dies auch bedeutet, dass wir über keine Daten zur Therapiesicherheit (Neben- und Wechselwirkungen) verfügen.

Auch der zweite Einwand ist leicht zu entkräften, denn die oben aufgeführten Fragen nach Wirksamkeit und Sicherheit der Therapie sind auch für holistische Ansätze grundsätzlich zu beantworten, auch wenn eine geeignete Forschung komplexer als eine einfache randomisierte, placebokontrollierte klinische Studie ist. Evidenzbasierte Medizin bedeutet nicht zwangsläufig die Reduktion auf einen Studientyp, sondern die wohlüberlegte Anwendung des besten Studiendesigns; eine Vorgehensweise, die z. B. in der Psychoonkologie akzeptiertes wissenschaftliches Arbeiten bedeutet. Auch die Forschungsmethoden der Rehabilitation mit ihrem zugrunde liegenden bio-psycho-sozialen Ansatz sind Beispiele für die Erforschung komplexer Handlungsansätze.

29.7 Ziele der Komplementären Therapie

Grundsätzlich können Komplementäre Therapien mit zwei unterschiedlichen Intentionen angewendet werden: Große Hoffnung vieler PatientInnen und auch mancher ÄrztInnen besteht darin, unter den natürlichen Substanzen sanft, aber stark antitumoral wirkende Substanzen zu finden und mit deren Hilfe eine Heilung oder zumindest einen wesentlichen Beitrag zur Heilung zu ermöglichen.

Tatsächlich ist es so, dass eine ganze Reihe von Substanzen aus der Natur im Labor antitumorale Wirkungen aufweisen. Viele dieser Substanzen wurden bereits entdeckt, zeigten jedoch eine so hohe Toxizität, dass erst die pharmakologische Weiterentwicklung zu einer Anwendbarkeit führte (Beispiele sind die Vinca-Alkaloide aus der Herbstzeitlosen oder die Taxane aus den Eiben).

In Zellkultur und Tierexperimenten zeigen auch einige natürliche Substanzen, die wenige Nebenwirkungen haben, antitumorale Wirkungen. Die Grundlagenforschung liefert täglich zunehmende Daten, auf welche Moleküle innerhalb der Tumorzellen die verschiedenen natürlichen Substanzen zielen. Oft werden diese Ergebnisse in der Fach- und Laienpresse als »Durchbruch« angekündigt und lösen dann v. a. in Selbsthilfegruppen, Chatrooms etc. intensive Diskussionen aus. Die Anwendbarkeit beim Menschen ist meist unklar. Oft sind die erforderlichen hohen Dosierungen nicht nebenwirkungsfrei. Viele der Substanzen haben eine geringe Bioverfügbarkeit, werden also nur in geringsten Mengen im Körper tatsächlich resorbiert und erreichen kaum wirksame Konzentrationen im Tumorgewebe. Ob sich mit diesen »sanften« Substanzen tatsächlich ein wesentlicher Beitrag zur antitumoralen Therapie leisten lässt, muss zunächst in klinischen Studien geprüft werden.

Für unsere PatientInnen mit fortschreitender Erkrankung besteht aber häufig ein hoher Zeitdruck: Forschungsergebnisse in fünf oder zehn Jahren erscheinen (und sind de facto) für die/den einzelne(n) Betroffene(n) nicht akzeptabel, weil nicht erlebbar. Dies bringt die Behandlerin bzw. den Behandler in ein Dilemma, bei der die persönliche Entscheidung (und auch dies ist ein Teil Evidenzbasierter Medizin) gefordert ist.

Wichtige Leitfragen können in diesem Zusammenhang sein:

- Gibt es eine andere Behandlungsmethode mit nachgewiesener Wirksamkeit?
- Gibt es Hinweise auf mögliche schädliche Wirkungen? (Z. B. können Hinweise auf Neben- und Wechselwirkungen auch aus experimentellen Daten abgeleitet werden?)
- Ist die Patientin bzw. der Patient in einer aktiven Behandlung, sodass Interaktionen den Therapieerfolg verschlechtern können?
- Wird diese Substanz (z.B. als Nahrungsmittel oder Heilpflanze) von Menschen verbreitet und ohne Hinweise auf Nebenwirkungen eingenommen?

Wichtiger Bestandteil der Kommunikation ist es, PatientInnen mit ihren Fragen offen zu begegnen und ihnen zugleich keine falschen Hoffnungen zu machen.

29.8 Komplementäre Therapie zur Unterstützung

Schon heute gut belegt ist die supportive, also die unterstützende und Nebenwirkungen vermindernde Therapie mit natürlichen Heilverfahren. Hier gibt es mittlerweile sowohl bei den Substanzen als auch bei den komplexeren Methoden und holistischen Systemen eine ganze Reihe von Verfahren, die es uns erlauben, PatientInnen komplementär während und nach der antitumoralen Therapie zu begleiten.

Für ÄrztInnen und TherapeutInnen, die sich in die Thematik einarbeiten möchten, ist es von daher empfehlenswert, sich schrittweise orientiert an den wichtigsten Symptomen, bei denen PatientInnen Unterstützung brauchen, ein Repertoire zu entwickeln, für das sie eine positive Empfehlung aussprechen können. Dabei kann man von den eigenen Vorerfahrungen, der eigenen beruflichen Aus- und Fortbildung und auch den lokal verfügbaren Angeboten ausgehen. So wissen wir zumindest auf der Grundlage kleinerer klinischer Studien, dass die bei TumorpatientInnen auftretende Fatigue (Erschöpfung) zum Beispiel durch maßvollen Sport und wohldosierte Bewegung, aber auch durch Joga und Akupunktur sowie möglicherweise durch Carnitin oder Ginseng verbessert werden.

Ginseng als traditionelle Heilpflanze ist ein gutes Beispiel dafür, wie sehr ein sorgfältiger Umgang mit komplementären Arzneien erforderlich ist. So sprechen die wissenschaftlichen Daten für eine experimentelle antitumorale Wirkung von Ginseng, klinische Studien geben Hinweise auf dessen Wirkung gegen eine Fatigue. Auf Basis der Grundlagenforschung müssen wir jedoch zugleich berücksichtigen, dass Ginseng phytoöstrogene Eigenschaften besitzt und deshalb bei Frauen mit hormonabhängigem Brustkrebs nicht eingesetzt werden sollte.

Tabelle 29.1 führt weitere Symptome auf, die wir häufig bei TumorpatientInnen antreffen und für die komplementärmedizinische Behandlungen zugänglich sind.

Tab. 29.1: Symptomkomplexe und Therapievorschläge

Symptomkomplexe	Therapievorschläge
Hormonentzugserscheinungen	Entspannungsverfahren, Sport, Yoga, Tai Chi, Cimicifuga; körperliche Aktivität
Übelkeit und Erbrechen	Ingwer
Gewichtsverlust und Kachexie	Omega-3-Fettsäuren
Schlafstörungen	Lavendel, Baldrian
Durchfälle	geriebener Apfel, Heilerde*
Obstipation	geriebener Apfel
Entzündung der Mundschleimhaut	Kamillen- und Salbeitee, Myrrhe, Honig
Muskel- und Gelenkbeschwerden unter antihormoneller Therapie	Vitamin D (unter Spiegelkontrolle)

*Achtung: gilt offiziell als Phytoöstrogen und kann die Resorption von Medikamenten im Darm beeinflussen

Verantwortungsbewusster Umgang mit komplementären Therapieempfehlungen setzt Wissen und Ehrlichkeit voraus. Der Verführung, dem offensichtlichen Wunsch der Patientin bzw. des Patienten nach zusätzlichen Tabletten oder einer »Wunderpille« wider besseren Wissens vorschnell nachzugeben, sollten ÄrztInnen und TherapeutInnen nicht erliegen.

Insbesondere ist es wichtig, die seriöse Komplementäre Medizin von alternativen Angeboten abzugrenzen, die mit den Ängsten der PatientInnen vor Operationen, Chemo- und Strahlentherapie Profit machen. Insbesondere bei der Betreuung von PatientInnen mit rezidivierten oder fortschreitenden Erkrankungen oder in der Palliativmedizin ist dies eine nicht immer einfache Aufgabe. Sie erfordert ein hohes Maß an Aufrichtigkeit der Patientin/ dem Patienten und sich selbst gegenüber.

Literatur

Fachbücher
Hübner J (2012) Komplementäre Onkologie – Supportive Maßnahmen und evidenzbasierte Empfehlungen. 2. Auflage. Stuttgart: Schattauer,
Hübner J (2014) Onkologie Interdisziplinär. Stuttgart: Schattauer.

Patientenratgeber

Hübner J (2009) Aloe, Ginko, Mistel & Co. Stuttgart: Schattauer.

Internet

Faktenblätter der Arbeitsgemeinschaft Prävention und Integrative Onkologie (PRIO) der Deutschen Krebsgesellschaft: www.prio-dkg.de
Gute Informationen erhalten Sie und Ihre PatientInnen auch beim Krebsinformationsdienst (KID) in Heidelberg: www.krebsinformationsdienst.de

Fortbildungen

Für Ärzte, Pflegekräfte, Psychologen und andere Behandler: Regelmäßige Seminare der Arbeitsgemeinschaft Prävention und Integrative Onkologie (PRIO) der Deutschen Krebsgesellschaft: www.prio-dkg.de

Für Patienten und Angehörige: an wechselnden Standorten in Kooperation mit den Landeskrebsgesellschaften und der Techniker Krankenkasse (Termine über die jeweiligen Landeskrebsgesellschaften)

30 Vom Umgang mit Vorsorge- und Nachsorgeuntersuchungen

Carsten Mohr

Vor- und Nachsorgeuntersuchungen sind fester Lebensbestandteil vieler Menschen. Die Untersuchungen sind getragen von der Hoffnung gesund zu sein und gleichzeitig eine Konfrontation mit Krankheit und Tod.

Die grundsätzlichen Gedanken zu Vor- und Nachsorgeuntersuchungen ergänze ich aus meiner Sicht als Hautarzt.

30.1 Vorsorge

Wir werden von verschiedenen Seiten ermutigt und aufgefordert, an Vorsorgeuntersuchungen teilzunehmen. In den Gesundheitssendungen werden die hohen Heilungsraten bei rechtzeitiger Krebserkennung angepriesen, die Krankenkassen locken mit Bonuspunkten, Ärzte schreiben ihre Patienten an und erinnern daran, einen Vorsorgetermin zu vereinbaren, unsere Partnerin macht sich Sorgen um unsere Gesundheit und wir selbst haben ein schlechtes Gewissen, dass seit der letzten Untersuchung bereits drei Jahre vergangen sind.

Und dann ist es soweit, der vereinbarte Termin steht vor der Tür. Ein mulmiges Gefühl schleicht sich ein: »Ich fühle mich gesund. Aber bin ich es wirklich? Schlummert vielleicht ein Krebs in mir, von dem ich nichts weiß?«. Dann das Ergebnis: Es ist alles in Ordnung. Erleichterung macht sich breit – »Glück gehabt« oder »Ich wusste doch, dass ich gesund bin« oder »Wie unnötig diese Vorsorgeuntersuchungen sind«. Wir gehen nach Hause in der trügerischen Sicherheit, keinen Krebs in uns zu tragen. Und doch sagt die Untersuchung nur, dass kein Krebs gefunden wurde. Alle Vorsorgeuntersuchungen haben ihre Grenzen. Vielleicht war der Krebs zu klein, um erkannt zu werden? Vielleicht sitzt der Krebs an einer Stelle, die nicht einsehbar ist? Vielleicht gibt es für das erkrankte Organ keine Vorsorgeuntersuchung? Vielleicht war der Arzt zu unaufmerksam, um den Krebs zu erkennen? Wie dem auch sei, wir fühlen uns gesund und hoffen, dass bleibt so. Am liebsten für immer.

Doch manchmal kommt es anders als erhofft. Eine Veränderung wird gefunden. Die Frage steht im Raum, ob diese Veränderung gut- oder bösartig ist? Der Schreck ist groß und das Gedankenkarusell kreist: »Es wird schon nichts schlimmes sein.« »Es ist bestimmt bösartig, bei dem Pech, das ich immer habe.« Der Arzt schlägt vor, die Veränderung zu untersuchen, um Gewissheit zu erhalten. Dies bedeutet in der Regel, die Veränderung operativ zu entfernen und dann histologisch zu untersuchen. Damit beginnt die Wartezeit auf den Eingriff. Unsicherheit wird zu Angst. Je nachdem, welches Organ betroffen ist, wo die Veränderung liegt und wie groß sie ist, erwartet uns ein kleinerer oder größerer Eingriff. Bei Hautveränderungen ist der Herd leicht zugänglich. Es folgen eine örtliche Betäubung, ein kleiner Schnitt und eine Hautnaht. Was uns erwartet ist der Schmerz der Betäubung, eine Wunde und später eine Narbe. Nach dem Eingriff beginnt die zweite Wartezeit. Die Wartezeit auf den Befund.

Der Befund ist gutartig. Die Erleichterung ist groß. »Habe ich es doch gewusst.« »War doch alles unnötig.« »Noch einmal Glück gehabt.« »Heute Abend feiere ich die freudige Nachricht.« Und viele Menschen reagieren mit einem Moment des Innehaltens. Sie spüren, dass es nicht selbstverständlich ist, gesund zu sein. Dass es nicht selbstverständlich ist, zu leben. In der Geschäftigkeit und den Sorgen des Alltags geht diese Erkenntnis schnell verloren. Eine Chance ist vertan. Viele Menschen erkennen dieses Geschenk erst, wenn sie unheilbar krank sind.

Aber manchmal ist der Befund bösartig. Die Diagnose Krebs ist ein Schock! Innere Bilder werden wach. Viele haben einen lieben Menschen durch Krebs verloren. Die Diagnose wird wie ein Todesurteil empfunden. »Ich werde sterben.« Die umfangreiche und differenzierte Aufklärung durch den Arzt kann oft nur durch einen Schleier wahrgenommen werden. Spätestens wenn die Diagnose zu Hause den Angehörigen mitgeteilt wird, werden die vielen offenen Fragen deutlich. Hier hilft das Angebot des Arztes, sich jederzeit melden zu können, alle Fragen zu stellen und die Angehörigen zu den Gesprächen mitzubringen. Denn Krebs ist nicht gleich Krebs. Die Art des Krebses, seine unterschiedlichen Formen, seine Ausbreitung beeinflussen wesentlich die vorgeschlagenen Untersuchungen, die Therapien und die Prognose. Die Aufklärung sollte die verschiedenen medizinischen Möglichkeiten und deren Grenzen darstellen, damit der Mensch seine individuellen Entscheidungen treffen kann. Die Reaktionen der Betroffenen auf die Diagnose sind höchst unterschiedlich und reichen von dem Wunsch, alle erdenklichen Therapien zu versuchen bis hin zu der Entscheidung, keine weiteren Untersuchungen und Behandlungen mehr vornehmen zu lassen.

Eines jedoch geschieht immer: Die Grenze des Todes wird sichtbar. Eigentlich wissen wir es ja: Wir werden alle sterben. Aber diese Wahrheit wird meist verdrängt. Doch Wegschauen geht bei der Diagnose Krebs nicht mehr.

Das Leben des betroffenen Menschen ändert sich schlagartig. Es wird niemals so sein wie vorher. Stellt sich der Mensch den Ängsten und Gefühlen, die mit dieser Wahrheit verbunden sind? Ist alles nur furchtbar oder kann er auch die Chance wahrnehmen, die in jeder Erkrankung liegt?

Als aufklärender Arzt bin ich in diesem Moment genauso mit der Endlichkeit meines eigenen Lebens konfrontiert. Auch ich werde sterben. Mache ich mir meine eigenen Ängste bewusst? Sehe ich nur die medizinischen Richtlinien und die organisatorischen Abläufe oder kann ich auch den Menschen spüren, dessen Leben sich von einem Moment zum anderen grundlegend gewandelt hat? Stelle ich einen Raum her, in dem die Ängste und die Verzweiflung des Patienten sein dürfen?

Kritiker von Vorsorgeuntersuchungen betonen die vielen unnötigen Operationen und die vielen unnötigen Ängste, die durch die Entfernung gutartiger Veränderungen nach Vorsorgeuntersuchungen entstehen. Alle medizinischen Fachrichtungen arbeiten daran, die Untersuchungsmethoden zu verfeinern und die Genauigkeit der Vorsorgeuntersuchung zu verbessern. In der Dermatologie ist dies die Weiterentwicklung der Auflichtmikroskopie, der fotographischen Dokumentation sowie des Ultraschalls. Doch eine absolute Sicherheit gibt es nicht. Und so sind Schmerz und Narbe der Preis für die Operation einer unklaren Hautveränderung mit anschließender histologischer Untersuchung.

Die Haut weist in Bezug auf die Vorsorge Besonderheiten auf. Sie ist unsere Oberfläche, unsere Grenze und somit unseren Blicken und damit auch Vorsorgeuntersuchungen gut zugänglich. Und Hautkrebs ist inzwischen die häufigste Krebsform. Wir unterscheiden grob zwischen dem häufigen »hellen« Hautkrebs, im wesentlichen Basaliome und Plattenepithelcarcinome, und dem »schwarzen« Hautkrebs, dem Melanom, das sich aus den pigmentbildenden Zellen in der Haut entwickelt. Der »helle« Hautkrebs bildet nur in Ausnahmen Metastasen und gefährdet unser Leben in der Regel nicht. Die Ängste vor Operationen, vor entstellenden Narben und vor einem neuen »hellen« Hautkrebs stehen im Vordergrund. Bei Melanomen ist das Tumorstadium zum Zeitpunkt der Diagnose entscheidend. Wird ein Melanom im Frühstadium entfernt, liegt die Wahrscheinlichkeit der Heilung weit über 90 %. Fortgeschrittene Stadien entwickeln oft Metastasen. Gehen diese über die regionalen Lymphknoten hinaus, sterben fast alle Menschen am Melanom. Diese Besonderheiten machen die Hautkrebsvorsorge besonders notwendig – und besonders effizient.

Die meisten Menschen kommen ohne Hautveränderungen auf die Welt. Muttermale (Naevuszellnaevi) entwickeln sich in Abhängigkeit von der Veranlagung in der Jugend bis ins hohe Alter. Ab dem mittleren Erwachsenenalter können Alterswarzen und -flecken hinzukommen. Die Entwicklung und die Veränderungen von Hautveränderungen sind also ein ganz »natürlicher« und gutartiger Prozess. Nur welche von diesen Veränderungen sind vielleicht doch bösartig? Und wie kann ich sie erkennen? Das ist für den Laien sehr schwierig und grobe Faustformeln können zu einer trügerischen Sicherheit führen. Da hilft nur eine Untersuchung beim Hautarzt, um sich wieder sicher zu fühlen. Aber was mache ich, wenn ich zwei Wochen später die nächste Veränderung an meiner Haut entdecke?

Die gesetzlichen Krankenkassen übernehmen alle zwei Jahre die Kosten für ein Hautkrebsscreening. Reicht mir das? Wie viel Vorsorge brauche ich? Wie kann ich einen Weg finden zwischen der Selbstfürsorge, mich regelmäßig untersuchen zu lassen, und dem Vertrauen zum Leben, dass alles in Veränderung ist und es keine wirkliche Sicherheit gibt? Welche Vereinbarung treffe ich mit meinem Hautarzt für den Fall, dass ich Angst habe?

30.2 Nachsorge

Nachsorge heißt, es ist kein Krebs mehr erkennbar. Der Krebs scheint geheilt. Und doch kann man sich nicht sicher sein. Alle Untersuchungen haben Ihre Grenzen.

Vielleicht gibt es einzelne Krebszellen, die sich den Untersuchungen bislang entzogen haben oder es könnte ein neuer Krebs auftreten. Solche Entwicklungen frühzeitig zu erkennen, ist das Ziel der Nachsorge.

Die Krebsbehandlung ist erfolgreich beendet. Die Krise des Körpers, die auch eine Lebenskrise ist, scheint überwunden. Das Leben geht wieder seinen gewohnten Gang. Die Krebserkrankung tritt langsam in den Hintergrund. Doch dann rückt der Termin zur Nachsorgeuntersuchung näher. Da war doch was! Der Termin erinnert an die Krebserkrankung. Er erinnert an die Schmerzen des Körpers und der Seele. Er erinnert daran, dass alles auch anders hätte kommen können und der Mensch an dem Krebs hätte sterben können.

Je näher der Termin rückt, desto größer wird die Angst. »Hoffentlich findet mein Arzt nichts.« »Hoffentlich kehrt der Krebs nicht zurück.« Dann ist es soweit. Das Fazit des Arztes lautet, wir haben keinen Krebs gefunden. Sie sind weiterhin gesund.

Und manchmal kommt es anders. Die Untersuchungen ergeben einen Befund, der weiter abgeklärt werden muss. Alles beginnt von vorn! Weitere Untersuchungen und häufig auch eine OP folgen. Und all die Erinnerungen und Ängste sind wieder da! Der Mensch weiß nun, was auf ihn zukommen könnte. Welches Resultat werden die Untersuchungen ergeben? Bestätigt sich der Verdacht auf ein Rezidiv? Wird der Krebs erneut erfolgreich behandelt werden? Oder werde ich diesmal an Krebs sterben?

Die ersten Nachsorgeuntersuchungen sind am schwierigsten. Der Krebs und seine Behandlung sind noch sehr präsent. Mit jeder unauffälligen Untersuchung wächst das Vertrauen, den Krebs überwunden zu haben. Die Grenze des Todes, die über die Krebserkrankung sichtbar geworden ist, tritt langsam zurück. Nimmt der Mensch diese Erfahrung mit in sein neues Leben? Hat er die Chance genutzt, die Angst vor dem Tod ein Stück in Freude am Leben zu wandeln? Kann er vielleicht Menschen mit Krebs Hoffnung geben, die Herausforderung von Krankheit und Tod anzunehmen?

Eine Besonderheit in der Dermatologie ist die Nachsorge bei »hellem« Hautkrebs. Da der »helle« Hautkrebs fast nie Metastasen bildet und fast immer vollständig entfernt werden kann, wird der Mensch wieder gesund. Und er lebt mit einem hohen Risiko wieder »hellen« Hautkrebs zu entwickeln. Die Nachsorgeuntersuchungen und die wiederholten Operationen werden zu einem festen Bestandteil des Lebens. Jede Operation bedeutet Schmerz und Narbe. Jede Operation ist eine Erinnerung an die Verletzlichkeit des Menschen und die Brüchigkeit des Lebens. Jede Operation zeigt, dass Leben immer auch mit Schmerz verbunden ist. Manche Menschen stellen sich diesem Schmerz nicht. Sie kommen nicht zu den Nachsorgeuntersuchungen. Sie möchten nicht operiert werden. Sie versuchen, dem Schmerz auszuweichen.

Menschen, die Menschen mit Krebs begleiten, in der Vorsorge, während der Therapie und in der Nachsorge sind herausgefordert. Die Ängste, die körperlichen und seelischen Schmerzen des krebskranken Menschen sind auch ihre Themen. Denn Krebs kann jeder entwickeln und sterben werden wir alle.

31   Immer ist JETZT die beste Stunde – Die Gegenwart als Ressource!

Christa Diegelmann

»Du musst das Leben nicht verstehen, dann wird es werden wie ein Fest. Und lass Dir jeden Tag geschehen, so wie ein Kind im Weitergehen von jedem Wehen sich viele Blüten schenken lässt. Sie aufzusammeln und zu sparen, das kommt dem Kind nicht in den Sinn. Es löst sie leise aus den Haaren, drin sie so gern gefangen waren, und hält den lieben jungen Jahren nach neuen seine Hände hin.« (Rainer Maria Rilke)

Immer ist JETZT die beste Stunde: Dieses (Lebens-)Motto kann ermutigen, provozieren, überfordern oder zunächst ganz und gar unpassend wirken. Doch haben wir nicht alle letztlich nur den jeweiligen AUGENBLICK!!

In der Welt der Psychoonkologie gibt es allzu oft Momente, die stören/verstören, die den Wert der Gegenwart nicht mit einem »arbeitsfähigen« Gehirn lebendig erleben lassen. Aus der Resilienz- und Achtsamkeitsforschung wissen wir, dass eine Gegenwartsorientierung positive Konsequenzen für unser psychisches Wohlbefinden mit sich bringt und auch sogar für unser physiologisches Befinden günstig ist. Psychologische Resilienz trägt also nachgewiesenermaßen dazu bei, dass KrebspatientInnen einen geringeren emotionalen Distress erleben, auch bei PatientInnen mit bereits metastasiertem Krebs. Psychosoziale Interventionen zur Förderung von Resilienz erweisen sich dabei als vielversprechende Ansätze gegen krebsbezogenen emotionalen Distress. Es gibt immer mehr Studien, die positive Effekte von Achtsamkeit im Alltag bezogen auf Stress, Depressions- und Angstsymptome aufzeigen (Gotink et al. 2015).

Es ist wichtig, dass diese Erkenntnisse jeweils individuell im »richtigen« Augenblick/Zeitfenster flexibel angewandt werden. Doch diese Aufgabe ist nach meinen Erfahrungen nur bedingt mit manualisierten Behandlungsprogrammen zu lösen. Sprachlosigkeit und Entsetzen zu wandeln in Wege, die einladen, da zu sein mit allem, was ist, das ist mein Anliegen in der psychoonkologischen Begleitung/Therapie. Dazu verwende ich gerne Beispiele von PatientInnen, die einen individuellen Umgang mit der Erkrankung für sich gestaltet haben.

Ich zitiere hier zwei nicht repräsentativ gemeinte Beispiele zum – wie ich finde – »gelungenen« Umgang mit einer lebenszeitverkürzenden Tumorerkrankung.

»Erfahrung ist das, was Du bekommst, wenn Du nicht bekommst, was Du willst«, sagte Randy Pausch in der viel beachteten Abschiedsvorlesung als Informatikprofessor, die er sehr bewegend aufgrund seiner Krebserkrankung vorzeitig zu halten hatte (Pausch 2008).

Der Schriftsteller Wolfgang Herrndorf war 2010 an einem unheilbaren Hirntumor erkrankt und nahm sich deshalb 2013 im Alter von 48 Jahren das Leben. Seine Erfahrungen mit der Tumorerkrankung hat er in einem sehr bewegenden Blog im Internet veröffentlicht.

» Du wirst sterben.«
»Ja, aber noch nicht.«
»Ja, aber dann.«
»Interessiert mich nicht.«
»Aber, aber.«
(Veröffentlicht in seinem Blog Arbeit und Struktur am 2.4.2010 8:00 / www.¬
wolfgang-herrndorf.de)

»Wenn ich müde bin, bin ich müde und lege mich mit Freude in mein Bett, das meine Freundinnen für mich frisch bezogen haben!« (Aussage einer 59-jährigen Patientin in der Terminalphase)

»Ich bin so froh, dass ich kein Rezidiv habe und spüre, wie ungewohnt es ist, dass ich mich jetzt nicht mit meiner Beerdigung beschäftigen muss, sondern mir Gedanken über neue Urlaubsziele mache.« (Aussage einer 39-jährigen Patientin)

Doch oft sind die Zugänge zum kreativen Umgang mit der Erkrankung sowohl bei den PatientInnen als auch bei den Angehörigen und FreundInnen, aber auch bei den Professionellen verschlossen. Verschiedene, auch in diesem Buch (▶ **Kap. 6** und **Kap. 12**) genannte TRUST-Interventionen können wie Schlüssel sein, um Erfahrungsräume zu verborgenen Bewältigungskompetenzen aufzuschließen (Diegelmann & Isermann 2015). Seit 2015 gibt es zusätzlich zu den trustKarten und trustBildern (www.trustandgo.de) auch die trustApp, mit der man für das iPhone kostenlosen Zugang zur täglichen trustkarte bekommt.

»TRUST-Interventionen zielen darauf:

- das Gehirn aus dem Stress-Angst-Modus wieder in Balance zu bringen,
- die Aufmerksamkeit auf konkrete (neue) Erfahrungen zu lenken,
- subjektive und objektive Ressourcen im Alltag zu entdecken und zu stärken
- Bewertungsprozesse und Einstellungen zu erkennen, ggf. zu ändern und
- die emotionale und kognitive Flexibilität im Umgang mit Belastungen und Herausforderungen explizit zu fördern« (Isermann & Diegelmann 2015, S. 210)

Die Forschung zeigt, dass resiliente Menschen charakterisiert sind

- durch eine optimistische, dynamische und energievolle Haltung,
- durch Neugier, Offenheit für neue Erfahrungen und
- durch die Fähigkeit, positive Gefühle und Achtsamkeit im Alltag zu mobilisieren.

Für mich ist im Kontakt mit Menschen in Krisen das Thema Resilienz zum wichtigsten Fokus geworden. Ressourcen- und Resilienzaktivierung bildet gewissermaßen eine individuelle Brücke zu Vertrauen, Mut und Hoffnung und zum Spüren von Selbstwirksamkeit.

Das kann ein aufmunternder Augen-Blick sein, ein empathisches Streicheln einer Krankenschwester über die Wange vor der OP, es kann einfach die interessierte Frage sein: Was wünschen Sie sich JETZT!!! Oder die Frage: »Was glauben Sie, was ich von Ihnen wissen müsste, um Sie gut behandeln zu können?« (Mai 2015). Zusätzlich zu einer achtsamen Haltung sind jedoch oftmals auch gezielte ressourcenaktivierende Interventionen unerlässlich. Hiermit können andere »Ego-States« dazu beitragen, dass Distress, Angst, oder der damit oft einhergehende schockartige »Tunnelblick« wieder geweitet wird. In diesem Buch haben wir unterschiedliche Interventionen vorgestellt.

Folgende spontan zusammengestellte Beispiele/Zitate zum Thema »Die Gegenwart als Ressource« mögen Sie ermutigen und neugierig machen:

- »I learned to focus on what I want to say yes to – even if it seems to say no to me. This is now my compass for knowing about the now!« Maggie Phillips (2015)
- »Your future begins with your next thought« Bryant Mc Gill
- »Yesterday is history, tomorrow is a mystery, and today is a gift; that´s why they call it the present.« Eleanor Roosevelt
- »Was kann die Ressource Gegenwart bieten: Kraniche hören/zum Himmel schauen und den Flug der Kraniche voller Freude wahrnehmen!« Christa Diegelmann
- »Im Augenblick gewahrsam sein, weitet den Horizont – hinaus ins scheinbar Unendliche das im Augenblick endet – fassbar wird.« Elisabeth Andritsch (persönliche Mitteilung, 2015)
- »Die Begegnung mit der Patientin am Sterbebett hat mir ein Fundament für meine Arbeit gegeben. Ich fühle mich jetzt geerdet und denke dabei an folgenden Satz: ›Das einzig Ewige ist der Augenblick/Mittelalterliche Mystik.‹« Elisabeth Pölitz (persönliche Mitteilung, 2015)

Ausstellungsbesuche, Konzertbesuche oder auch facebook-Beiträge können wunderbare individuelle »Spaziergänge« sein. Das Welterleben der facebook-Nutzer-Innen, der KünslerInnen und die eigenen spontanen sehr persönlichen Gefühle und Assoziationen werden zur Begleitung und berühren den eigenen »Weg«.

Sammeln Sie Zufälle, Mutmach-Momente Ihres Lebens (private und berufliche) und Sie werden vielleicht – ähnlich wie Hermann Hesse es in seinem Gedicht »Stufen« beschreibt – Erfahrungen sammeln, die von jedem neuen Augenblick, jedem neuen Lebensabschnitt wie getragen sind. Jeder Augenblick ist ein neuer Anfang:

»… Und jedem Anfang wohnt ein Zauber inne, der uns beschützt und der uns hilft, zu leben.« Hesse

»Laufe nicht der Vergangenheit nach und verliere dich nicht in der Zukunft. Die Vergangenheit ist nicht mehr. Die Zukunft ist noch nicht gekommen. Das Leben ist hier und jetzt.« Buddha

Literatur

Diegelmann C & Isermann M (2015) Kraft in der Krise. Ressourcen gegen die Angst. Stuttgart: Klett-Cotta.

Diegelmann C & Isermann M (2016) Resilienzstärkung mit TRUST: Das Manual. Berlin: Deutscher Psychologenverlag.

Gotink RA, Chu P, Busschbach JJ, Benson H, Fricchione GL, Hunink MG (2015) Standardised Mindfulness-Based Interventions in Healthcare: An Overview of Systematic Reviews and Meta-Analyses of RCTs. PLoS One 10(4):e0124344.

Isermann M & Diegelmann C (2015) Ressourcenorientierte Psychoonkologie. Ärztliche Psychotherapie 10:207-212

Mai S (2015) Würdezentrierte Begleitung unheilbar Erkrankter, Vortrag, 12. Psychoonkologisches Symposium, Tumorzentrum Berlin e.V.: Vertrauen stärken und Würde wahren in der Psychoonkologie, www.tzb.de

Pausch R (2008) Last Lecture. Die Lehren meines Lebens. München: Goldmann.

Phillips M (2015) Persönliche Mitteilung Jahreskongress 2015: Hypnose – zwischen Kognition und Intuition, www.dgh-hypnose.de

Stichwortverzeichnis